わたし、39歳で「閉経」っていわれました

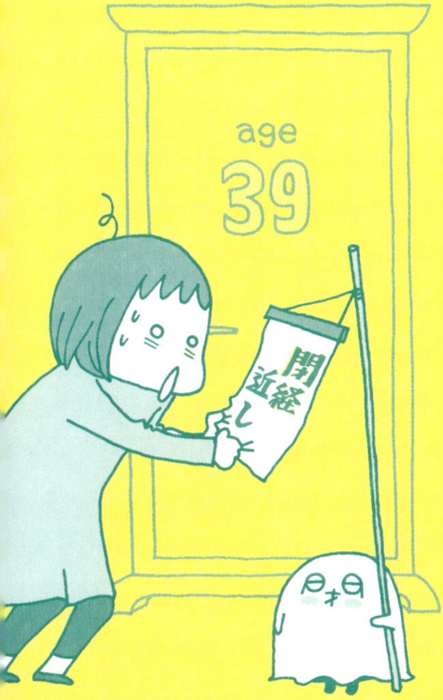

たかはしみき

はじめに

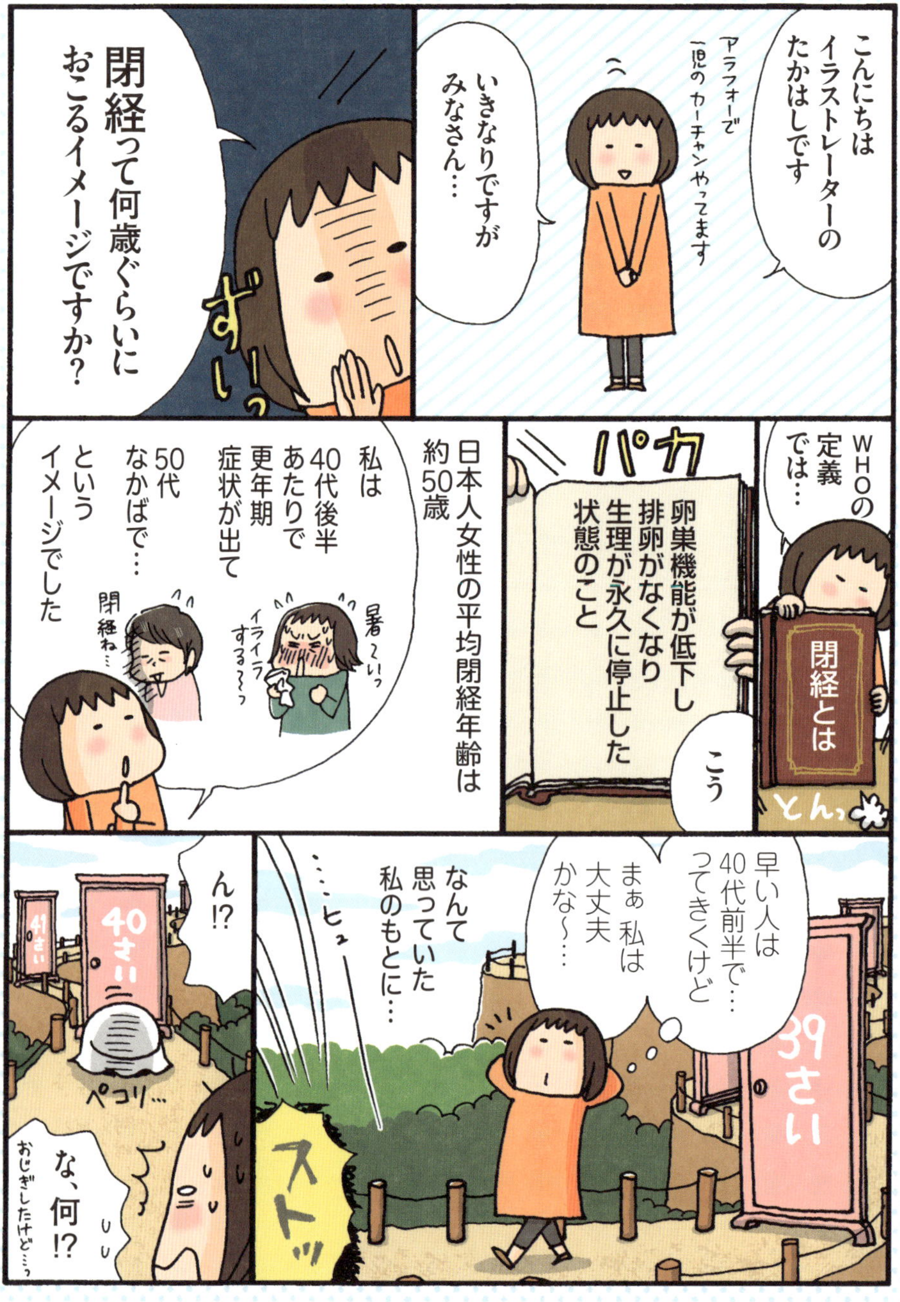

こんにちは
イラストレーターの
たかはしです
アラフォーで
一児のカーチャンやってます
いきなりですが
みなさん…
ずいっ
閉経って何歳ぐらいに
おこるイメージですか?
WHOの
定義
では…
閉経とは
とんっ
パカ
卵巣機能が低下し
排卵がなくなり
生理が永久に停止した
状態のこと
こう
日本人女性の平均閉経年齢は
約50歳
私は
40代後半
あたりで
更年期
症状が出て
50代
なかばで…
という
イメージでした
暑っいっ
イライラするっっ
閉経ね…
早い人は
40代前半で…
ってきくけど
まぁ私は
大丈夫
かな～…
なんて
思っていた
私のもとに…
39さい
…ヒュ
ストッ
41さい
40さい
ん!?
ペコリ…
な、何!?
おじぎしたけど…っ

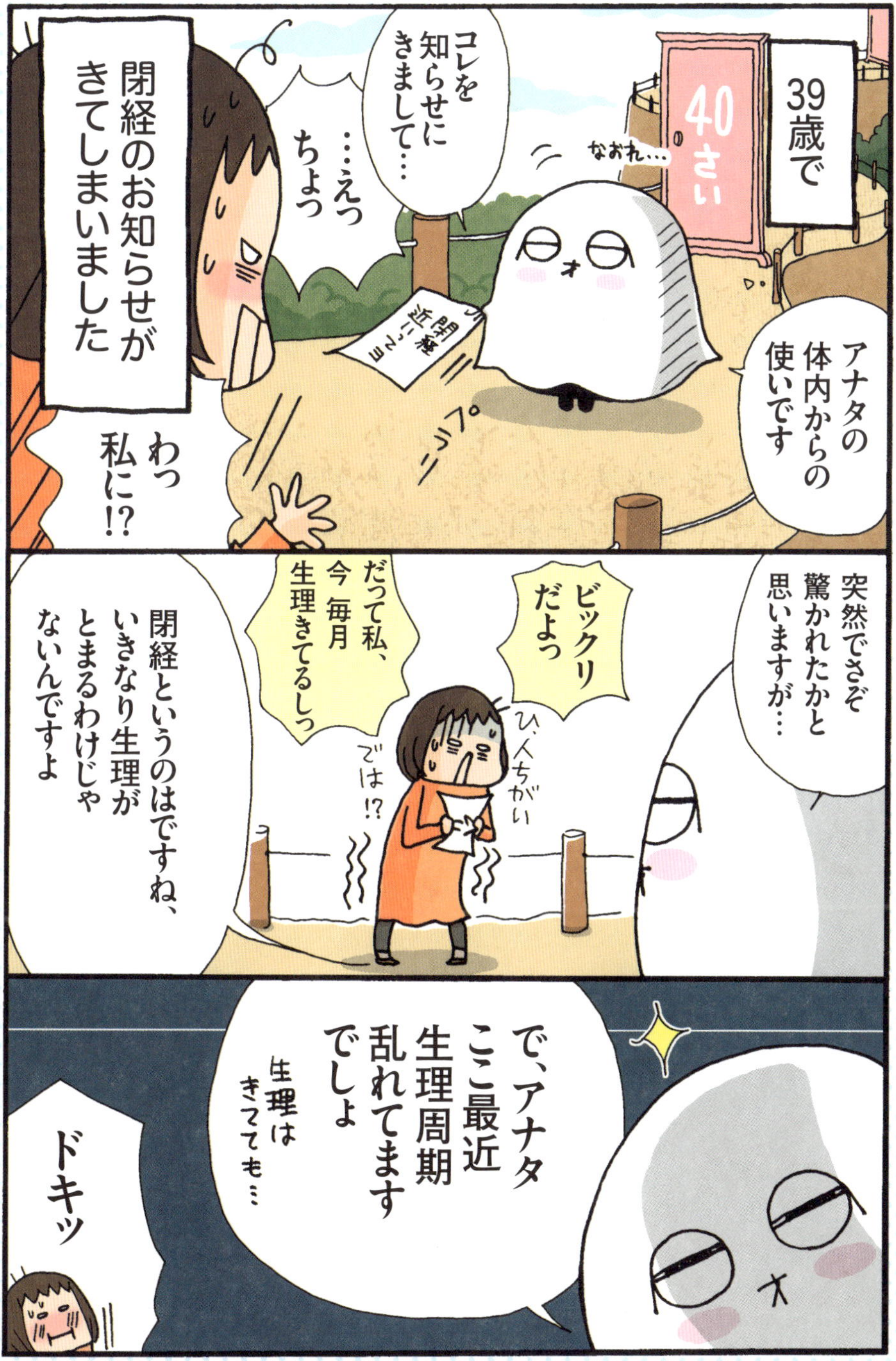
39歳で
40さい
アナタの体内からの使いです
コレを知らせにきまして…
…えっ ちょっ
閉経近いヨ
閉経のお知らせがきてしまいました
わっ 私に!?
突然でさぞ驚かれたかと思いますが…
ビックリだよっ
だって私、今 毎月生理きてるしっ
ひ、人ちがいでは!?
閉経というのはですね、いきなり生理がとまるわけじゃないんですよ
で、アナタ ここ最近生理周期乱れてますでしょ
生理はきてても…
ドキッ

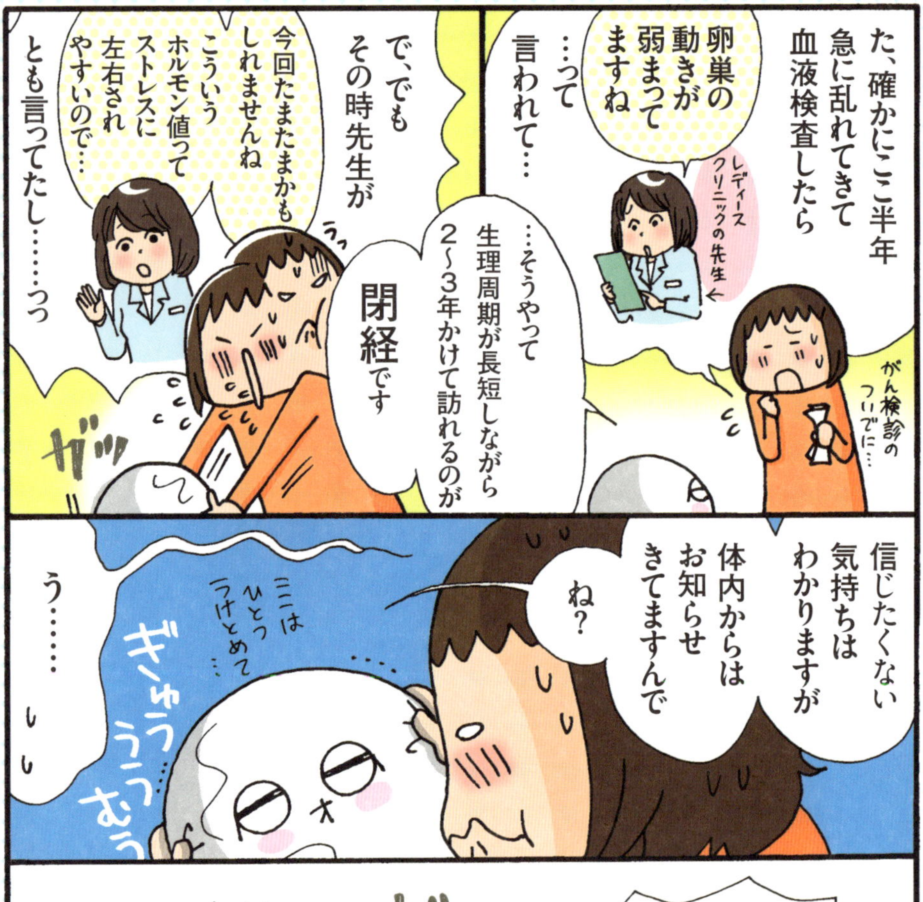

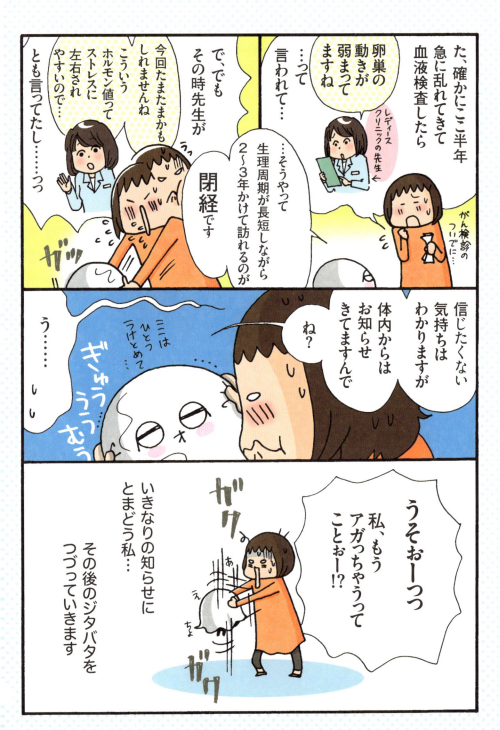

た、確かにここ半年
急に乱れてきて
血液検査したら
卵巣の動きが弱まってますね
レディースクリニックの先生
…って言われて…
がん検診のついでに…
…そうやって生理周期が長短しながら2～3年かけて訪れるのが閉経です
で、でもその時先生が
今回たまたまかもしれませんね
こういうホルモン値ってストレスに左右されやすいので…
とも言ってたし……っっ
ガッ
信じたくない気持ちはわかりますが
体内からはお知らせきてますんで
ね？
ミミはひとつうけとめて…
ぎゅうううむう
う……
うそおーっっ
私、もうアガっちゃうってことおー!?
ガク
あ
え
ちょ
ガク
いきなりの知らせにとまどう私…
その後のジタバタをつづっていきます

Contents

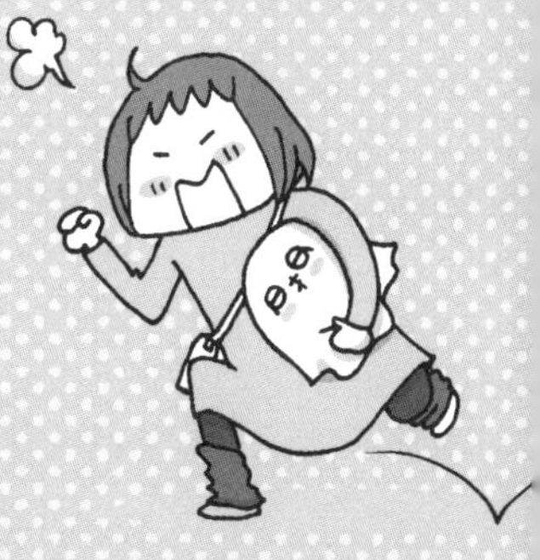

キャラクター紹介

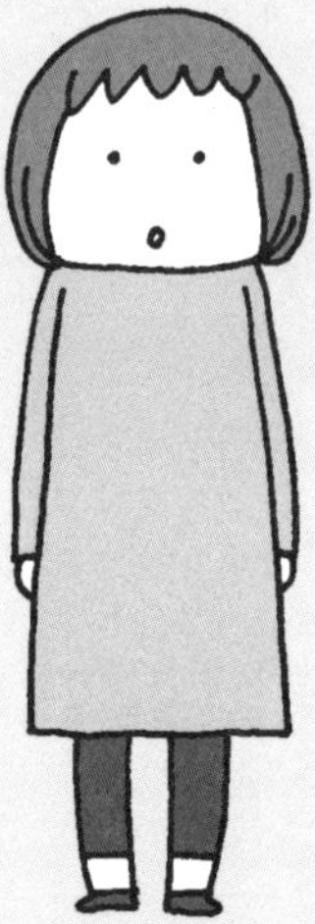

わたし

おうち仕事のイラストレーター。
運動ギライの超インドア派。

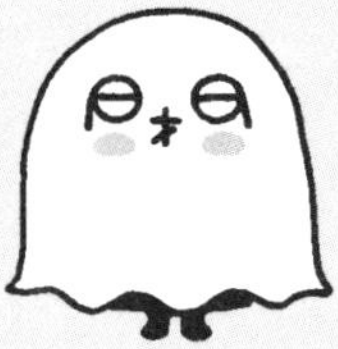

閉経さん

「わたし」に閉経が
迫っていることを知らせにきた
体内からの使者。

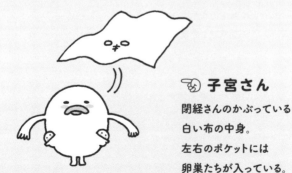

子宮さん

閉経さんのかぶっている
白い布の中身。
左右のポケットには
卵巣たちが入っている。

Chapter 1

降ってわいた閉経疑惑。気のせい？本当？

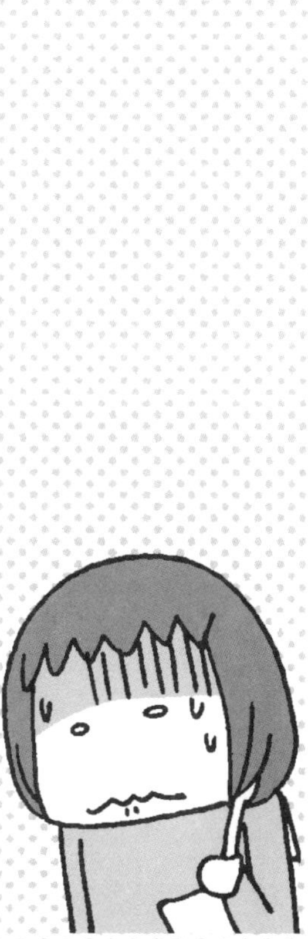

突然の閉経疑惑に戸惑う私に、さらなる追い打ちが…

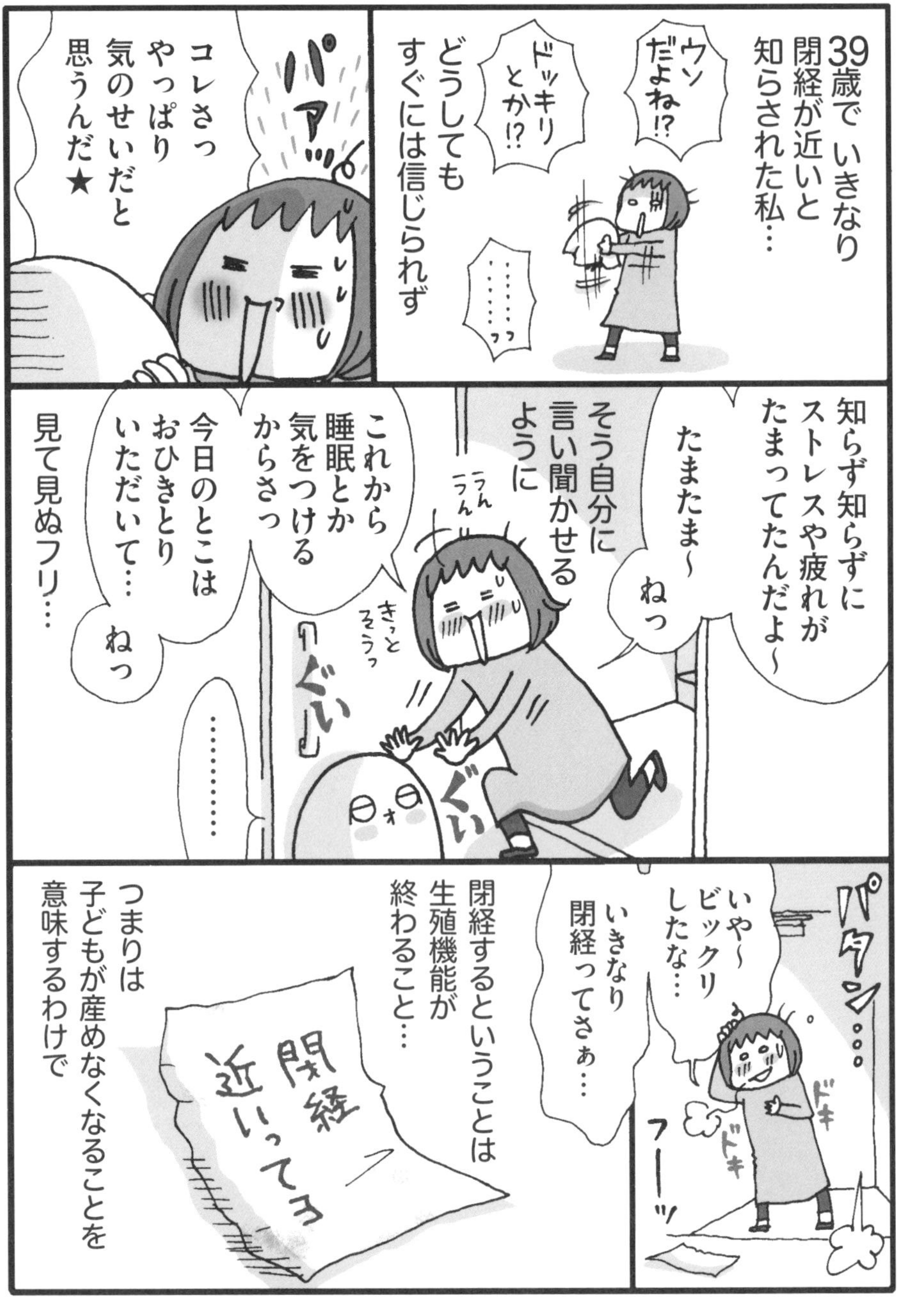
39歳で いきなり閉経が近いと知らされた私…
ウソだよね!?
ドッキリとか!?
どうしてもすぐには信じられず
……っ
パアッ
コレさっ やっぱり気のせいだと思うんだ★
知らず知らずにストレスや疲れがたまってたんだよ〜
たまたま〜 ねっ
そう自分に言い聞かせるように
うんうん
これから睡眠とか気をつけるからさっ
きっとそうっ
今日のとこはおひきとりいただいて… ねっ
見て見ぬフリ…
ぐい
ぐい
…………
パタン…。
いや〜ビックリしたな…
いきなり閉経ってさぁ…
ドキドキ
フーッ
閉経するということは生殖機能が終わること…
つまりは子どもが産めなくなることを意味するわけで
閉経近いってヨ

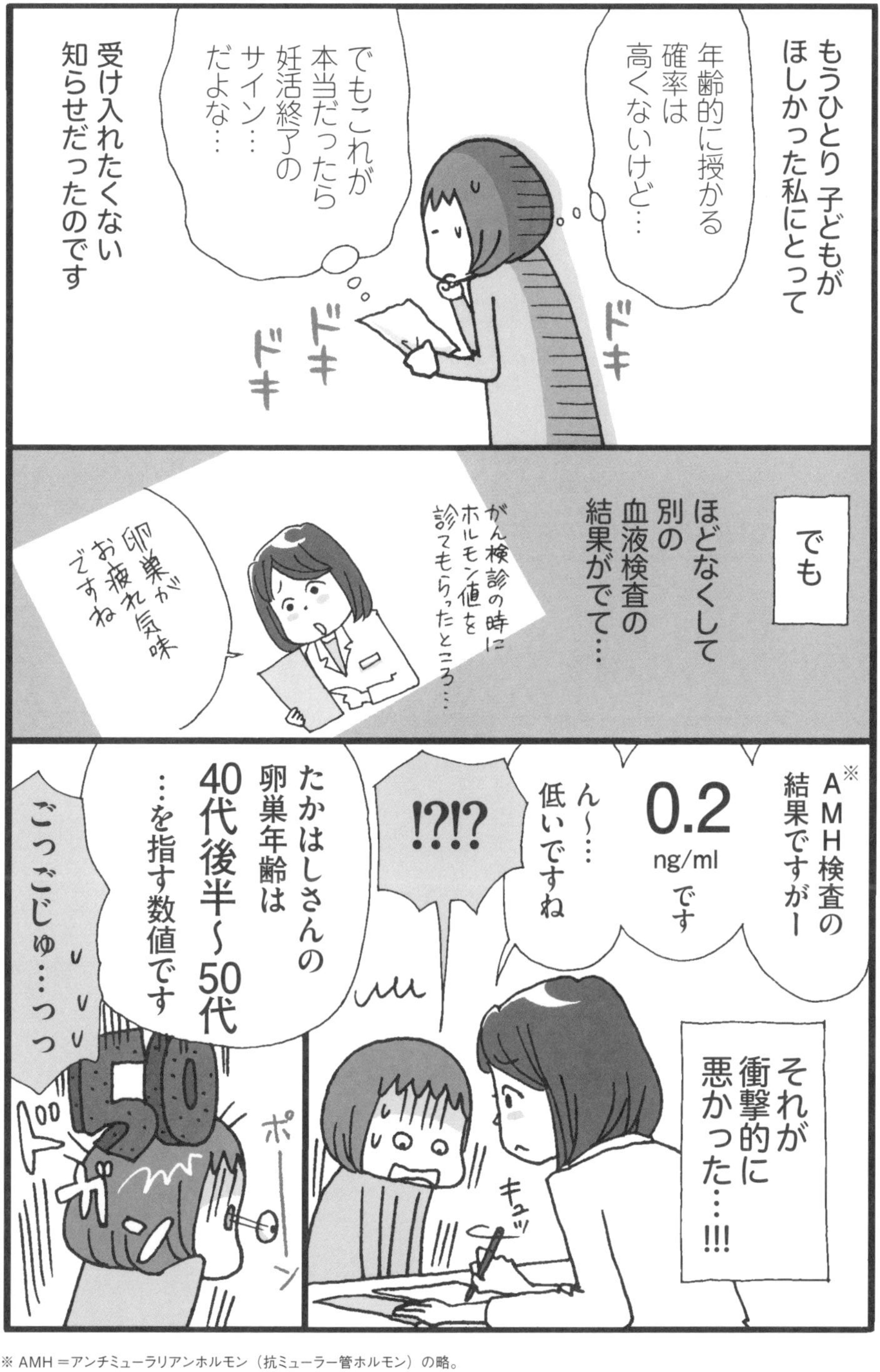

もうひとり 子どもがほしかった私にとって
年齢的に授かる確率は高くないけど…
でもこれが本当だったら妊活終了のサインだよな…
受け入れたくない知らせだったのです
ドキ
ドキ
ドキ
でも
ほどなくして別の血液検査の結果がでて…
がん検診の時にホルモン値を診てもらったところ…
卵巣がお疲れ気味ですね
AMH※検査の結果ですがー
0.2 ng/ml です
ん〜…低いですね
!?!?
それが衝撃的に悪かった…!!!
キュッ
たかはしさんの卵巣年齢は40代後半〜50代
…を指す数値です
ごっごじゅ…つっ
ポーーン
50

※ AMH＝アンチミューラリアンホルモン（抗ミューラー管ホルモン）の略。
卵巣予備能を測る検査で“卵巣年齢検査”ともいわれます。

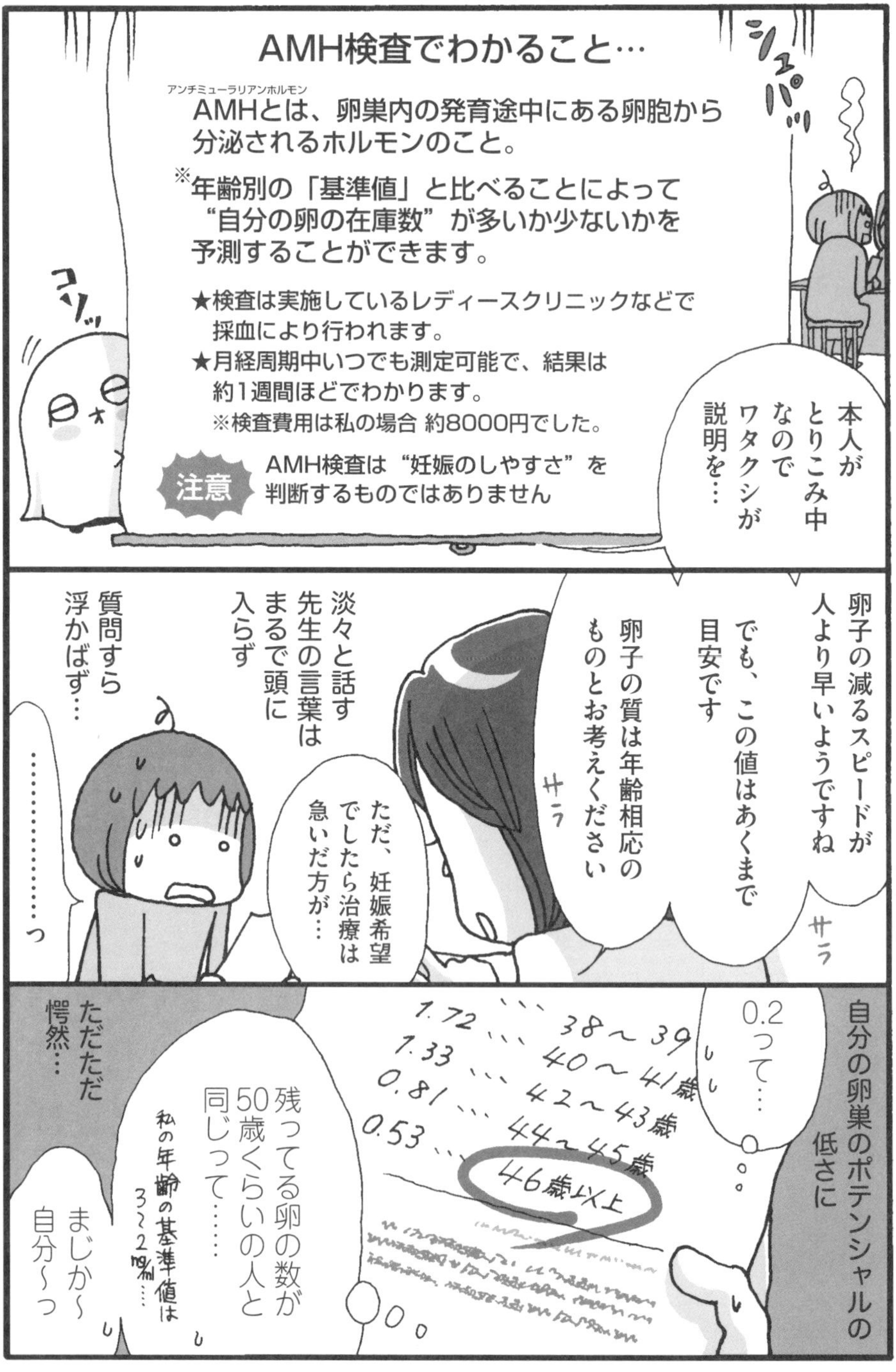
AMH検査でわかること…
AMH《アンチミューラリアンホルモン》とは、卵巣内の発育途中にある卵胞から分泌されるホルモンのこと。
※年齢別の「基準値」と比べることによって“自分の卵の在庫数”が多いか少ないかを予測することができます。
★検査は実施しているレディースクリニックなどで採血により行われます。
★月経周期中いつでも測定可能で、結果は約1週間ほどでわかります。
※検査費用は私の場合 約8000円でした。
注意
AMH検査は“妊娠のしやすさ”を判断するものではありません
シュパッ
コソッ
本人がとりこみ中なのでワタクシが説明を…
卵子の減るスピードが人より早いようですね
でも、この値はあくまで目安です
卵子の質は年齢相応のものとお考えください
サラ
サラ
淡々と話す先生の言葉はまるで頭に入らず
ただ、妊娠希望でしたら治療は急いだ方が…
質問すら浮かばず…
…………っ
自分の卵巣のポテンシャルの低さに
0.2って…
1.72…38～39
1.33…40～41歳
0.81…42～43歳
0.53…44～45歳
46歳以上
残ってる卵の数が50歳くらいの人と同じって……
私の年齢の基準値は3～2ng/ml…
ただただ愕然…
まじか～自分～っ

※出生後～24、5歳までの間にAMHは増減をくり返すので
10～20代前半でのAMH検査は結果が正確でないと示す論文もあります

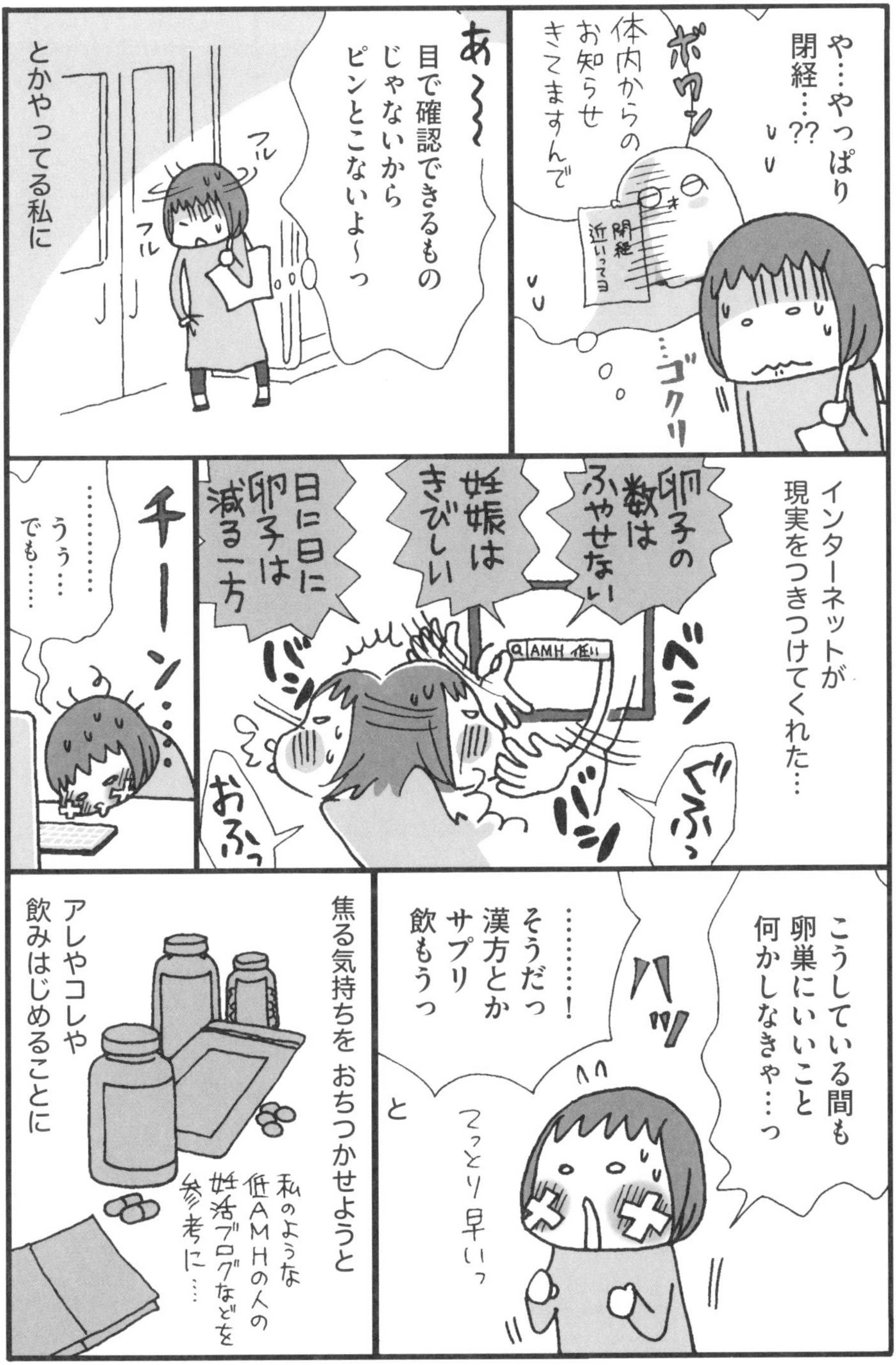
や…やっぱり
閉経…??
体内からのお知らせきてますんで
ボウ〜ン
閉経近いってヨ
…ゴクリ
あ〜〜
目で確認できるものじゃないからピンとこないよ〜っ
フル
フル
とかやってる私に
インターネットが現実をつきつけてくれた…
卵子の数はふやせない
妊娠はきびしい
日に日に卵子は減る一方
AMH 低い
ベシ
バシ
バシ
ぐふっ
おふっ
チーン…
………
うぅ…
でも……
こうしている間も卵巣にいいこと何かしなきゃ…っ
ハッ
…………！
そうだっ
漢方とかサプリ飲もうっ
と
てっとり早いっ
焦る気持ちをおちつかせようと
アレやコレや飲みはじめることに
私のような低AMHの人の妊活ブログなどを参考に…

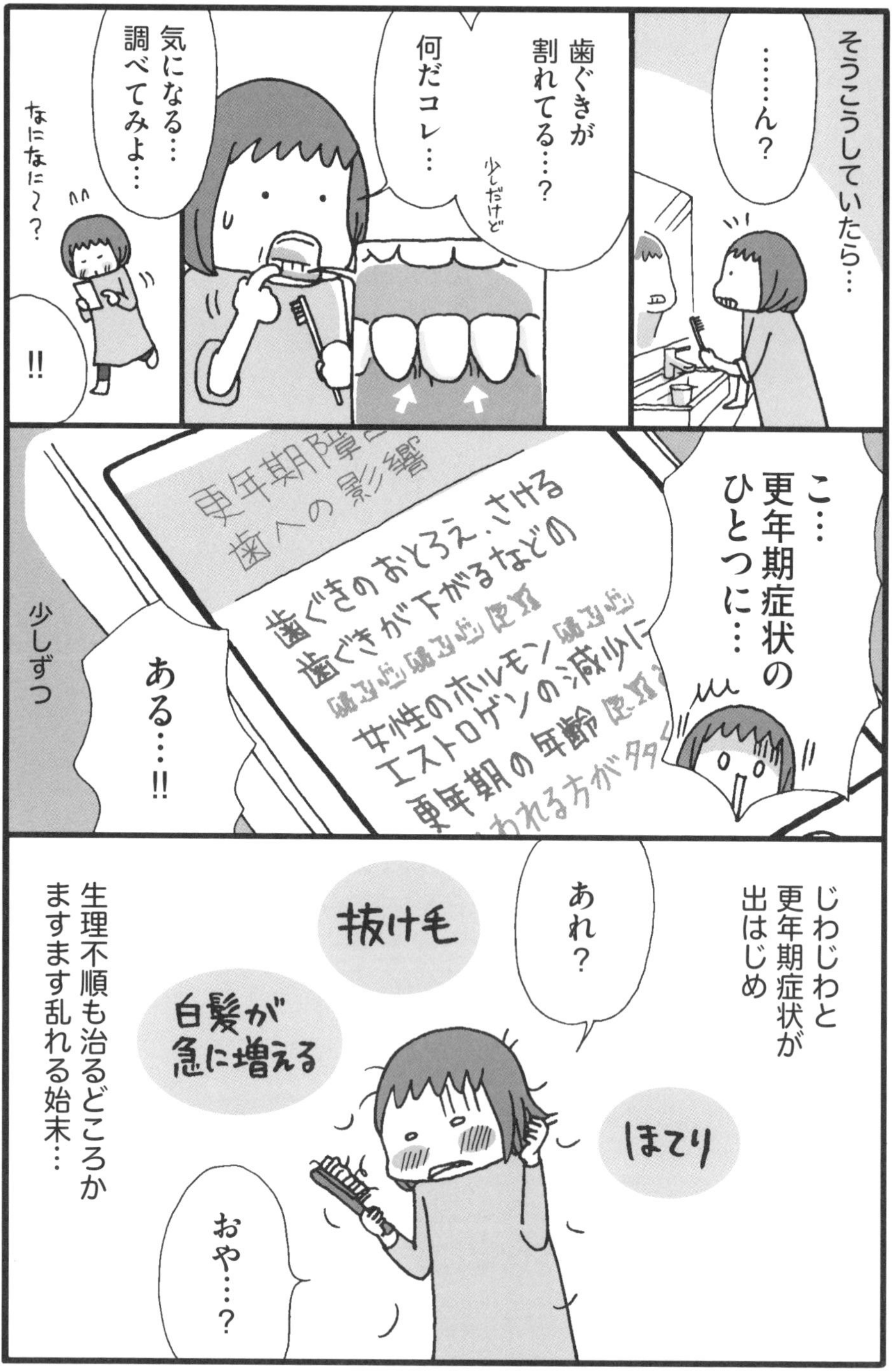
そうこうしていたら…
……ん？
歯ぐきが割れてる…？
少しだけど
何だコレ…
気になる…調べてみよ…
なになに〜？
!!
こ…更年期症状のひとつに…
更年期障
歯への影響
歯ぐきのおとろえ、さける
歯ぐきが下がるなどの
女性のホルモン
エストロゲンの減少に
更年期の年齢
われる方が
少しずつ
ある…!!
じわじわと更年期症状が出はじめ
あれ？
抜け毛
白髪が急に増える
ほてり
おや…？
生理不順も治るどころかますます乱れる始末…

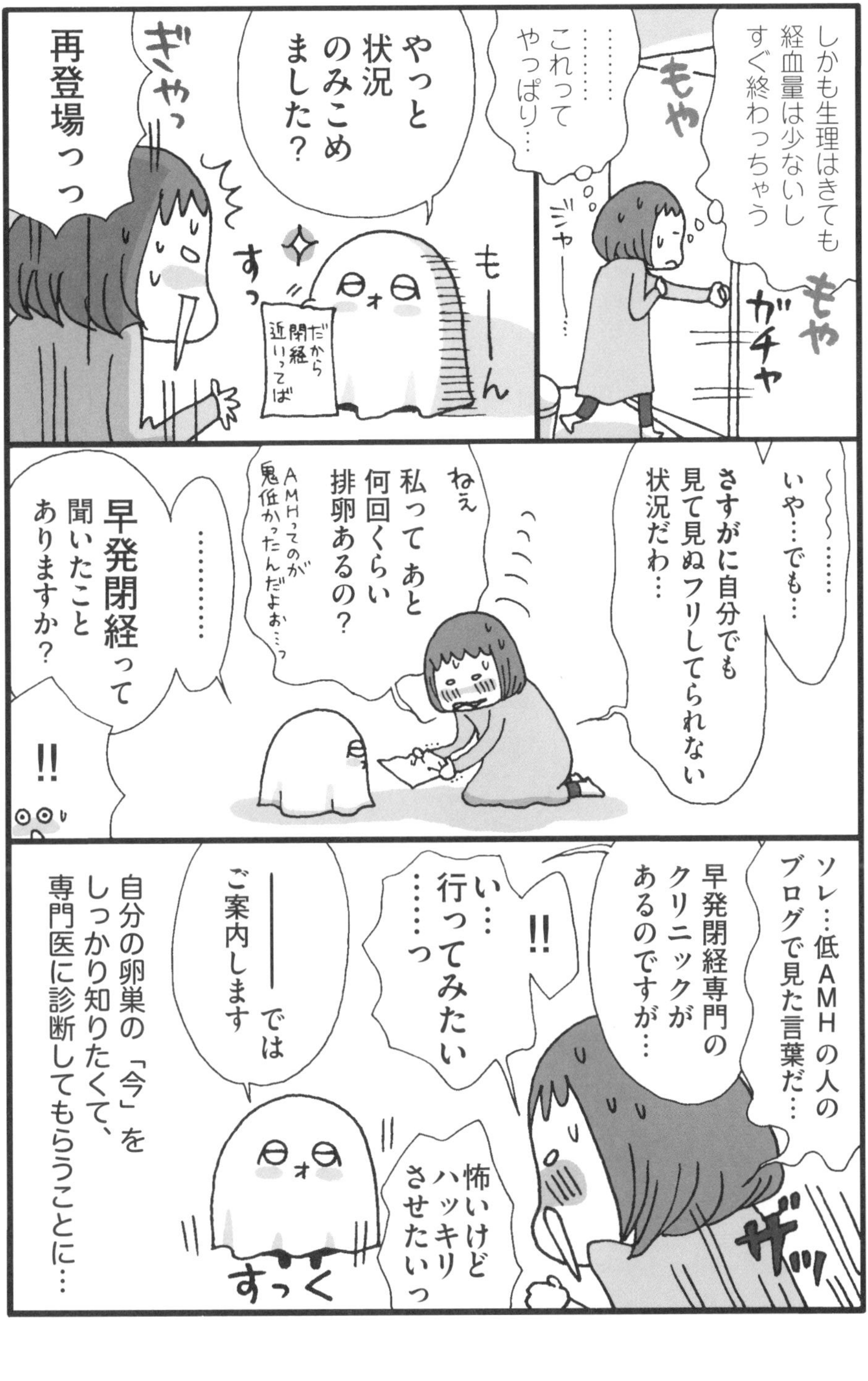
しかも生理はきても経血量は少ないしすぐ終わっちゃう
もや
もや
……これってやっぱり……
ジャー……
ガチャ
やっと状況のみこめました？
もーーん
だから閉経近いってば
すっ
ぎゃっ
再登場っっ
〜〜〜いや……でも……
さすがに自分でも見て見ぬフリしてられない状況だわ…
ねぇ私ってあと何回くらい排卵あるの？
AMHってのが鬼低かったんだよぉ…っ
…………
早発閉経って聞いたことありますか？
!!
ソレ…低AMHの人のブログで見た言葉だ…
早発閉経専門のクリニックがあるのですが…
!!
い…行ってみたい……っ
ザッ
怖いけどハッキリさせたいっ
―――では ご案内します
すっく
自分の卵巣の「今」をしっかり知りたくて、専門医に診断してもらうことに…

とりあえず やってみた! No.1 サプリ&漢方

サプリや漢方は、"飲み続けてみて効果がわかる""効果には個人差がある"ものなので私の記録としてみていただければ幸いです。

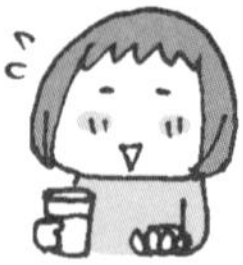

低AMH対策

DHEA

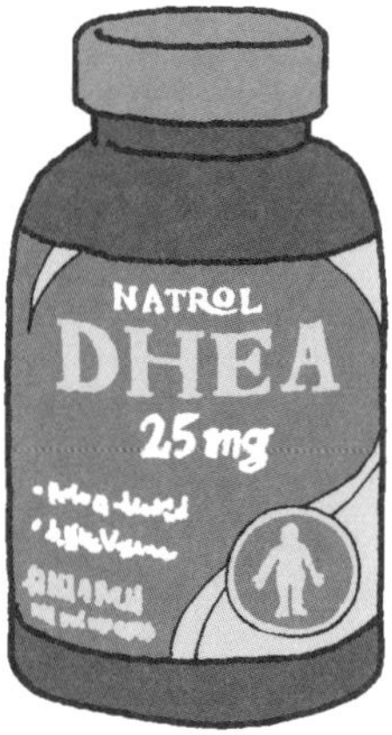
NATROL
DHEA
25mg

【NATROL社
25mg 90錠
約1500〜2000円】

DHEAとは体内にあるホルモンで女性・男性ホルモンの原料になるもの。これを補うことにより、卵巣機能低下の改善がみられると知り服用しました。

欧米ではポピュラーなサプリですが、日本ではまだ認可されていないモノなので海外輸入サイトから自己責任で購入。

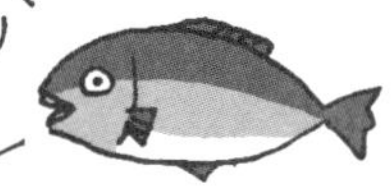
血液をサラサラにするサプリ
「DHA」とは違いますヨ

その後、早発閉経専門のクリニックでとりよせているものを院内購入しました。

海外のサプリはメーカーによって品質にバラつきがある、との情報もあるので、心配な方はクリニックで相談・購入するのがよいと思います。

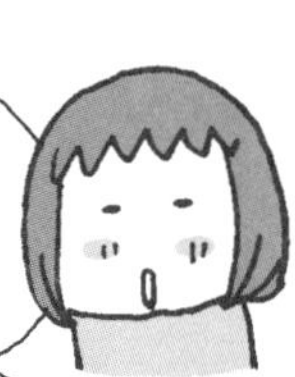

注意 ホルモン剤なので多量に服用すると副作用(ニキビがふえる、ヒゲがはえてくる…etc…)が出る可能性も…。医師と相談の上で、血中のDHEA値をはかり服用量を決めるのがベストです。

更年期対策 高麗人参

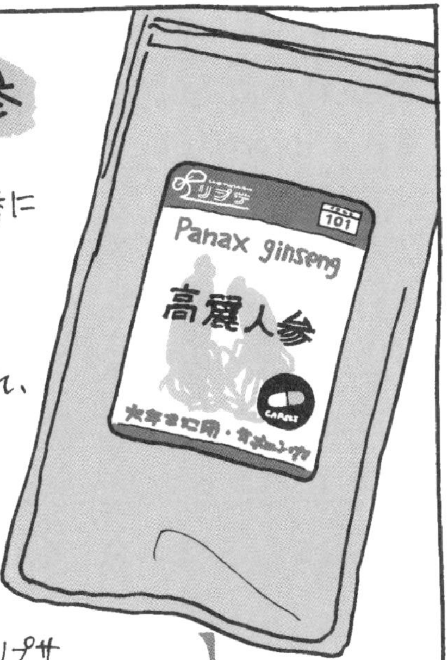
リプサ
Panax ginseng
高麗人参

抜けモがひどくて悩んでいた時に
たどりついたのがコレ。
高麗人参の中のサポニンという
成分にアンチエイジング効果や
血行促進作用があるといわれ、
冷えや月経不順の改善＆
自律神経を整えるのにもいい
とか。

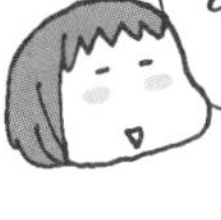
コレを飲んでから
めったにカゼをひかなく
なりました
amazonで
買ってます

【リプサ
180錠 約2000円】

命の母®A

更年期症状対策のサプリ
としてメジャーなやつです。

もともと漢方の「加味逍遙散《かみしょうようさん》」を
飲んでいたのですが続かず…
加味逍遙散の成分が一部入っていて、
どこのドラッグストアでも手に入るコチラに
変えました。

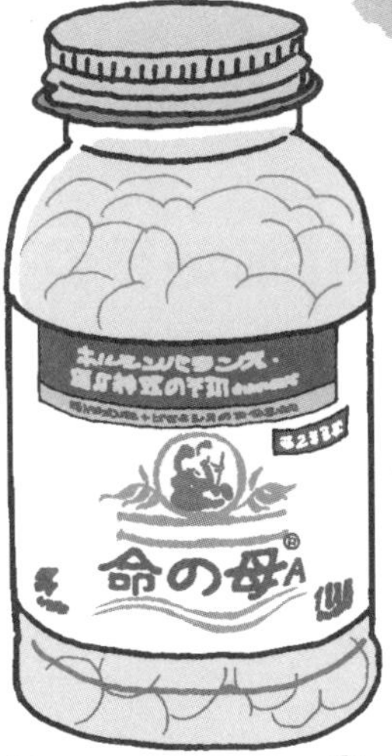
命の母A

ホルモンバランス・自律神経の不調による
諸症状を改善。

【小林製薬
420錠 約2000円】

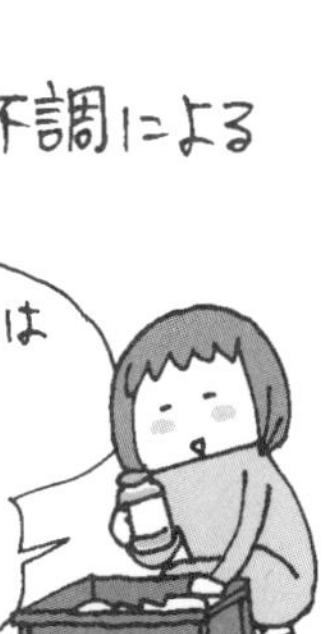
いろいろ飲んでるのでコレが！とは
いえませんが「ほてり」は解消
しました…
宅配生協でも買えるように
なったのもあってのんびり継続中

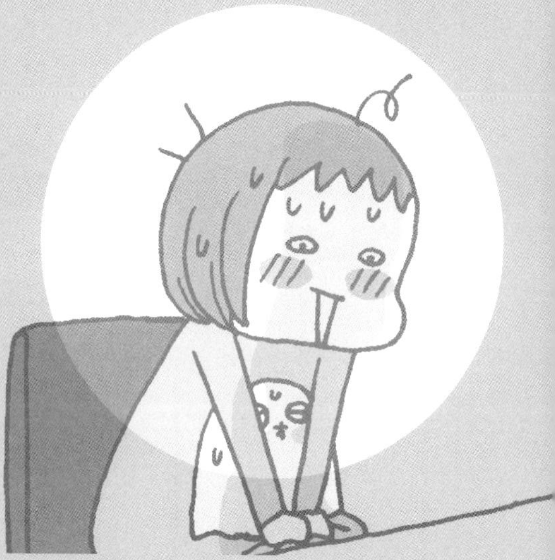

Chapter 2

早発閉経専門クリニックに行ってみた

～検査・診断編～

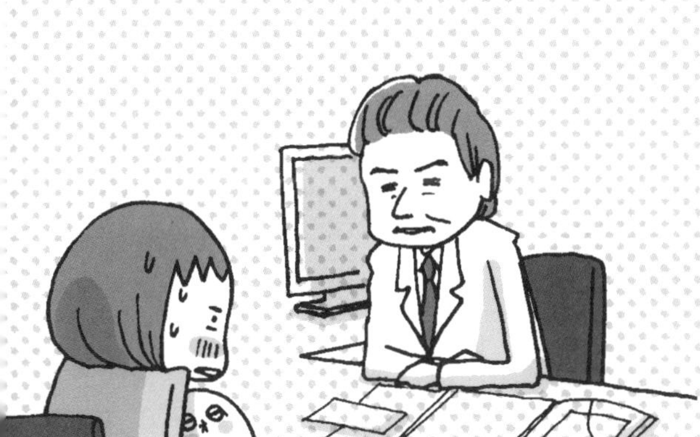

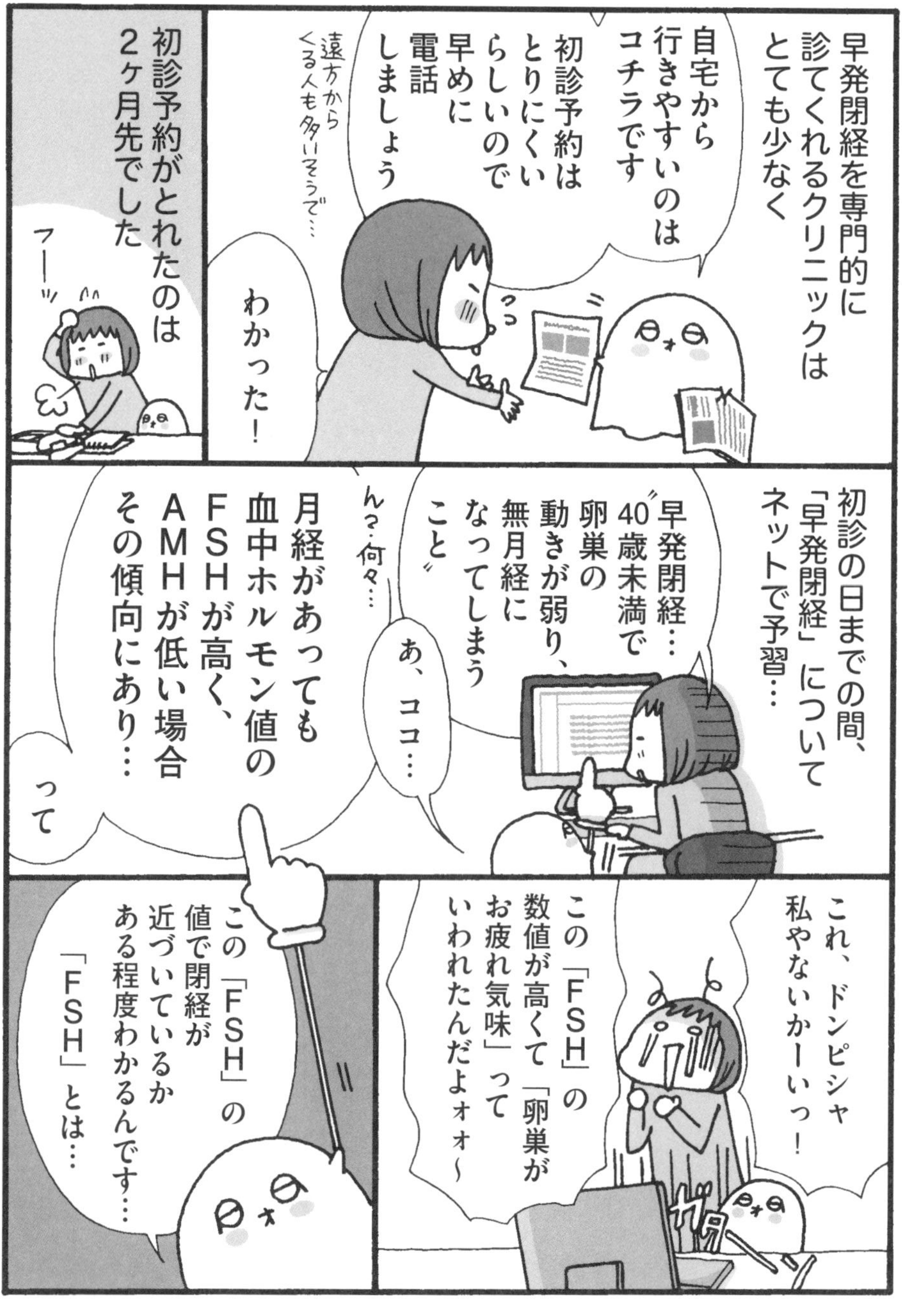
早発閉経を専門的に診てくれるクリニックはとても少なく
自宅から行きやすいのはコチラです 初診予約はとりにくいらしいので早めに電話しましょう
遠方からくる人も多いそうで…
わかった！
初診予約がとれたのは2ヶ月先でした
フーーッ
初診の日までの間、「早発閉経」についてネットで予習…
“早発閉経… 40歳未満で卵巣の動きが弱り、無月経になってしまうこと”
ん？何々…
あ、ココ…
月経があっても血中ホルモン値のＦＳＨが高く、ＡＭＨが低い場合その傾向にあり…って
これ、ドンピシャ私やないかーいっ！
この「ＦＳＨ」の数値が高くて「卵巣がお疲れ気味」っていわれたんだよォォ〜
この「ＦＳＨ」の値で閉経が近づいているかある程度わかるんです…
「ＦＳＨ」とは…

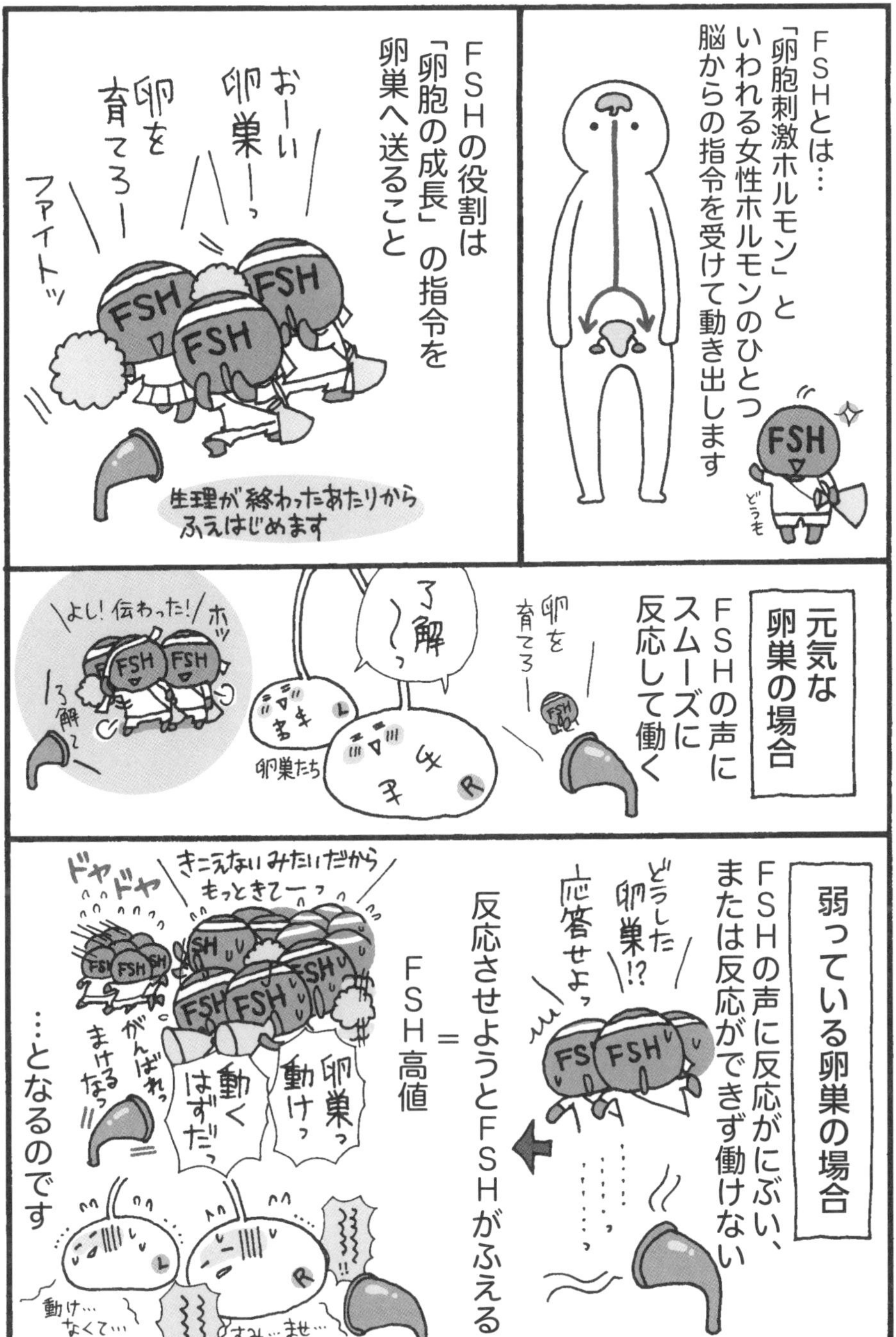
FSHとは…
「卵胞刺激ホルモン」と
いわれる女性ホルモンのひとつ
脳からの指令を受けて動き出します
FSH
どうも
FSHの役割は「卵胞の成長」の指令を卵巣へ送ること
おーい卵巣ーーっ
卵を育てろーー
ファイトッ
FSH
生理が終わったあたりから
ふえはじめます
元気な卵巣の場合
FSHの声にスムーズに反応して働く
卵を育てろー
了解〜っ
卵巣たち
よし! 伝わった!
ホッ
了解〜
弱っている卵巣の場合
FSHの声に反応がにぶい、または反応ができず働けない
どうした卵巣!?
応答せよっ
………
反応させようとFSHがふえる
=
FSH高値
きこえないみたいだから
もっときてーっ
ドヤドヤ
卵巣っ動けっ
動くはずだっ
がんばれっ
まけるなっ
動け…なくて…
すみ…ませ…
…となるのです

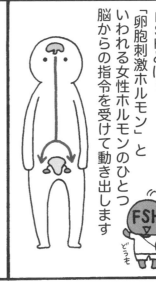

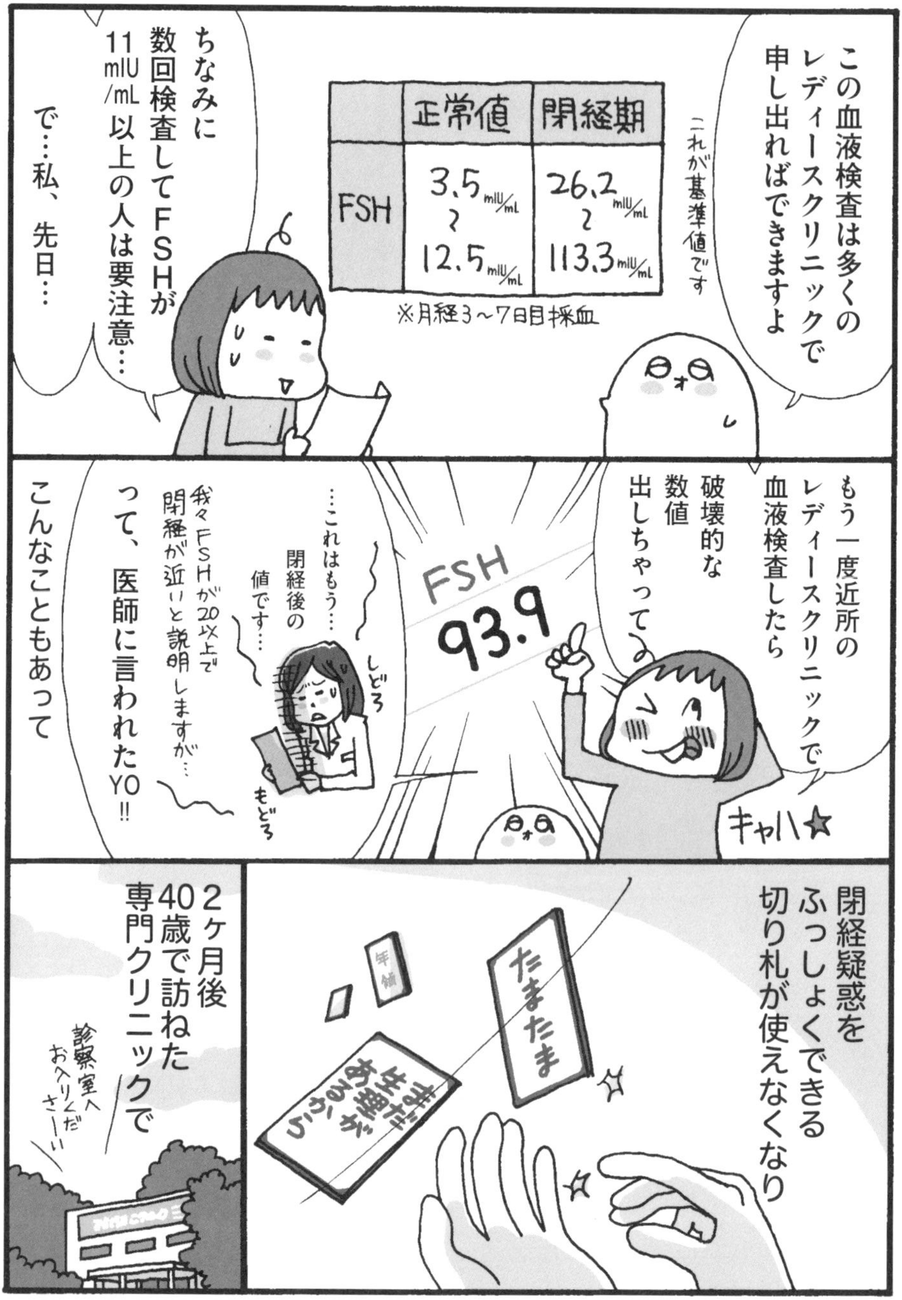
この血液検査は多くのレディースクリニックで申し出ればできますよ
これが基準値です
	正常値	閉経期
FSH	3.5mIU/mL 〜 12.5mIU/mL	26.2mIU/mL 〜 113.3mIU/mL
※月経3〜7日目採血
ちなみに数回検査してFSHが11mIU/mL以上の人は要注意…
で…私、先日…
もう一度近所のレディースクリニックで血液検査したら破壊的な数値出しちゃって
キャハ☆
FSH 93.9
…これはもう閉経後の値です…
我々FSHが20以上で閉経が近いと説明しますが…
しどろ
もどろ
って、医師に言われたYO!!
こんなこともあって
閉経疑惑をふっしょくできる切り札が使えなくなり
たまたま
まだ生理がくるから
年齢
2ケ月後40歳で訪ねた専門クリニックで
診察室へお入りくださーい

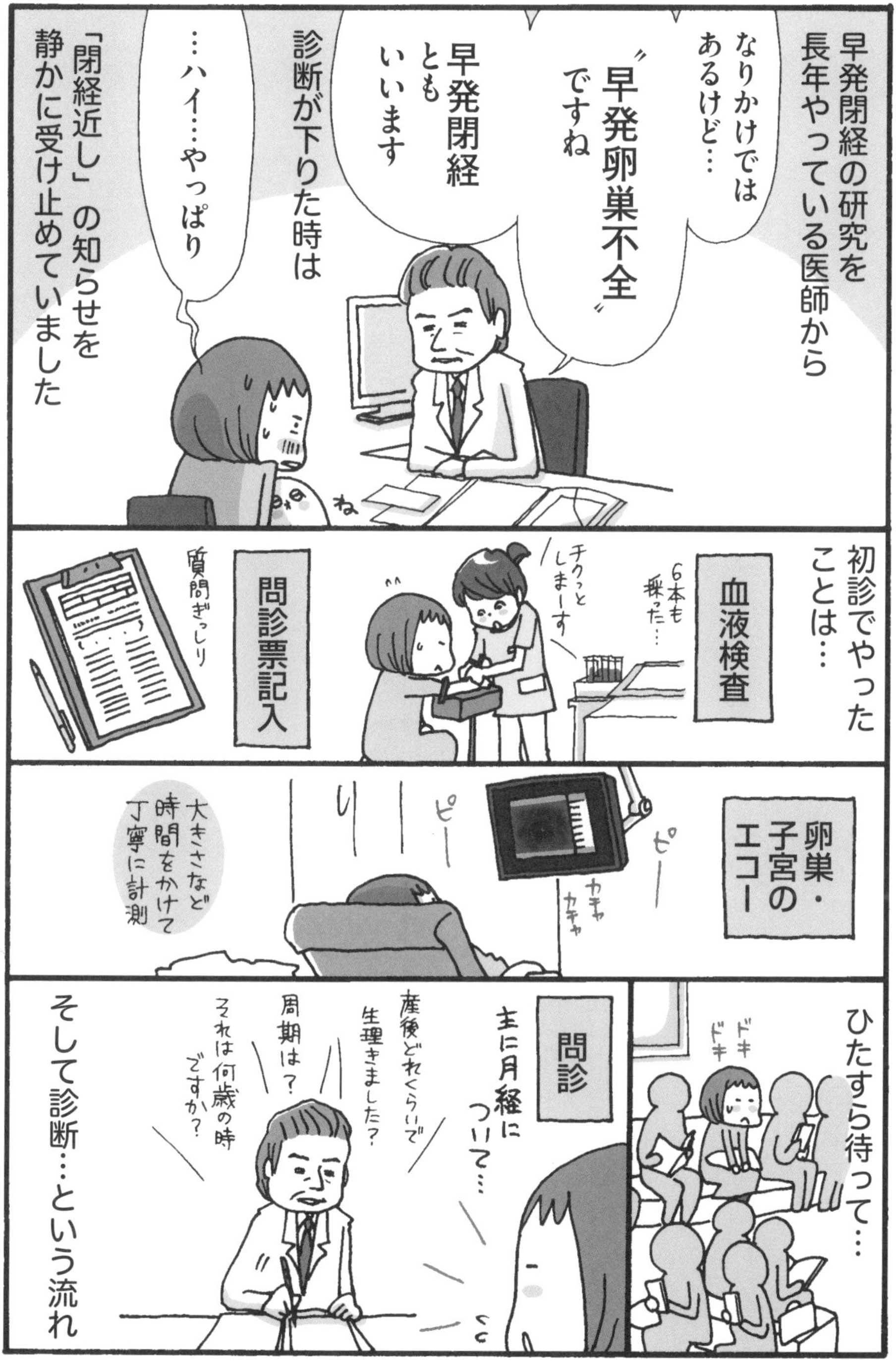
早発閉経の研究を長年やっている医師から
なりかけではあるけど…
〝早発卵巣不全〟ですね
早発閉経ともいいます
診断が下りた時は
…ハイ…やっぱり
「閉経近し」の知らせを静かに受け止めていました
ね
初診でやったことは…
血液検査
6本も採った…
チクっとしまーす
問診票記入
質問ぎっしり
卵巣・子宮のエコー
ピー
カチャカチャ
ピー
大きさなど時間をかけて丁寧に計測
ひたすら待って…
ドキドキ
問診
主に月経について…
産後どれくらいで生理きました？
周期は？
それは何歳の時ですか？
そして診断…という流れ

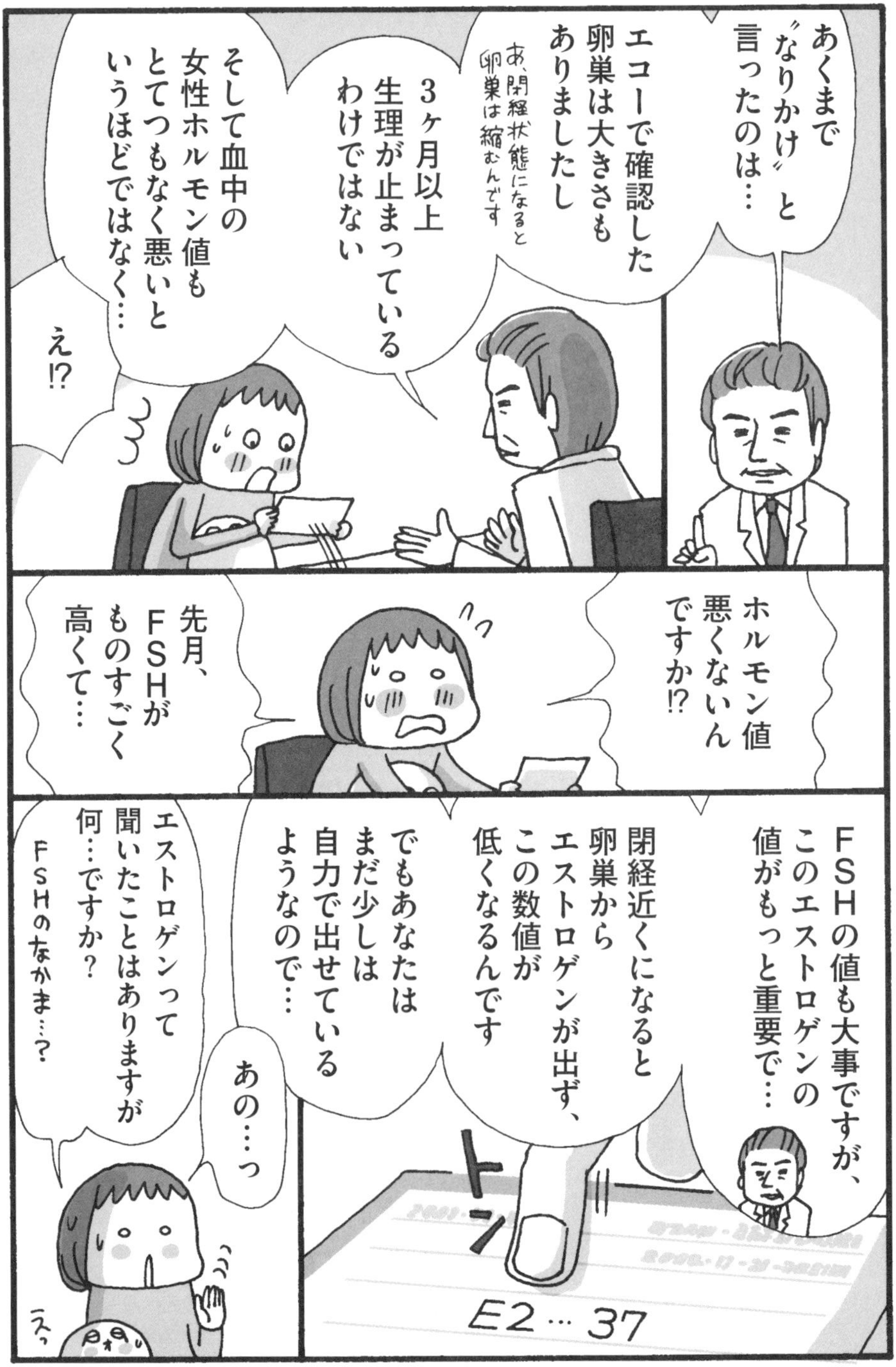
あくまで〝なりかけ〟と言ったのは…
エコーで確認した卵巣は大きさもありましたし
あ、閉経状態になると卵巣は縮むんです
3ヶ月以上生理が止まっているわけではない
そして血中の女性ホルモン値もとてつもなく悪いというほどではなく…
え!?
ホルモン値悪くないんですか!?
先月、FSHがものすごく高くて…
FSHの値も大事ですが、このエストロゲンの値がもっと重要で…
閉経近くになると卵巣からエストロゲンが出ず、この数値が低くなるんです
でもあなたはまだ少しは自力で出せているようなので…
トン
E2…37
あの…っ
エストロゲンって聞いたことはありますが何…ですか?
FSHのなかま…?
スッ

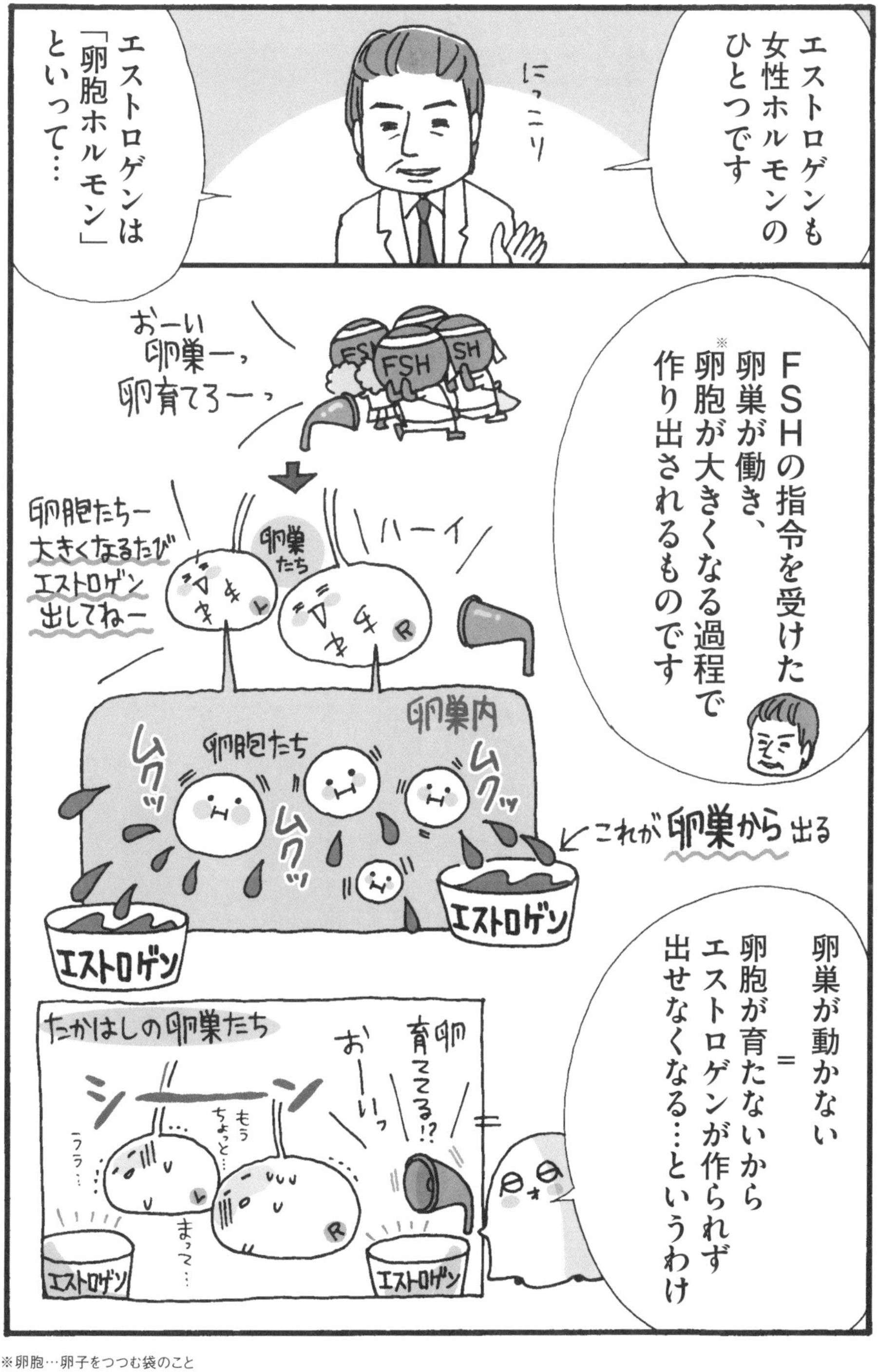
エストロゲンも女性ホルモンのひとつです
にっこり
エストロゲンは「卵胞ホルモン」といって…
FSHの指令を受けた卵巣が働き、卵胞※が大きくなる過程で作り出されるものです
おーい卵巣ーっ 卵育てろーっ
FSH
卵胞たちー大きくなるたびエストロゲン出してねー
卵巣たち
ハーイ
卵巣内
卵胞たち
ムクッ
ムクッ
ムクッ
これが卵巣から出る
エストロゲン
エストロゲン
卵巣が動かない＝卵胞が育たないからエストロゲンが作られず出せなくなる…というわけ
たかはしの卵巣たち
シーーーン
おーいっ
卵育ててる!?
フラ…
もうちょっと…
まって…
エストロゲン
エストロゲン

※卵胞…卵子をつつむ袋のこと

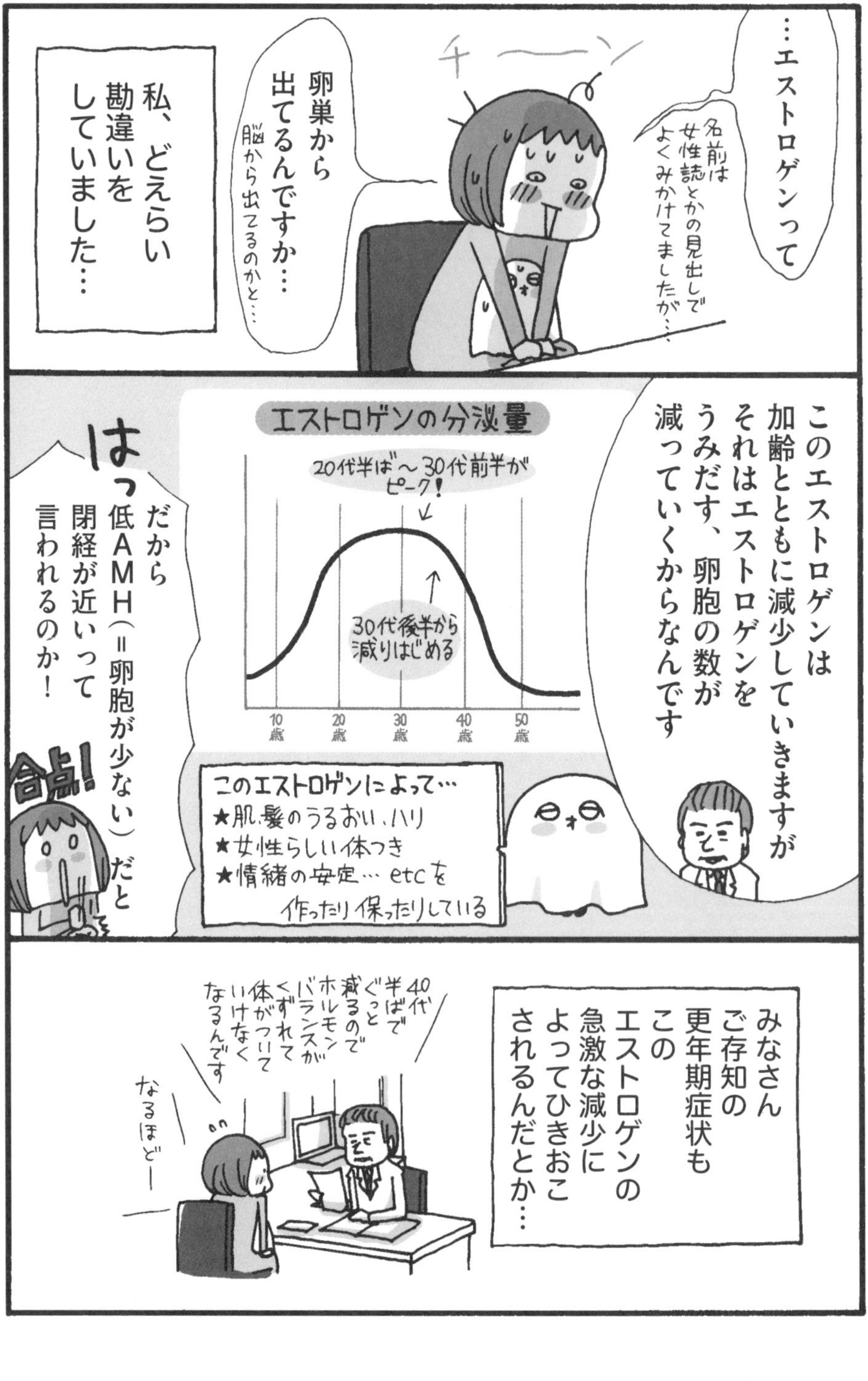
…エストロゲンって
名前は女性誌とかの見出しでよくみかけてましたが…
チーン
卵巣から出てるんですか…
脳から出てるのかと…
私、どえらい勘違いをしていました…
このエストロゲンは加齢とともに減少していきますがそれはエストロゲンをうみだす、卵胞の数が減っていくからなんです
エストロゲンの分泌量
20代半ば〜30代前半がピーク!
30代後半から減りはじめる
10歳 20歳 30歳 40歳 50歳
このエストロゲンによって…
★肌、髪のうるおい、ハリ
★女性らしい体つき
★情緒の安定… etcを
作ったり保ったりしている
はっ
だから低AMH(=卵胞が少ない)だと閉経が近いって言われるのか!
合点!
みなさんご存知の更年期症状もこのエストロゲンの急激な減少によってひきおこされるんだとか…
40代半ばでぐっと減るのでホルモンバランスがくずれて体がついていけなくなるんです
なるほどー

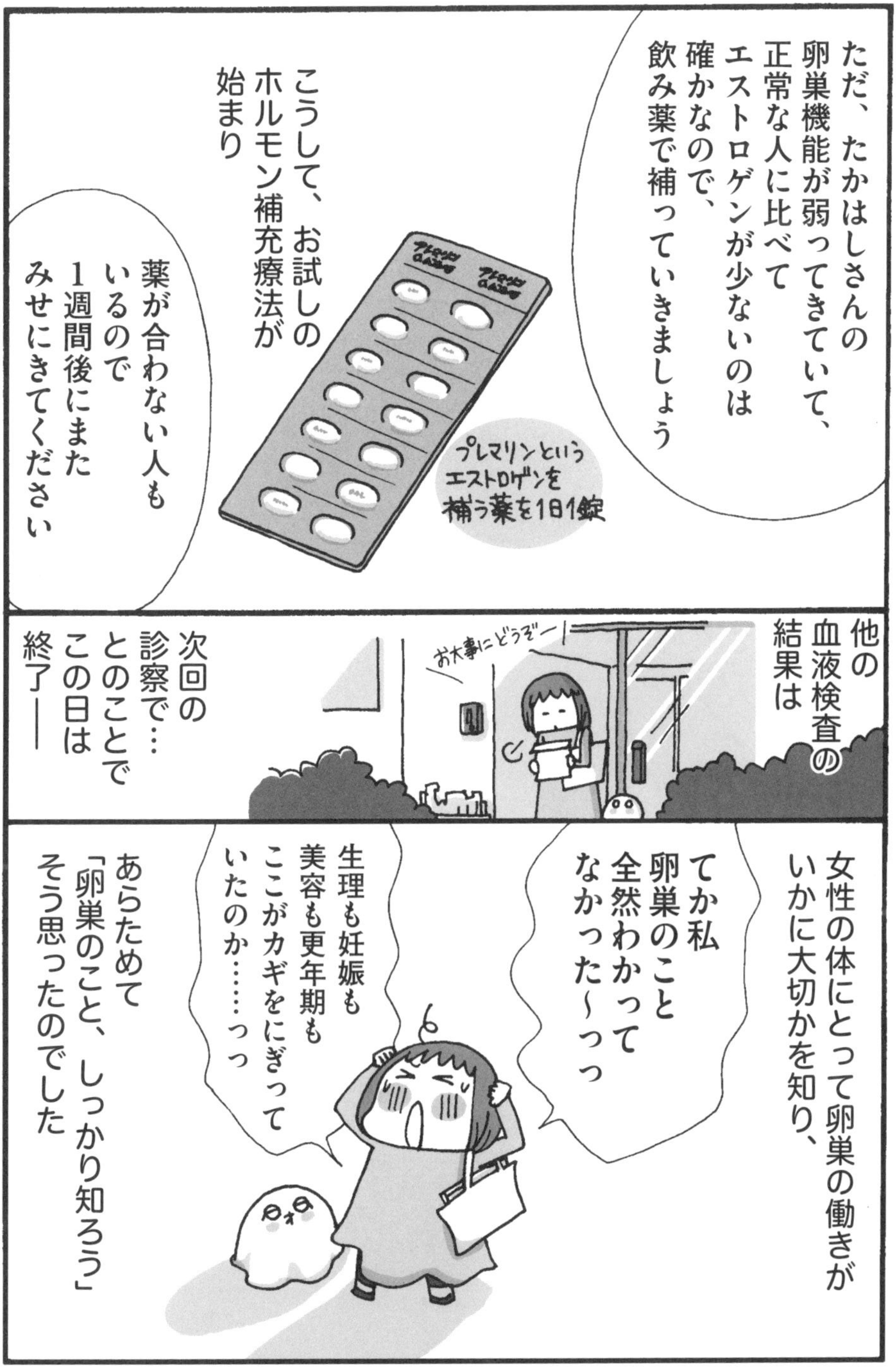
ただ、たかはしさんの卵巣機能が弱ってきていて、正常な人に比べてエストロゲンが少ないのは確かなので、飲み薬で補っていきましょう
こうして、お試しのホルモン補充療法が始まり
プレマリンというエストロゲンを補う薬を1日1錠
薬が合わない人もいるので1週間後にまたみせにきてください
他の血液検査の結果は
お大事にどうぞー!
次回の診察で…とのことでこの日は終了——
女性の体にとって卵巣の働きがいかに大切かを知り、
てか私卵巣のこと全然わかってなかった～っっ
生理も妊娠も美容も更年期もここがカギをにぎっていたのか……っっ
あらためて「卵巣のこと、しっかり知ろう」そう思ったのでした

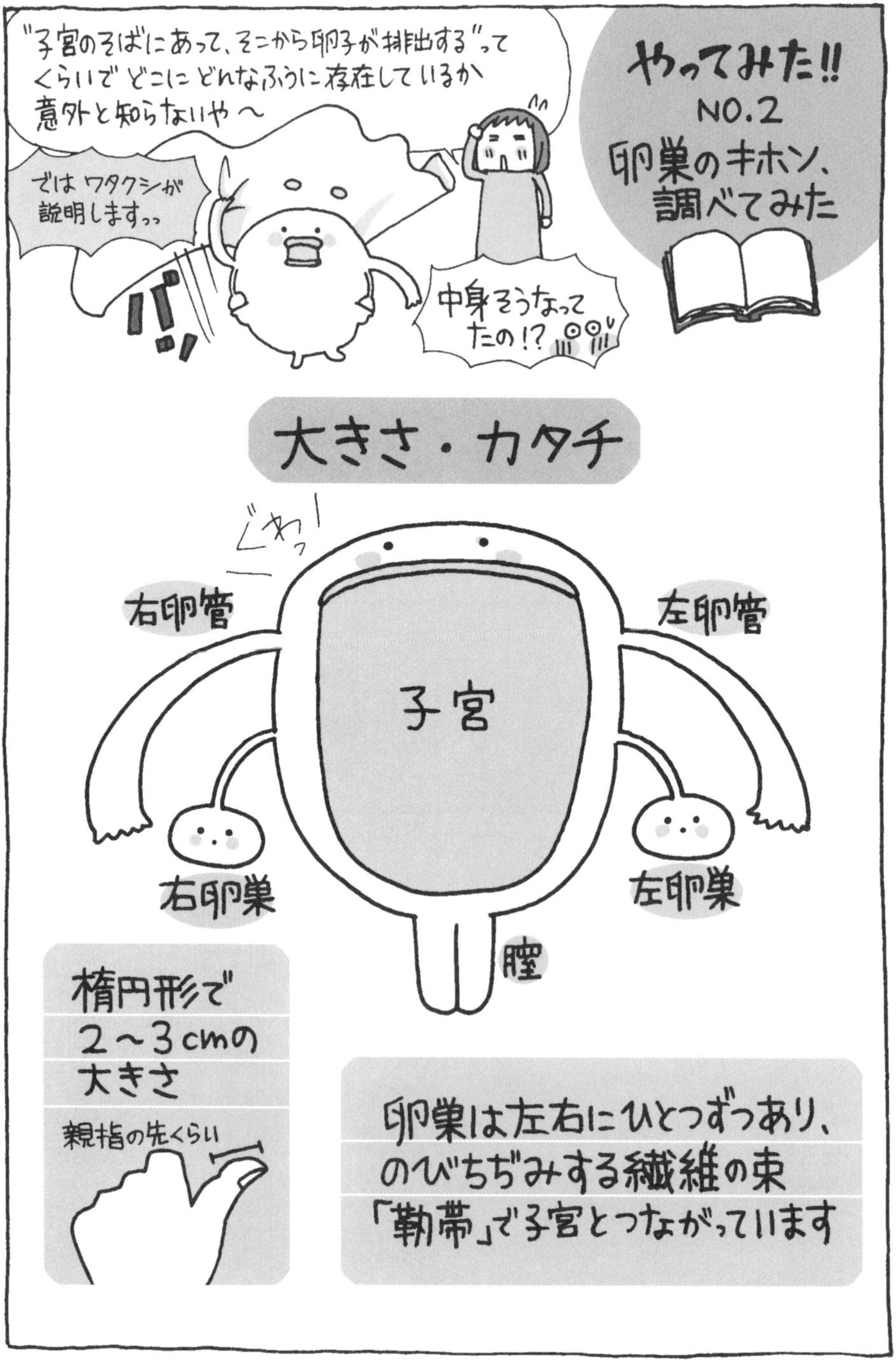
"子宮のそばにあって、そこから卵子が排出する"って
くらいでどこにどんなふうに存在しているか
意外と知らないや～
では ワタクシが
説明しますっっ
バッ
中身そうなってたの!?
やってみた!!
NO.2
卵巣のキホン、
調べてみた
大きさ・カタチ
ぐわっ
右卵管
左卵管
子宮
右卵巣
左卵巣
膣
楕円形で
2～3cmの
大きさ
親指の先くらい
卵巣は左右にひとつずつあり、
のびちぢみする繊維の束
「靭帯」で子宮とつながっています

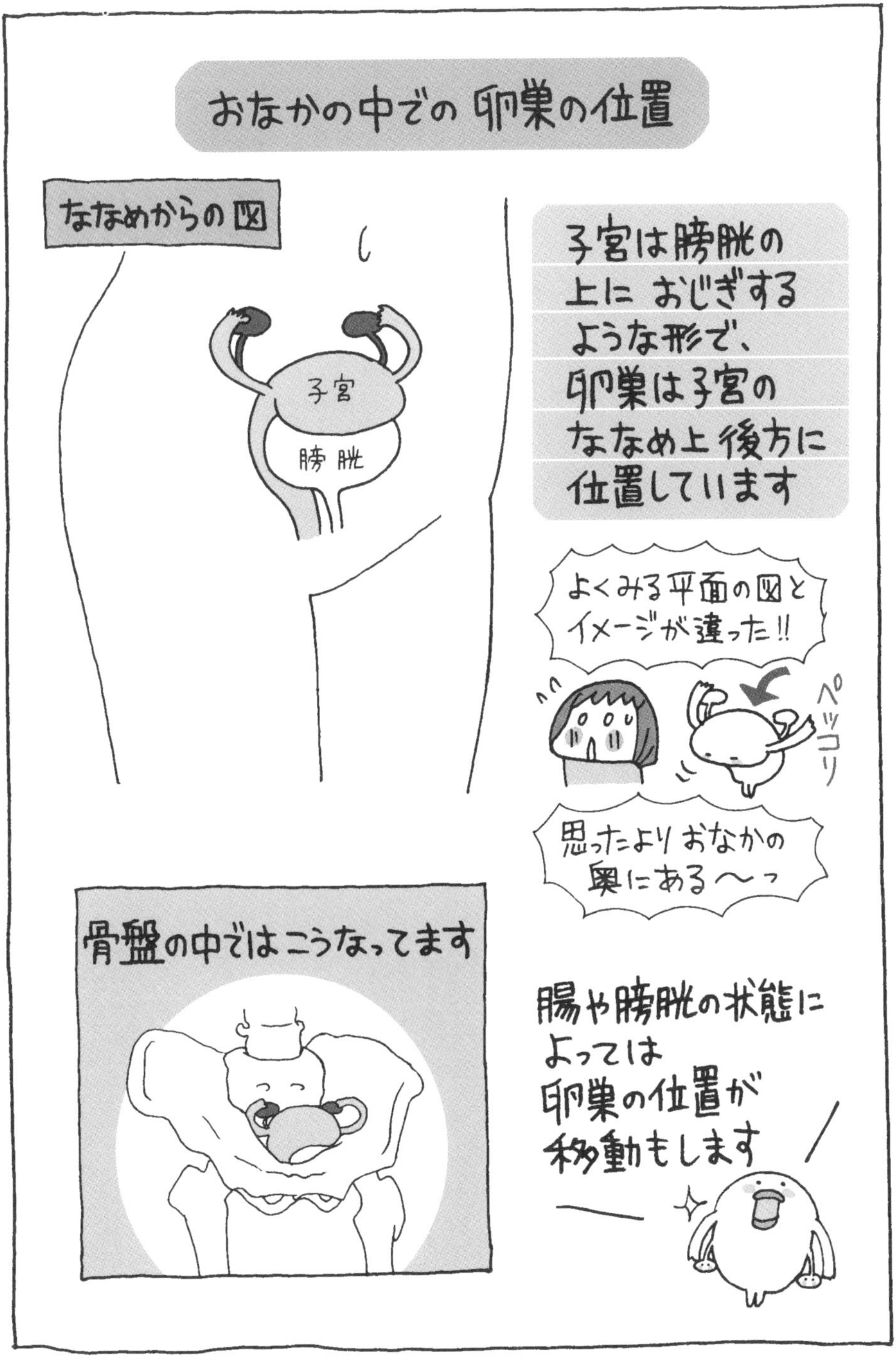
おなかの中での卵巣の位置
ななめからの図
子宮
膀胱
子宮は膀胱の上におじぎするような形で、卵巣は子宮のななめ上後方に位置しています
よくみる平面の図とイメージが違った!!
ペッコリ
思ったよりおなかの奥にある～っ
骨盤の中ではこうなってます
腸や膀胱の状態によっては卵巣の位置が移動もします

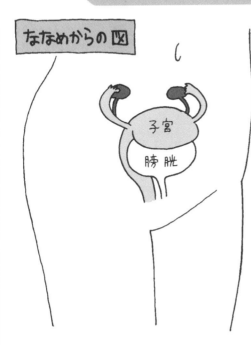

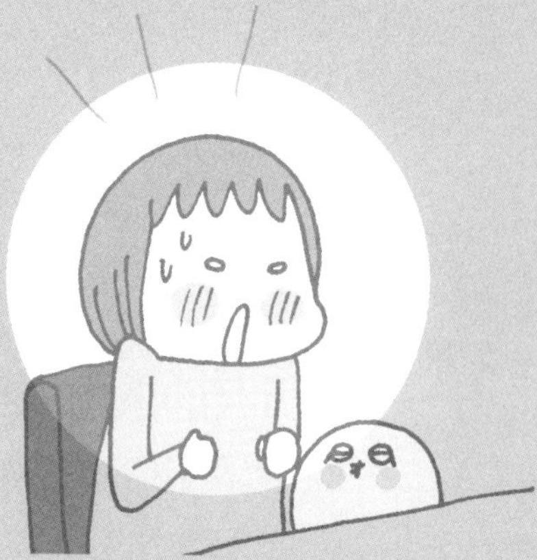

Chapter 3

早発閉経専門クリニックに行ってみた

～原因・治療編～

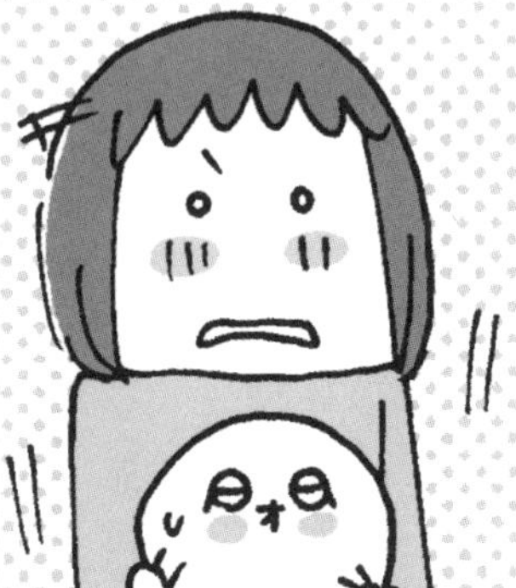

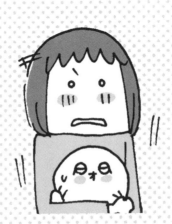

☞ 専門クリニックで「早発閉経」の診断を受け、ホルモン補充療法を開始…

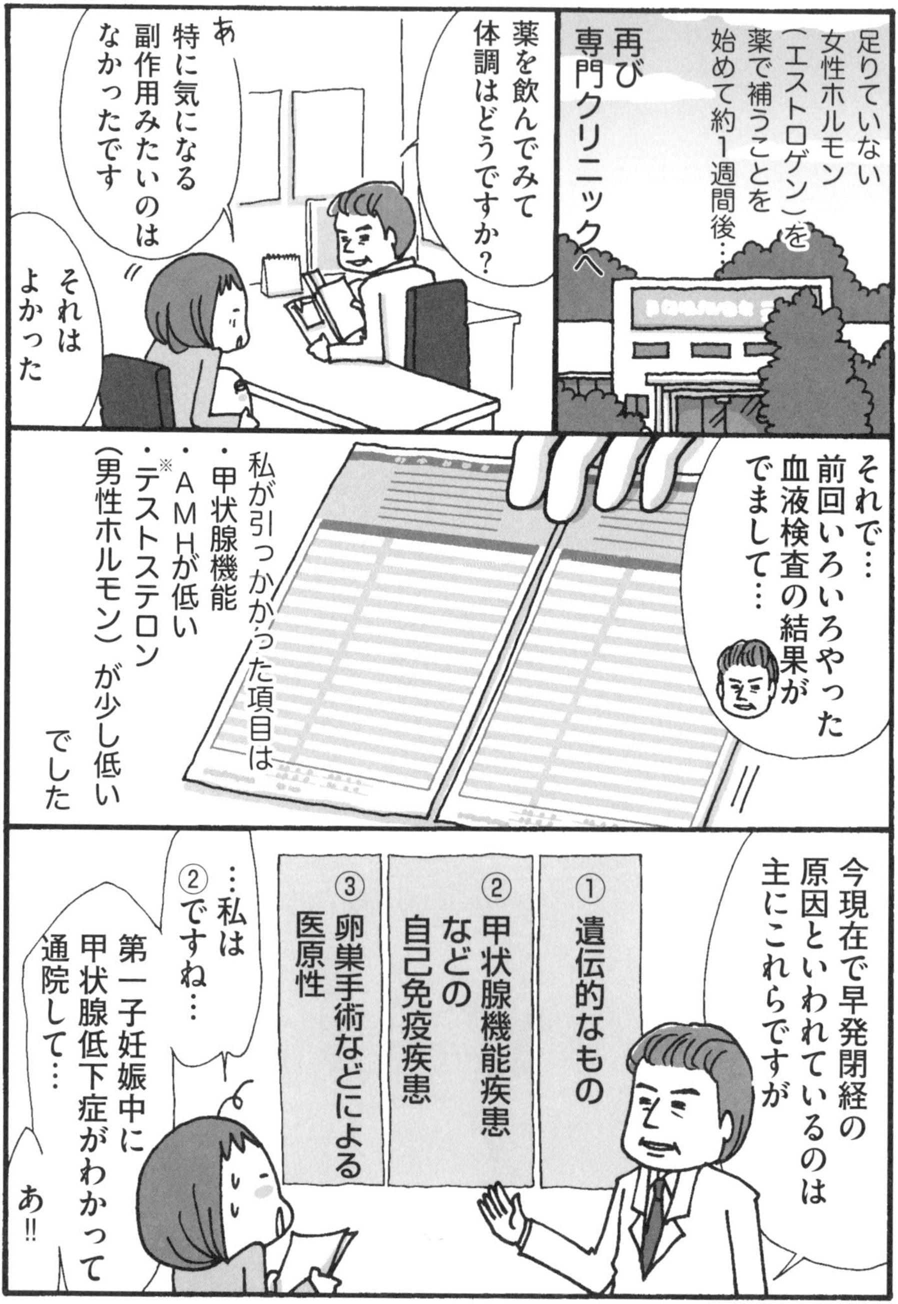

足りていない女性ホルモン（エストロゲン）を薬で補うことを始めて約1週間後…
再び専門クリニックへ
薬を飲んでみて体調はどうですか？
あ 特に気になる副作用みたいのはなかったです
それはよかった
それで…前回いろいろやった血液検査の結果がでまして…
私が引っかかった項目は
・甲状腺機能
・AMH※が低い
・テストステロン（男性ホルモン）が少し低い
でした
今現在で早発閉経の原因といわれているのは主にこれらですが
① 遺伝的なもの
② 甲状腺機能疾患などの自己免疫疾患
③ 卵巣手術などによる医原性
…私は②ですね…
第一子妊娠中に甲状腺低下症がわかって通院して…
あ!!

※卵胞を育てるために必要とされるホルモン

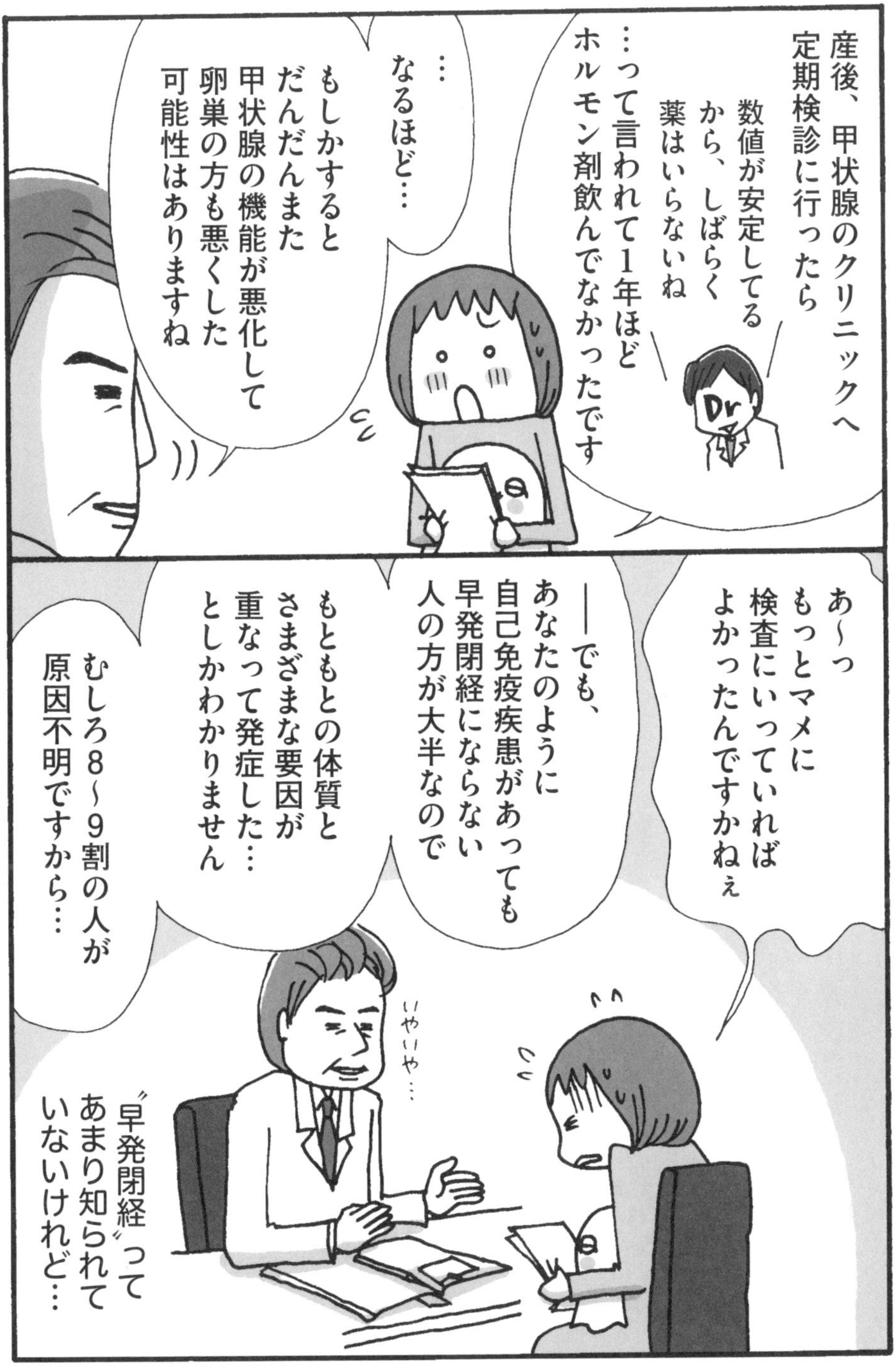
産後、甲状腺のクリニックへ定期検診に行ったら
数値が安定してるから、しばらく薬はいらないね
…って言われて1年ほどホルモン剤飲んでなかったです
Dr
…なるほど…
もしかするとだんだんまた甲状腺の機能が悪化して卵巣の方も悪くした可能性はありますね
あ〜っもっとマメに検査にいっていればよかったんですかねぇ
——でも、あなたのように自己免疫疾患があっても早発閉経にならない人の方が大半なので
もともとの体質とさまざまな要因が重なって発症した…としかわかりません
むしろ8〜9割の人が原因不明ですから…
いやいや…
〝早発閉経〟ってあまり知られていないけれど…

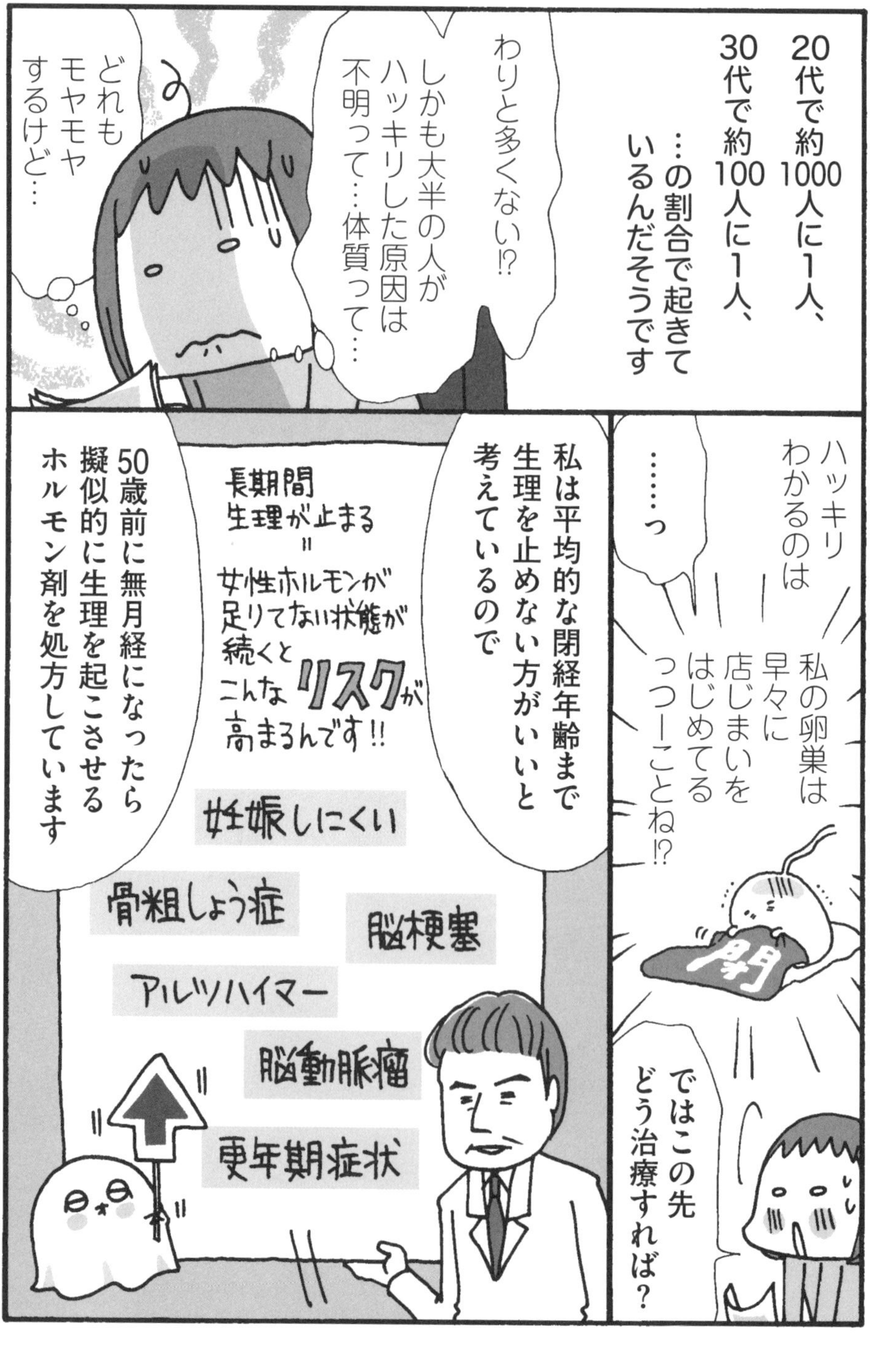
20代で約1000人に1人、
30代で約100人に1人、
…の割合で起きているんだそうです
わりと多くない!?
しかも大半の人がハッキリした原因は不明って…体質って…
どれもモヤモヤするけど…
ハッキリわかるのは
……っ
私の卵巣は早々に店じまいをはじめてるっつーことね!?
閉
ではこの先どう治療すれば?
私は平均的な閉経年齢まで生理を止めない方がいいと考えているので
長期間生理が止まる
=
女性ホルモンが足りてない状態が続くとこんなリスクが高まるんです!!
妊娠しにくい
骨粗しょう症
脳梗塞
アルツハイマー
脳動脈瘤
更年期症状
50歳前に無月経になったら擬似的に生理を起こさせるホルモン剤を処方しています

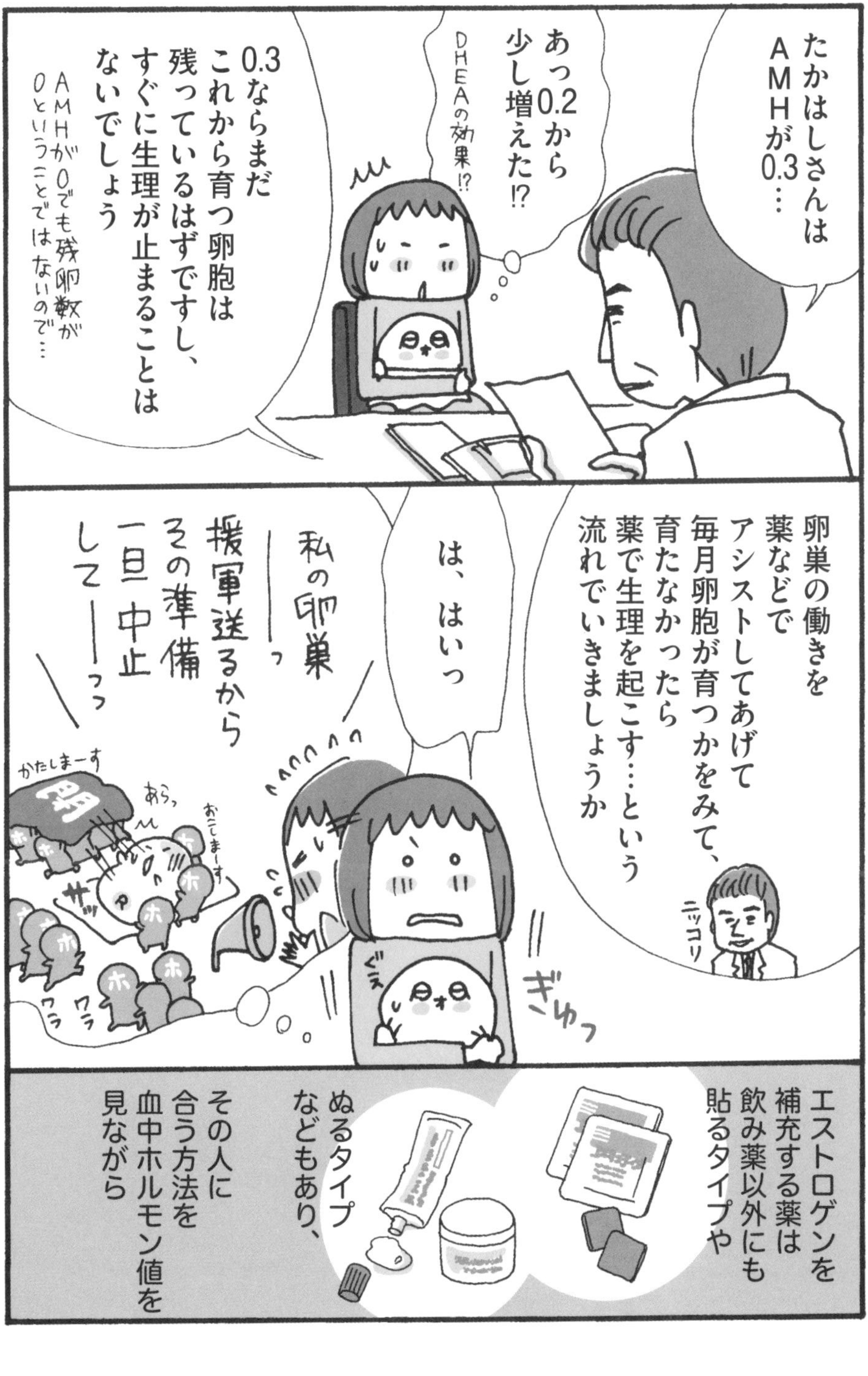
たかはしさんは
AMHが0.3…
あっ0.2から
少し増えた!?
DHEAの効果!?
0.3ならまだ
これから育つ卵胞は
残っているはずですし、
すぐに生理が止まることは
ないでしょう
AMHが0でも残卵数が
0ということではないので…
卵巣の働きを
薬などで
アシストしてあげて
毎月卵胞が育つかをみて、
育たなかったら
薬で生理を起こす…という
流れでいきましょうか
ニッコリ
は、はいっ
私の卵巣──っ
援軍送るから
その準備
一旦中止
して──っっ
かたしまーす
あらっ
おこしまーす
ワラ
ワラ
ぐえ
ぎゅっ
エストロゲンを
補充する薬は
飲み薬以外にも
貼るタイプや
ぬるタイプ
などもあり、
その人に
合う方法を
血中ホルモン値を
見ながら

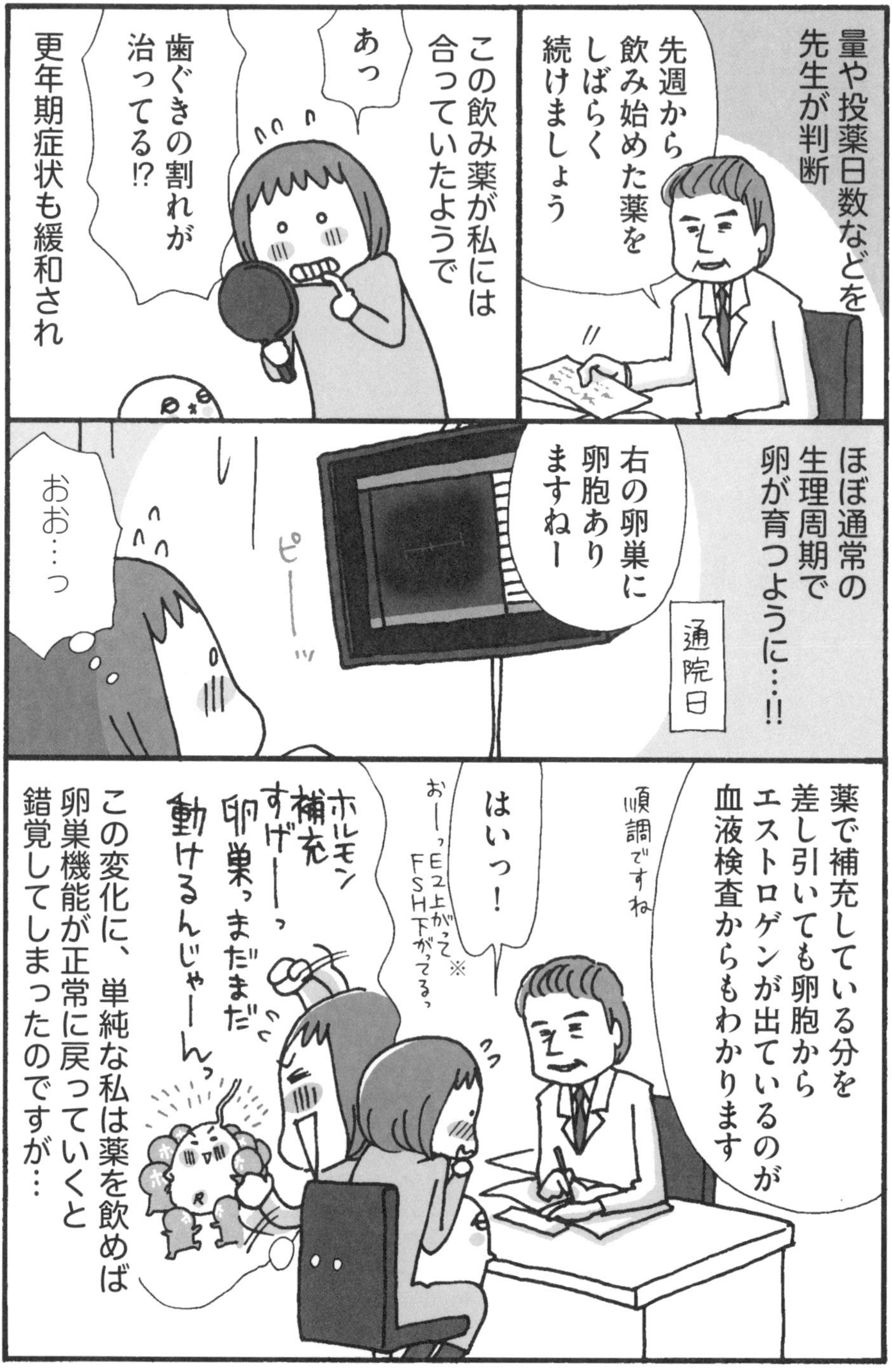
量や投薬日数などを先生が判断
先週から飲み始めた薬をしばらく続けましょう
この飲み薬が私には合っていたようで
あっ
歯ぐきの割れが治ってる!?
更年期症状も緩和され
ほぼ通常の生理周期で卵が育つように…!!
通院日
右の卵巣に卵胞ありますねー
ピーーーッ
おお…っ
薬で補充している分を差し引いても卵胞からエストロゲンが出ているのが血液検査からもわかります
順調ですね
はいっ!
おーっE2上がってFSH下がってるっ※
ホルモン補充すげーーっ
卵巣っまだまだ動けるんじゃーーんっ
この変化に、単純な私は薬を飲めば卵巣機能が正常に戻っていくと錯覚してしまったのですが…

※ E2 ＝エストラジオール。エストロゲンの主要成分のひとつで主に卵巣でつくられ、卵胞発育にともない特徴的な分泌パターンを示す。

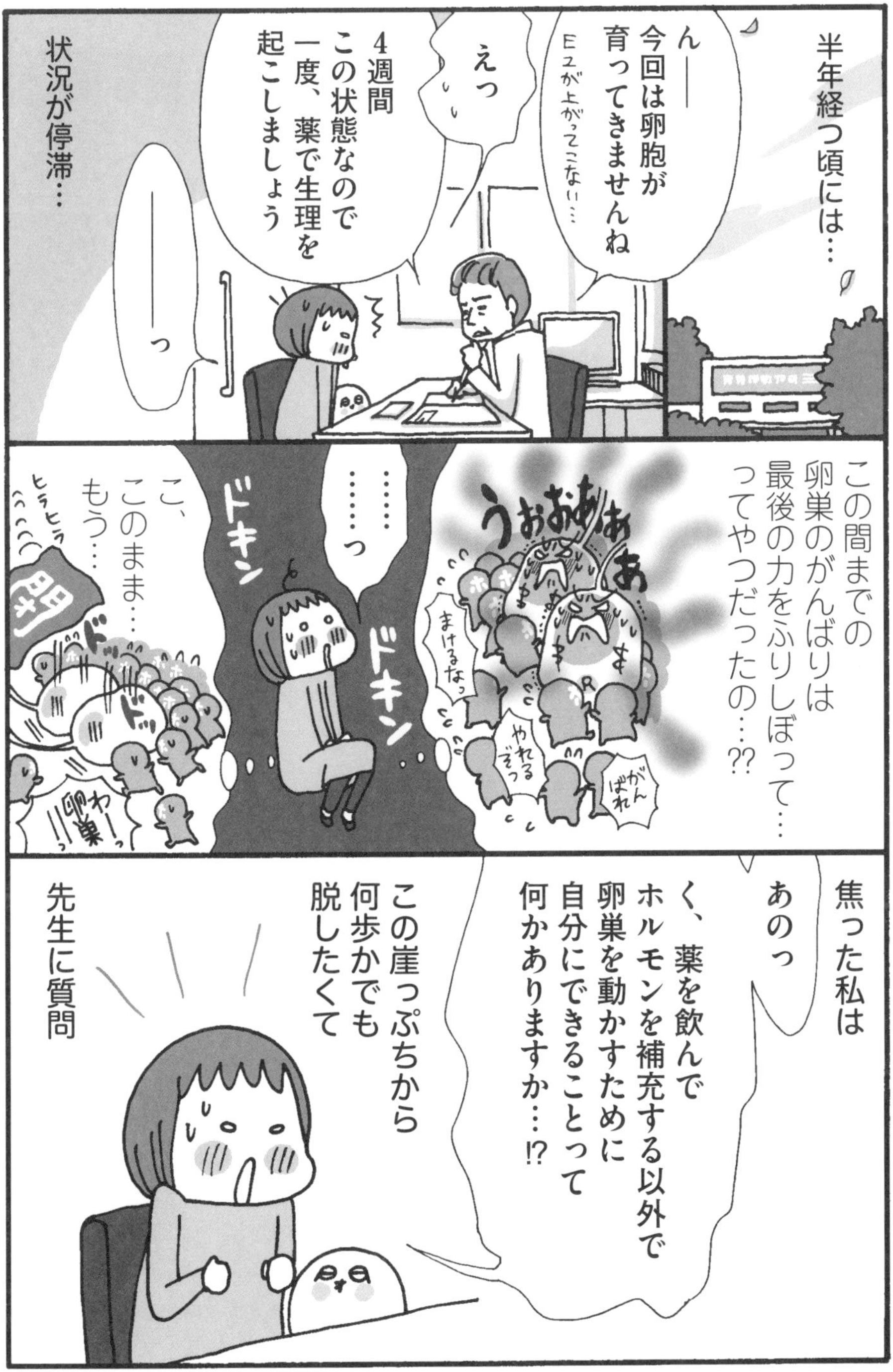
半年経つ頃には…
ん―― 今回は卵胞が育ってきませんね
E2が上がってこない…
えっ
4週間 この状態なので 一度、薬で生理を 起こしましょう
状況が停滞…
――――っ
この間までの 卵巣のがんばりは 最後の力をふりしぼって ってやつだったの…??
うおおあああ
まけるなっ
やれるぞっ
がんばれ
……… ……っ
ドキン
ドキン
こ、 このまま… もう…
ヒラヒラ
わー!っ
卵巣!!っ
焦った私は
あのっ
く、薬を飲んで ホルモンを補充する以外で 卵巣を動かすために 自分にできることって 何かありますか…!?
この崖っぷちから 何歩かでも 脱したくて
先生に質問

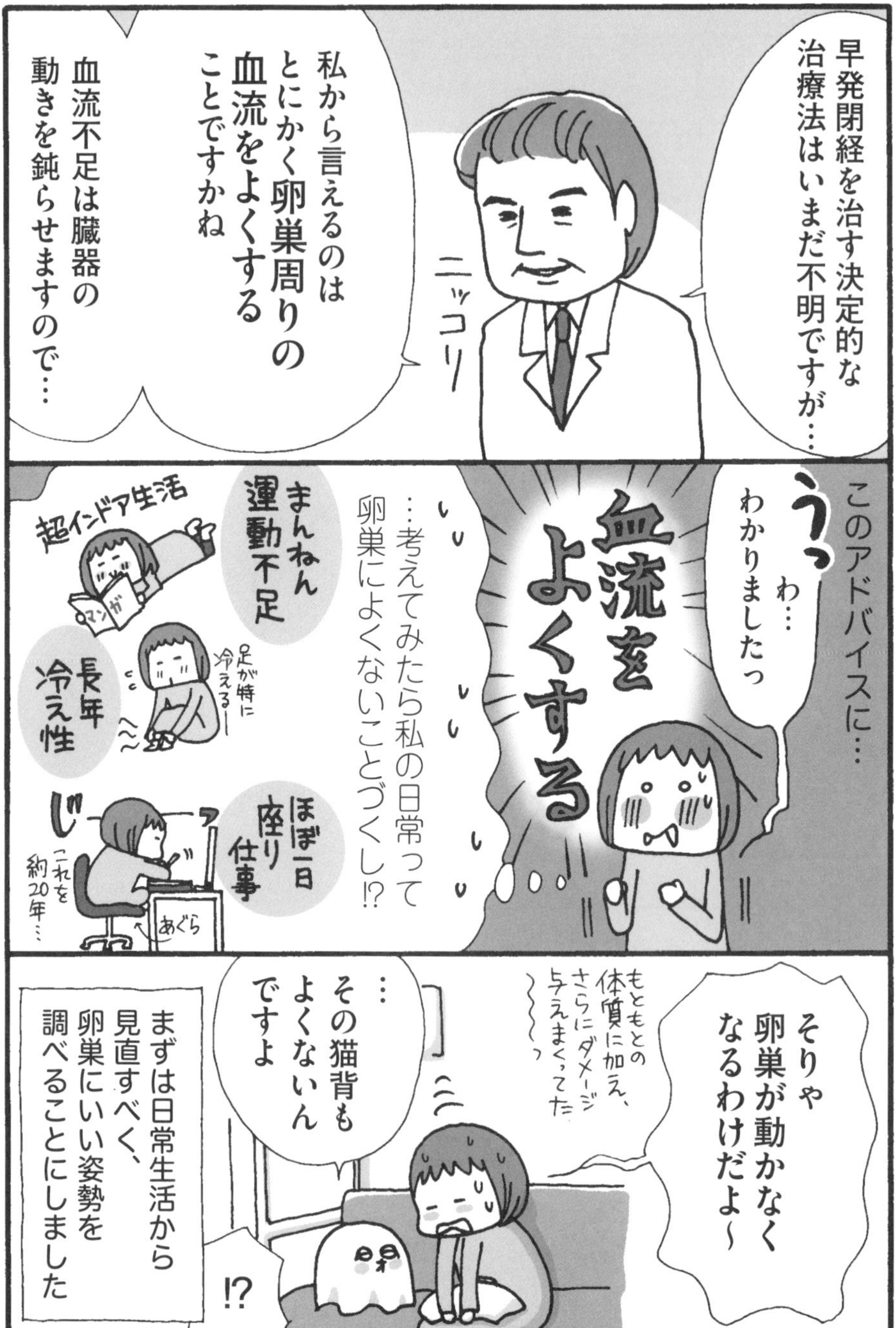
早発閉経を治す決定的な治療法はいまだ不明ですが…
ニッコリ
私から言えるのはとにかく卵巣周りの血流をよくすることですかね
血流不足は臓器の動きを鈍らせますので…
このアドバイスに…
う
わ…わかりましたっ
血流をよくする
…考えてみたら私の日常って卵巣によくないことづくし⁉
まんねん運動不足
超インドア生活
マンガ
長年冷え性
足が特に冷えるー
ほぼ一日座り仕事
じー
これを約20年…
あぐら
そりゃ卵巣が動かなくなるわけだよ〜
もともとの体質に加え、さらにダメージ与えまくってた〜っ
…その猫背もよくないんですよ
⁉
まずは日常生活から見直すべく、卵巣にいい姿勢を調べることにしました

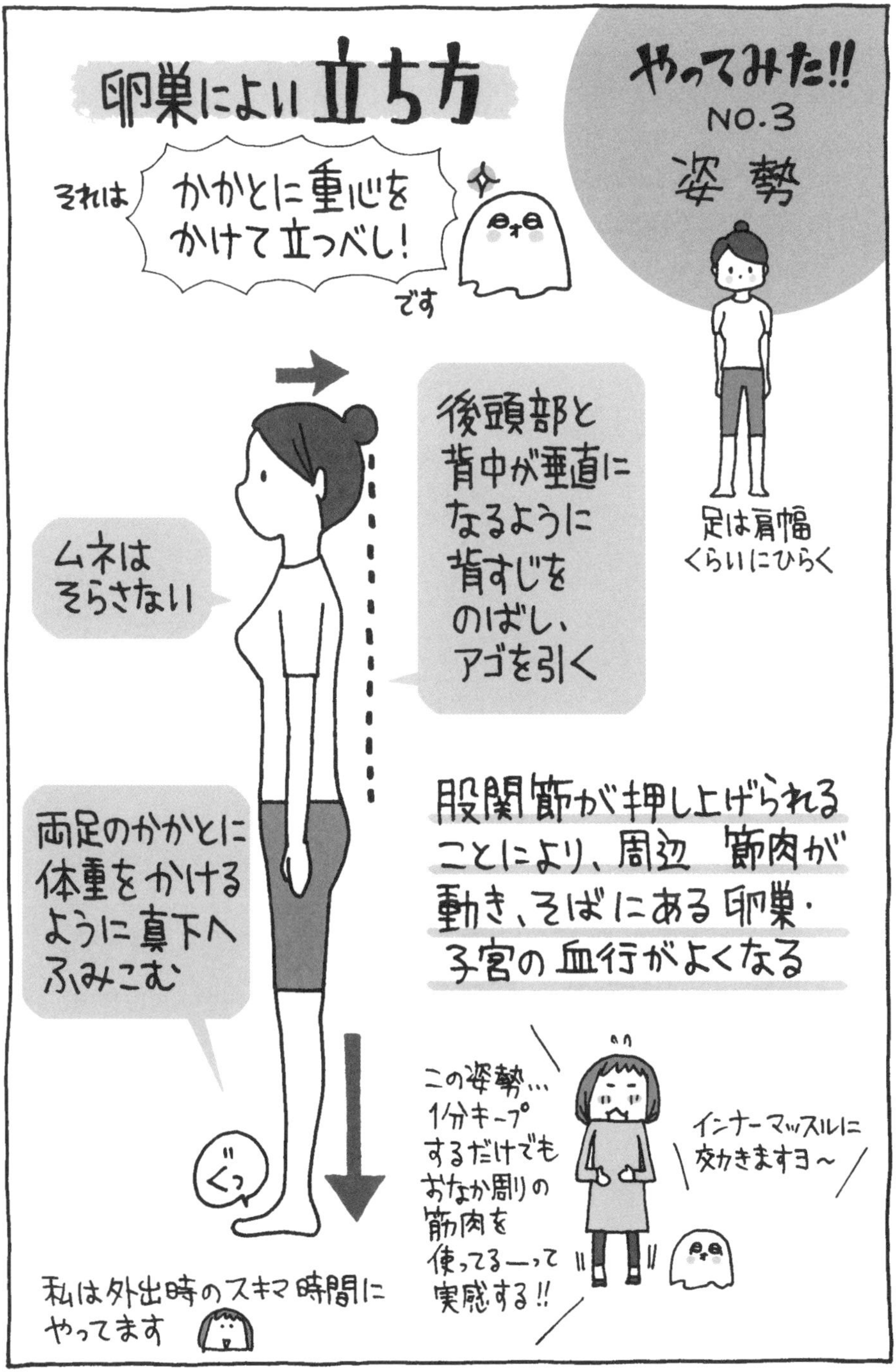

卵巣によい立ち方
やってみた!! NO.3 姿勢
それは かかとに重心をかけて立つべし! です
足は肩幅くらいにひらく
後頭部と背中が垂直になるように背すじをのばし、アゴを引く
ムネはそらさない
股関節が押し上げられることにより、周辺 筋肉が動き、そばにある卵巣・子宮の血行がよくなる
両足のかかとに体重をかけるように真下へふみこむ
ぐっ
この姿勢…1分キープするだけでもおなか周りの筋肉を使ってる—って実感する!!
インナーマッスルに効きますヨ〜
私は外出時のスキマ時間にやってます

卵巣によい座り方

日常生活の中で、卵巣に負担がかかる動作とは…
ズバリ「座る」ことなんです。

特によくない座り方がコチラ…

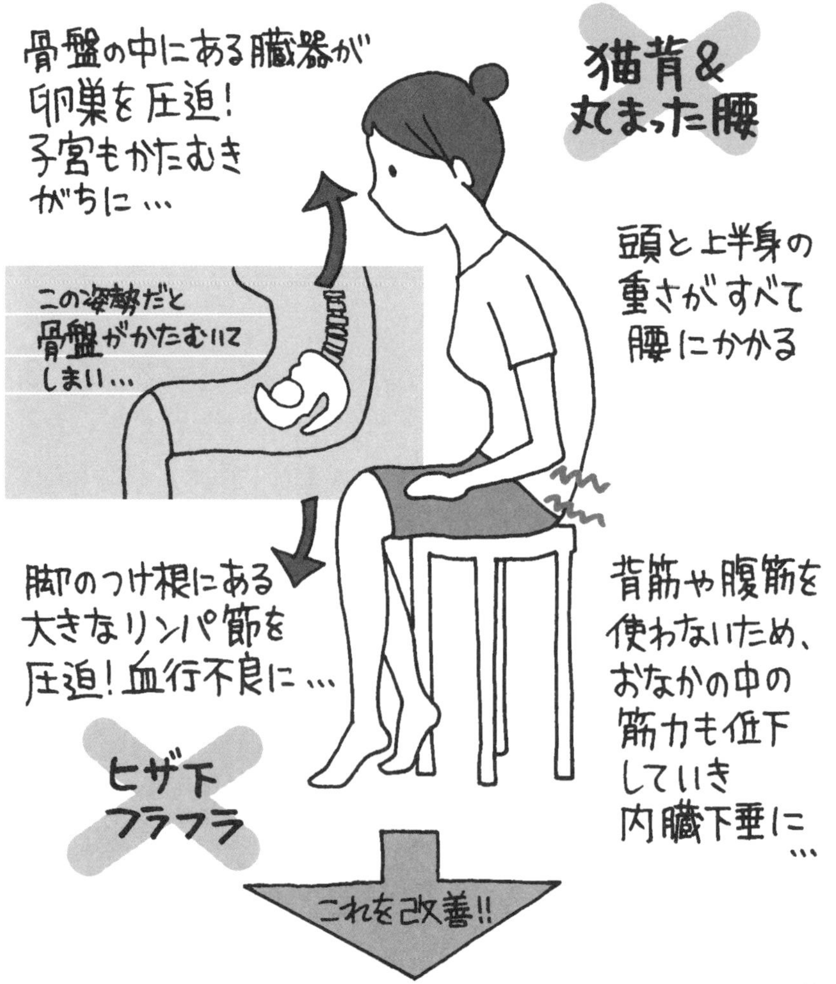

背すじをのばす

背中、腰のラインが一直線になるように

座骨を立てる

骨盤を立て、左右のお尻の奥にある骨"座骨"を座面に垂直に下ろすイメージで座る

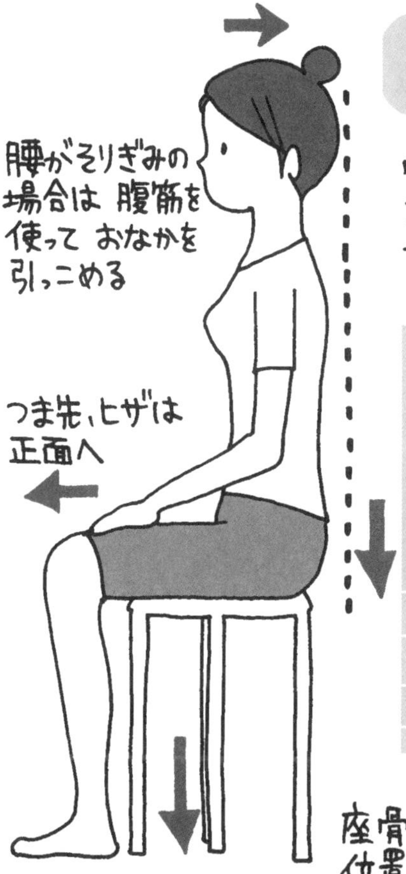
腰がそりぎみの場合は 腹筋を使って おなかを引っこめる
つま先、ヒザは正面へ

座骨とは…

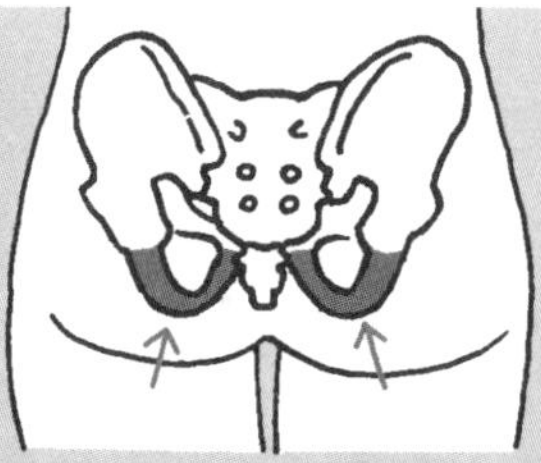

お尻のほっぺのまん中あたりにある骨。
硬いイスに座り、体を前後にゆらすと位置が感じられます

座骨の上に頭の重みが感じられる位置まで頭を後ろへたおす

かかとを床につける

軽くかかとに体重をのせると骨盤周りの筋肉に効いて内臓がもち上がる

しみついてしまったクセって いきなりは直せないけれど"気づいた時にすぐ直す"を心がけるようにしています

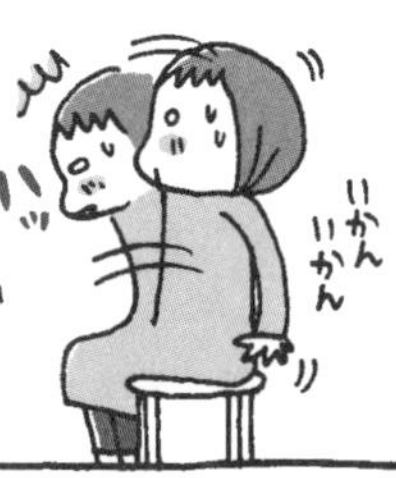
いかん
いかん

Chapter 4

自力で卵巣を動かしたい！

日常生活の姿勢を見直してみた

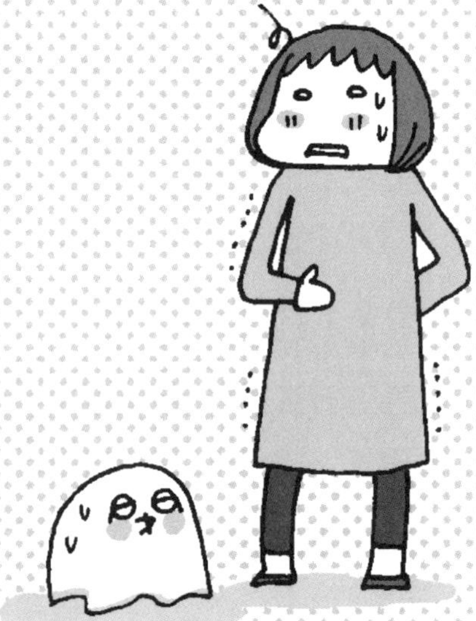

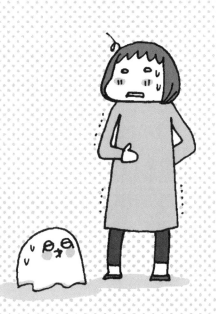

☞ホルモン補充療法も状況が停滞… 卵巣のために自力でできることって?

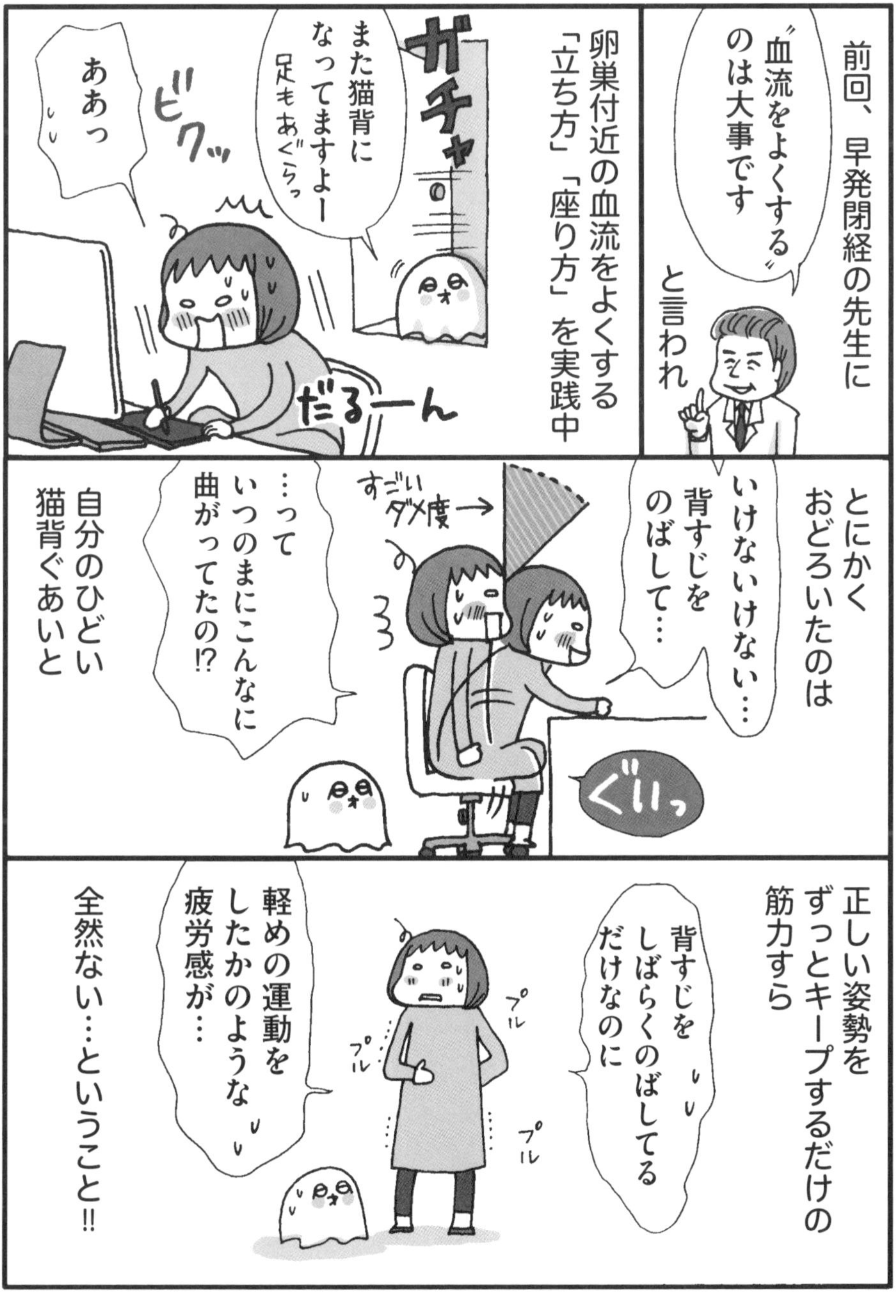
前回、早発閉経の先生に
〝血流をよくする〟のは大事です
と言われ
卵巣付近の血流をよくする「立ち方」「座り方」を実践中
ガチャ
また猫背になってますよー 足もあぐらっ
ビクッ
ああっ
だるーん
とにかくおどろいたのは
いけないいけない… 背すじをのばして…
すごいダメ度→
ぐいっ
…って いつのまにこんなに曲がってたの!?
自分のひどい猫背ぐあいと
正しい姿勢をずっとキープするだけの筋力すら
背すじをしばらくのばしてるだけなのに
プル
プル
プル
軽めの運動をしたかのような疲労感が…
全然ない…ということ!!

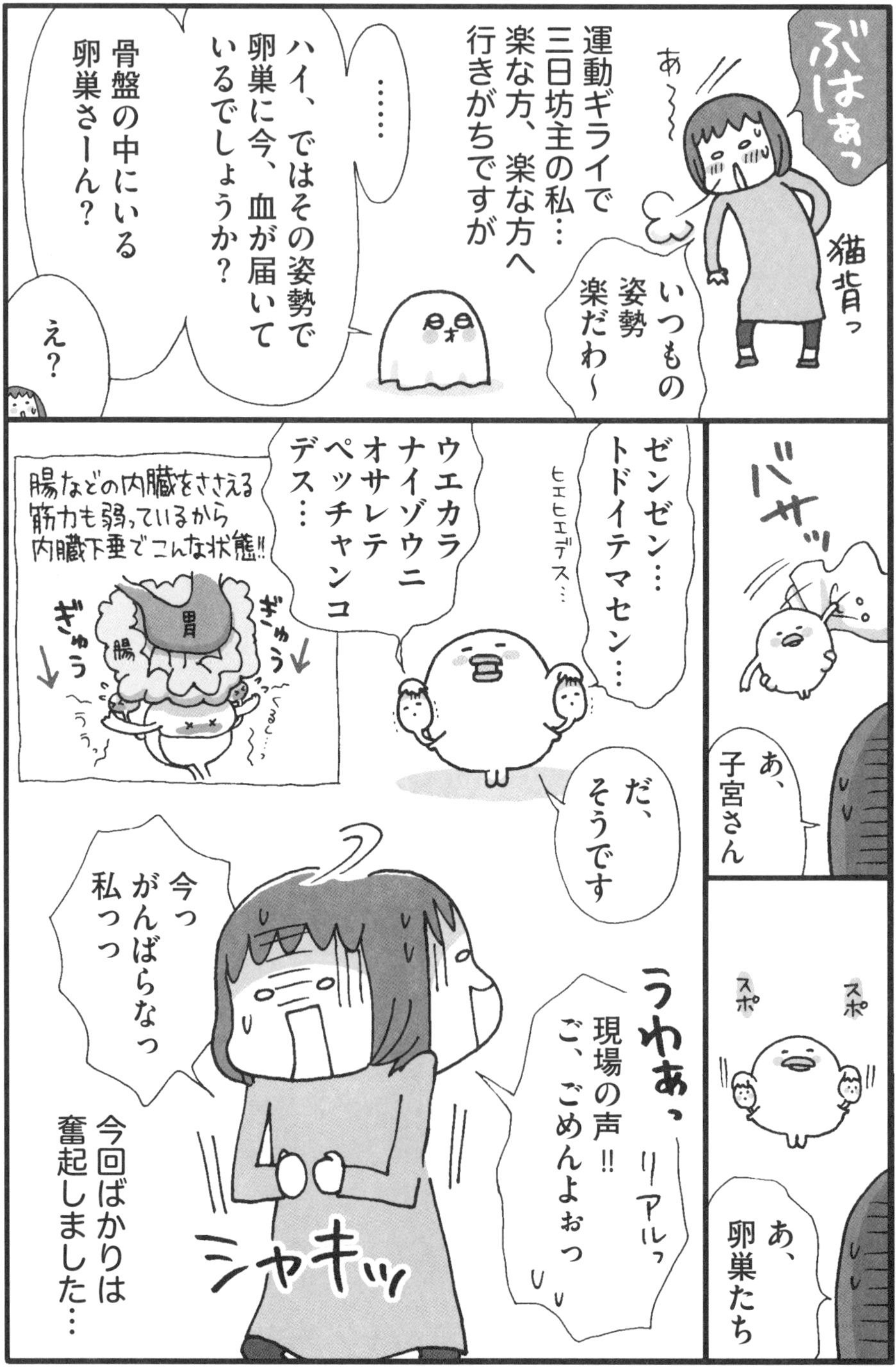
ぶはあっ
あ〜〜
運動ギライで三日坊主の私…楽な方、楽な方へ行きがちですが
猫背っ
いつもの姿勢楽だわ〜
……
ハイ、ではその姿勢で卵巣に今、血が届いているでしょうか？
骨盤の中にいる卵巣さーん？
え？
バサッ
あ、子宮さん
ゼンゼン…トドイテマセン…
ヒエヒエデス…
ウエカラナイゾウニオサレテペッチャンコデス…
腸などの内臓をささえる筋力も弱っているから内臓下垂でこんな状態!!
胃
腸
ぎゅう
ぎゅう
だ、そうです
スポ
スポ
あ、卵巣たち
うわあっ
現場の声!! ご、ごめんよぉっ
リアルっ
今っ がんばらなっ 私っっ
シャキッ
今回ばかりは奮起しました…

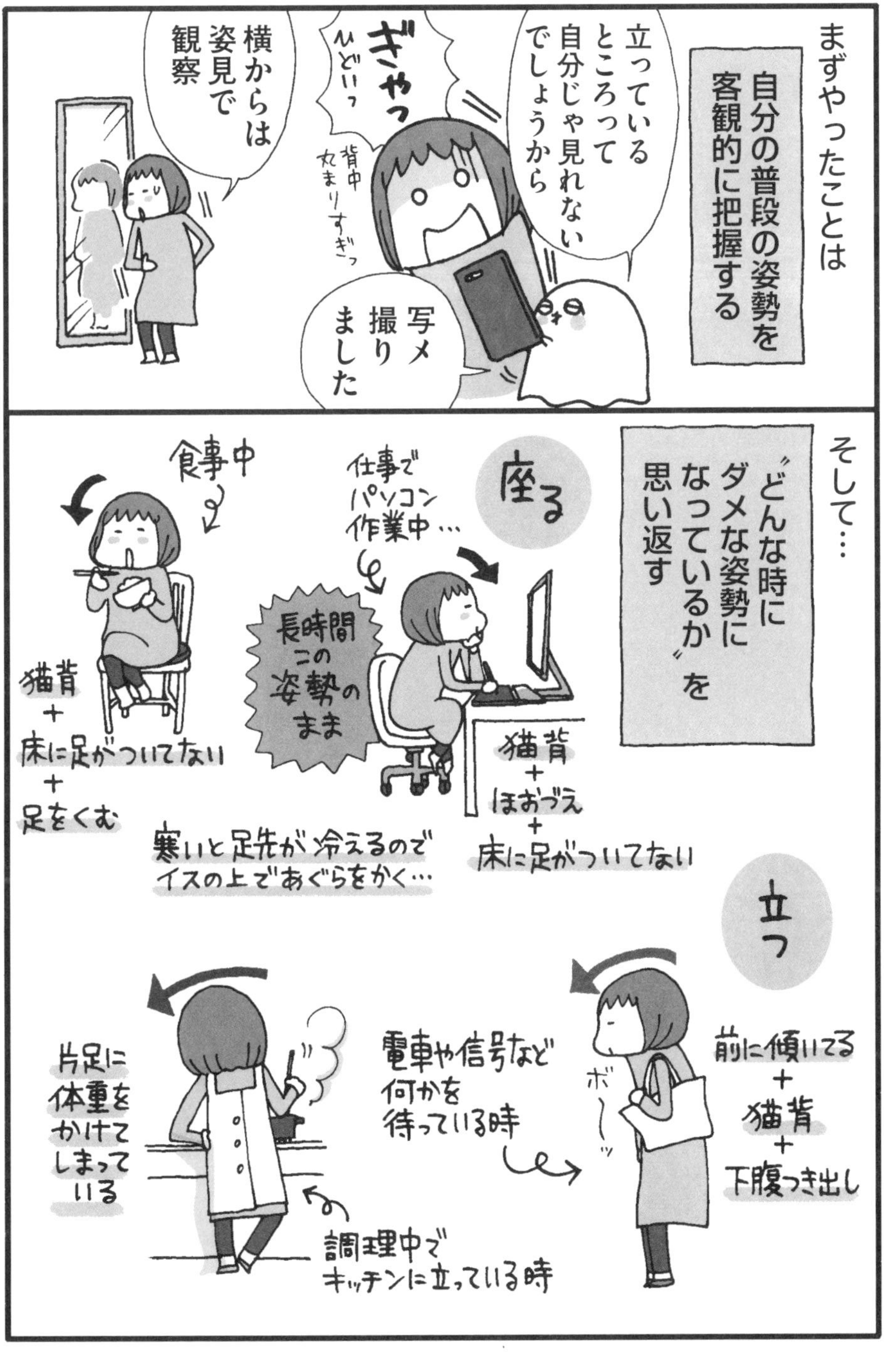
まずやったことは
自分の普段の姿勢を客観的に把握する
立っているところって自分じゃ見れないでしょうから
写メ撮りました
ギャッ
ひどいっ
背中丸まりすぎっ
横からは姿見で観察
そして…
〝どんな時にダメな姿勢になっているか〟を思い返す
座る
仕事でパソコン作業中…
猫背＋ほおづえ＋床に足がついてない
長時間この姿勢のまま
寒いと足先が冷えるのでイスの上であぐらをかく…
食事中
猫背＋床に足がついてない＋足をくむ
立つ
前に傾いてる＋猫背＋下腹つき出し
ボ～ッ
電車や信号など何かを待っている時
調理中でキッチンに立っている時
片足に体重をかけてしまっている

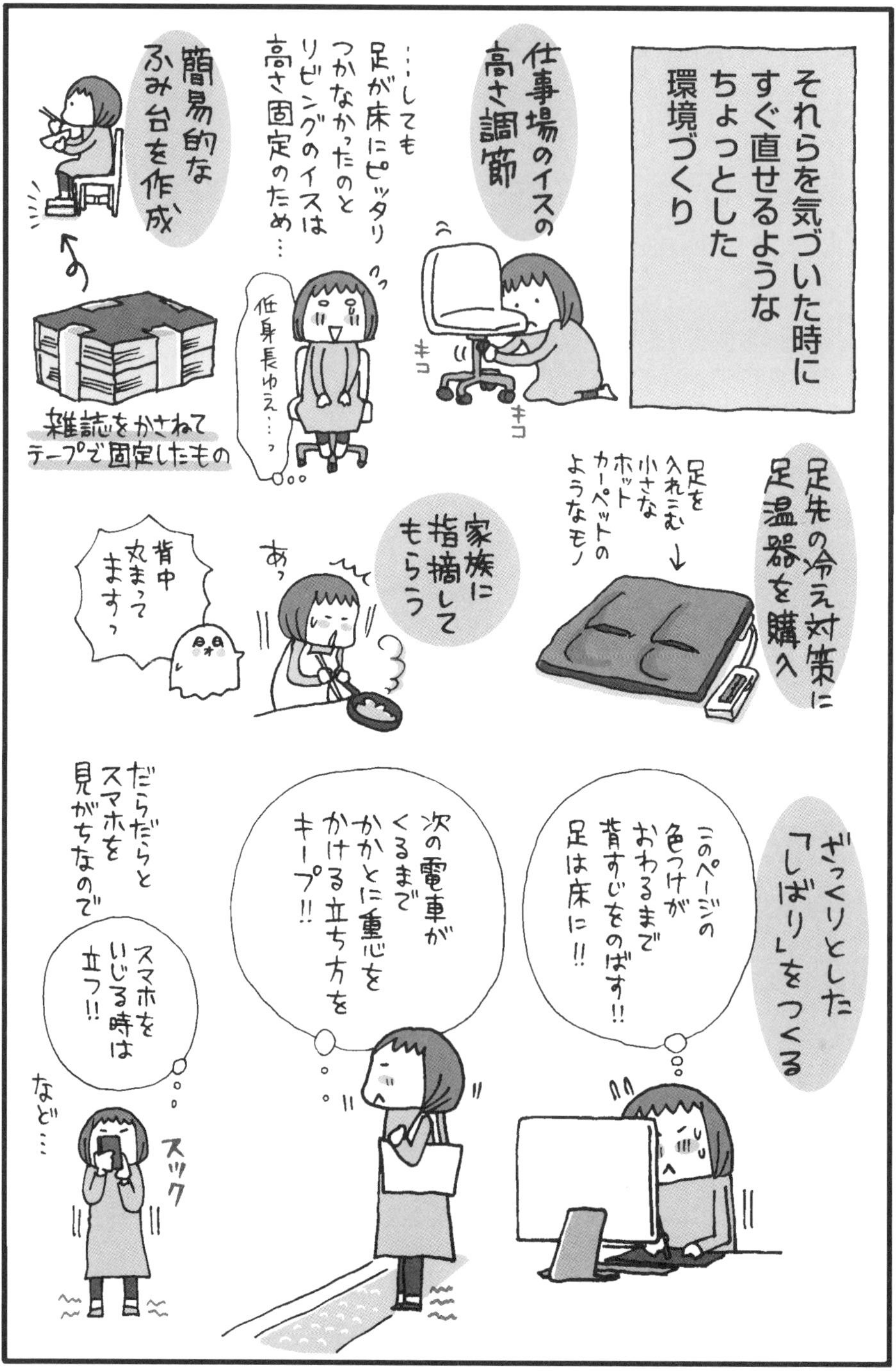
それらを気づいた時に
すぐ直せるような
ちょっとした
環境づくり
仕事場のイスの
高さ調節
キコ
キコ
…しても
足が床にピッタリ
つかなかったのと
リビングのイスは
高さ固定のため…
低身長ゆえ…っ
簡易的な
ふみ台を作成
雑誌をかさねて
テープで固定したもの
足先の冷え対策に
足温器を購入
足を
入れこむ
小さな
ホット
カーペットの
ようなモノ
家族に
指摘して
もらう
あっ
背中
丸まって
ますっ
ざっくりとした
「しばり」をつくる
このページの
色つけが
おわるまで
背すじをのばす!!
足は床に!!
次の電車が
くるまで
かかとに重心を
かける立ち方を
キープ!!
だらだらと
スマホを
見がちなので
スマホを
いじる時は
立つ!!
など…
スック

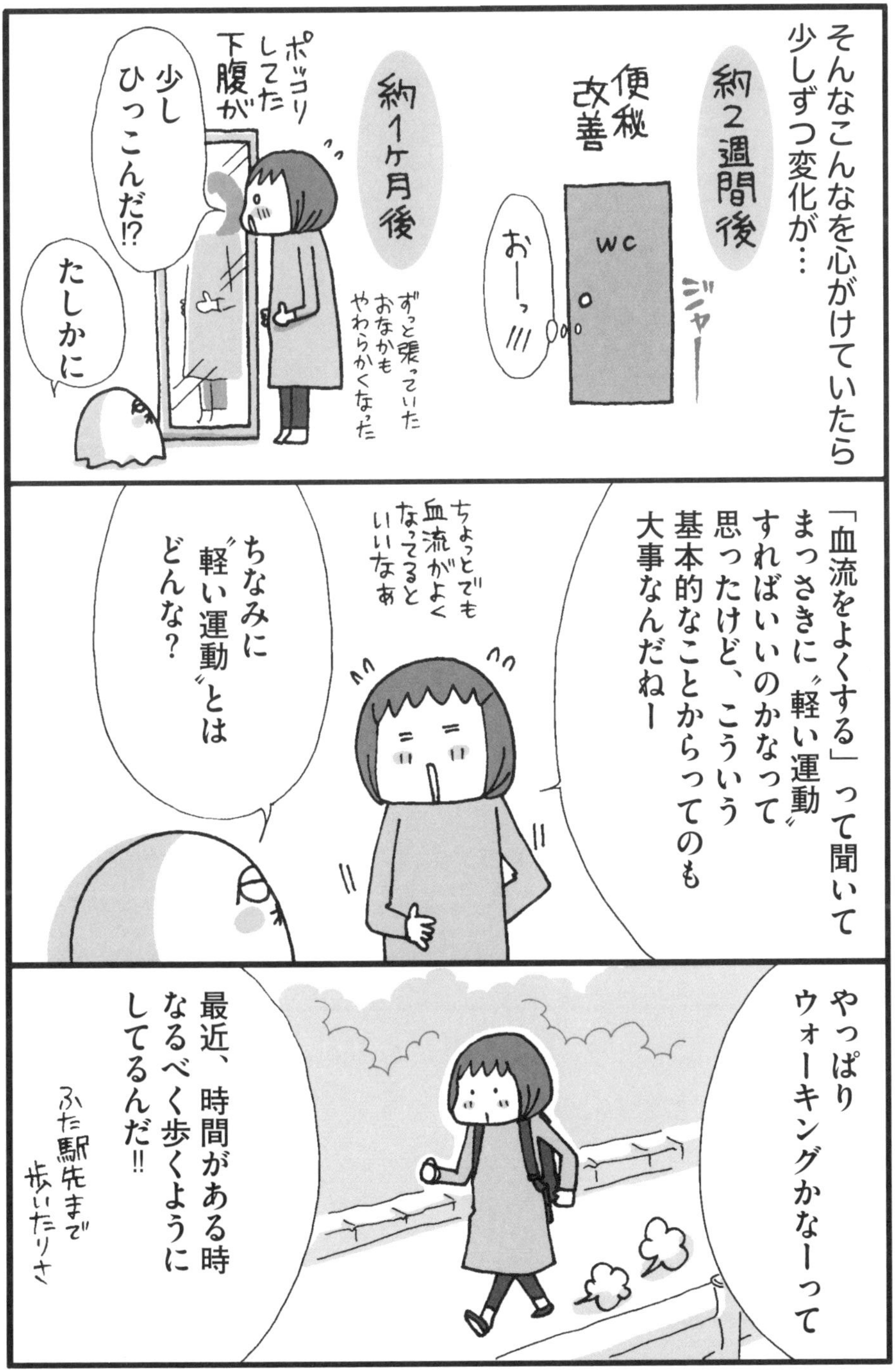
そんなこんなを心がけていたら少しずつ変化が…
約2週間後
便秘改善
ジャー
WC
おーっ!!!
約1ケ月後
ポッコリしてた下腹が
ずっと張っていたおなかもやわらかくなった
少しひっこんだ!?
たしかに
「血流をよくする」って聞いてまっさきに〝軽い運動〟すればいいのかなって思ったけど、こういう基本的なことからってのも大事なんだねー
ちょっとでも血流がよくなってるといいなあ
ちなみに〝軽い運動〟とはどんな？
やっぱりウォーキングかなーって
最近、時間がある時なるべく歩くようにしてるんだ!!
ふた駅先まで歩いたりさ

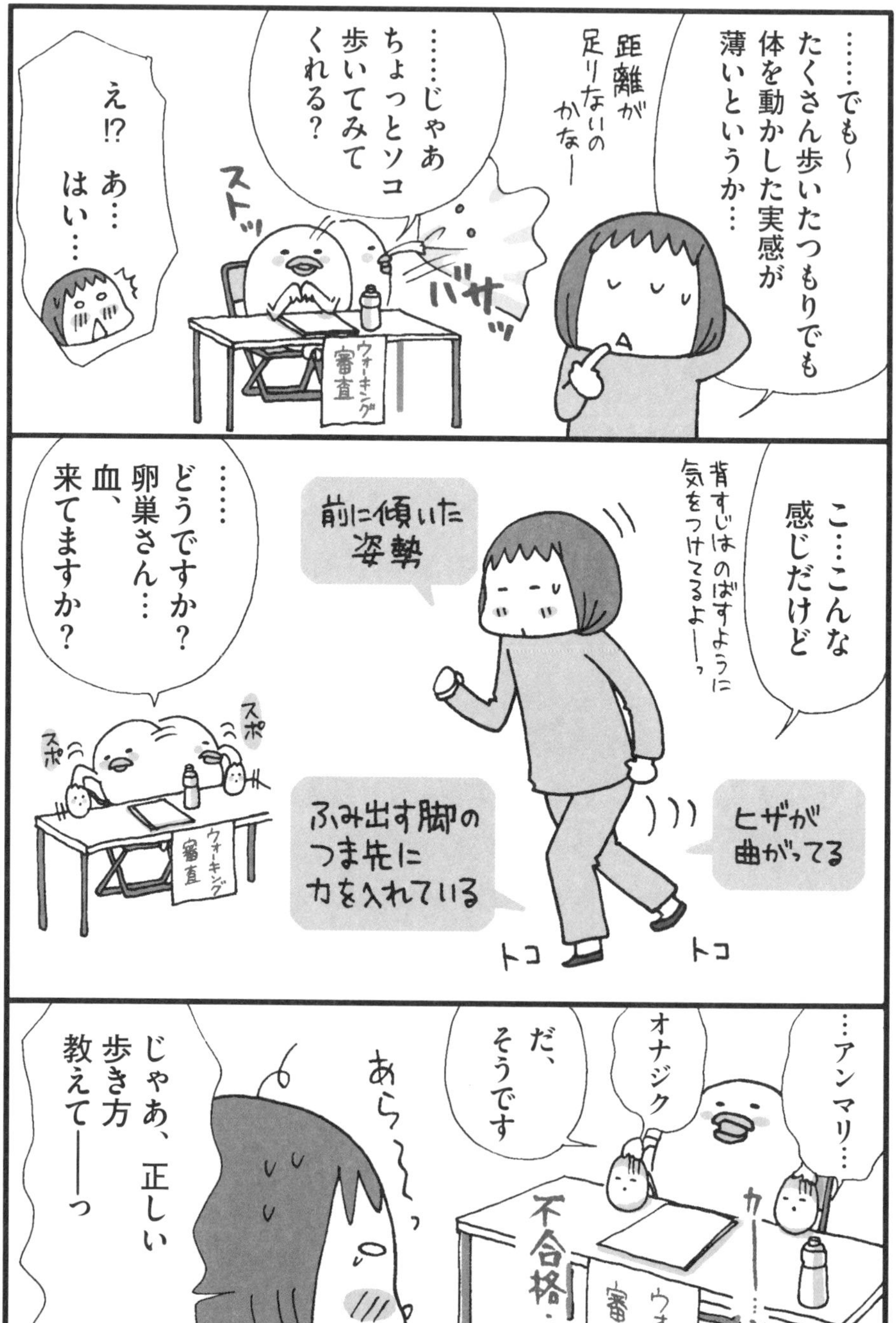
……でも～ たくさん歩いたつもりでも 体を動かした実感が 薄いというか…
距離が 足りないのかなー
バサッ
……じゃあ ちょっとソコ 歩いてみて くれる？
ストッ
ウォーキング審査
え!? あ… はい…
こ…こんな感じだけど
背すじはのばすように気をつけてるよーっ
前に傾いた姿勢
ヒザが曲がってる
ふみ出す脚のつま先に力を入れている
トコ
トコ
……どうですか？ 卵巣さん… 血、来てますか？
スポ
スポ
…アンマリ…
オナジク
だ、そうです
カー…ン
不合格…
ウォーキング審査
あら～～っ
じゃあ、正しい歩き方教えて――っ

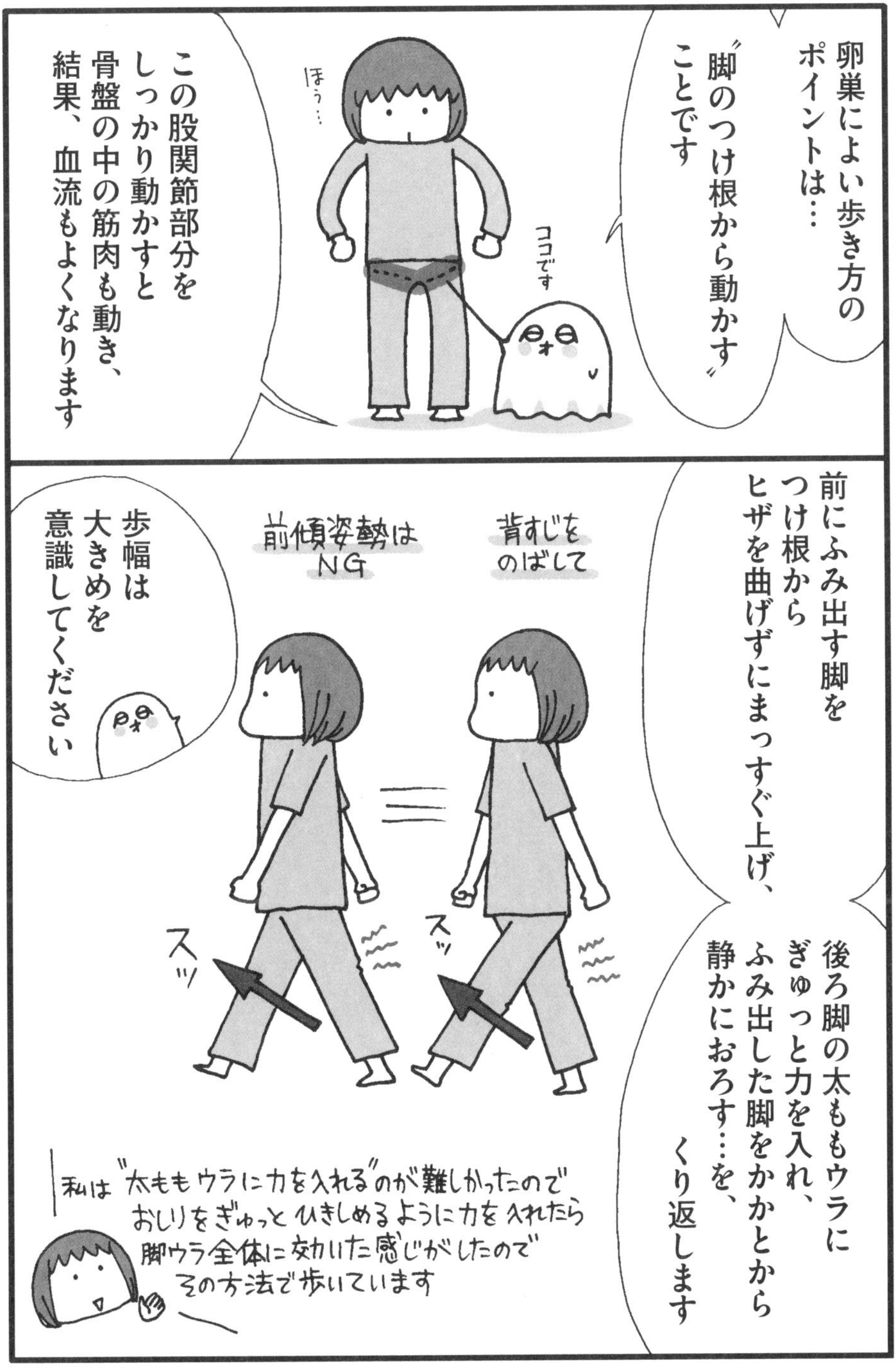
卵巣によい歩き方のポイントは…"脚のつけ根から動かす"ことです
ほう…
ココです
この股関節部分をしっかり動かすと骨盤の中の筋肉も動き、結果、血流もよくなります
前にふみ出す脚をつけ根からヒザを曲げずにまっすぐ上げ、
後ろ脚の太ももウラにぎゅっと力を入れ、ふみ出した脚をかかとから静かにおろす…を、くり返します
背すじをのばして
前傾姿勢はNG
スッ
スッ
歩幅は大きめを意識してください
私は"太ももウラに力を入れる"のが難しかったのでおしりをぎゅっとひきしめるように力を入れたら脚ウラ全体に効いた感じがしたのでその方法で歩いています

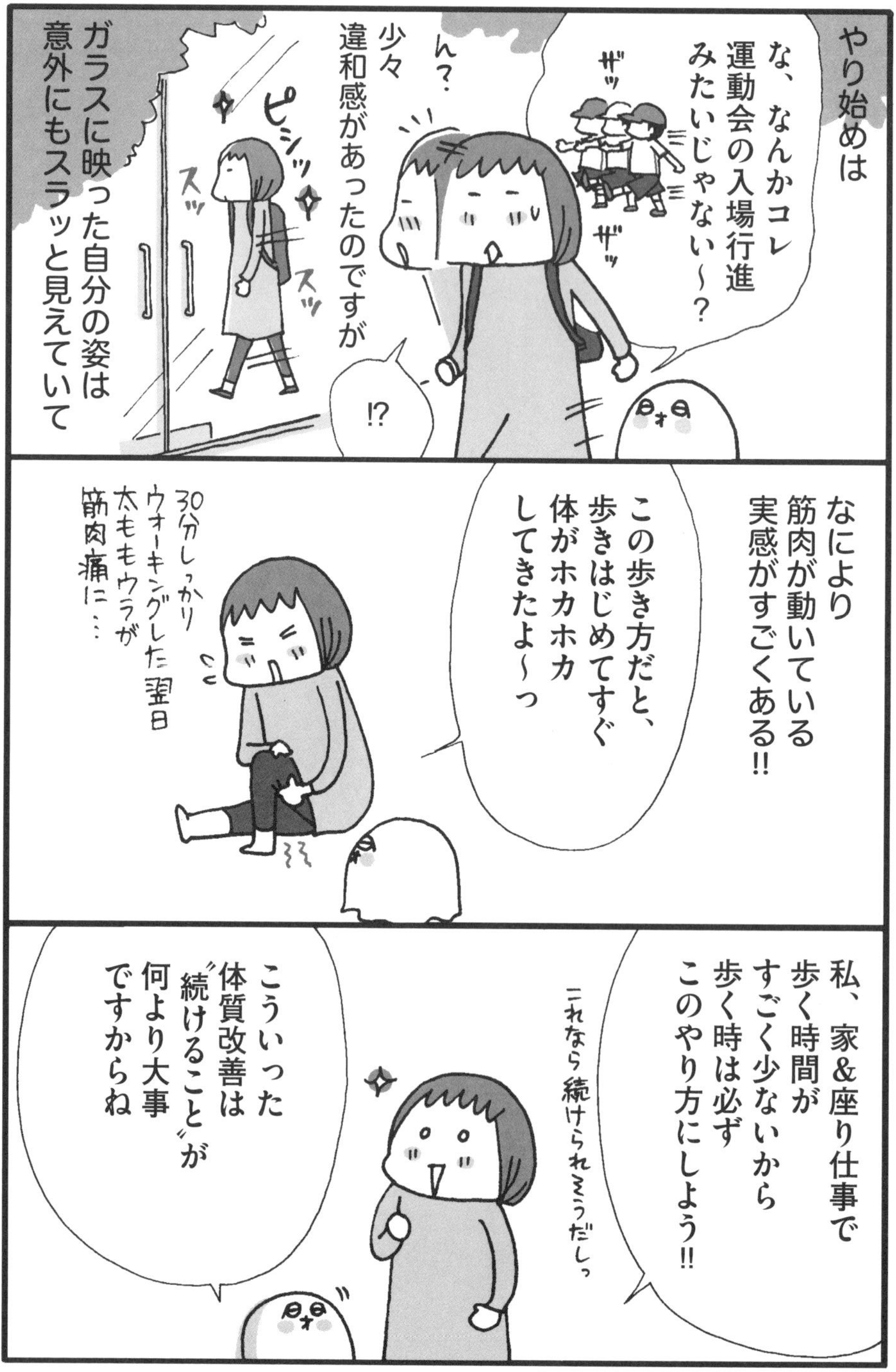
やり始めは
な、なんかコレ運動会の入場行進みたいじゃない〜？
ザッ
ザッ
ん？
少々違和感があったのですが
ピシッ
スッ
スッ
!?
ガラスに映った自分の姿は意外にもスラッと見えていて
なにより筋肉が動いている実感がすごくある!!
この歩き方だと、歩きはじめてすぐ体がホカホカしてきたよ〜っ
30分しっかりウォーキングした翌日太ももウラが筋肉痛に…
私、家&座り仕事で歩く時間がすごく少ないから歩く時は必ずこのやり方にしよう!!
これなら続けられそうだしっ
こういった体質改善は〝続けること〟が何より大事ですからね

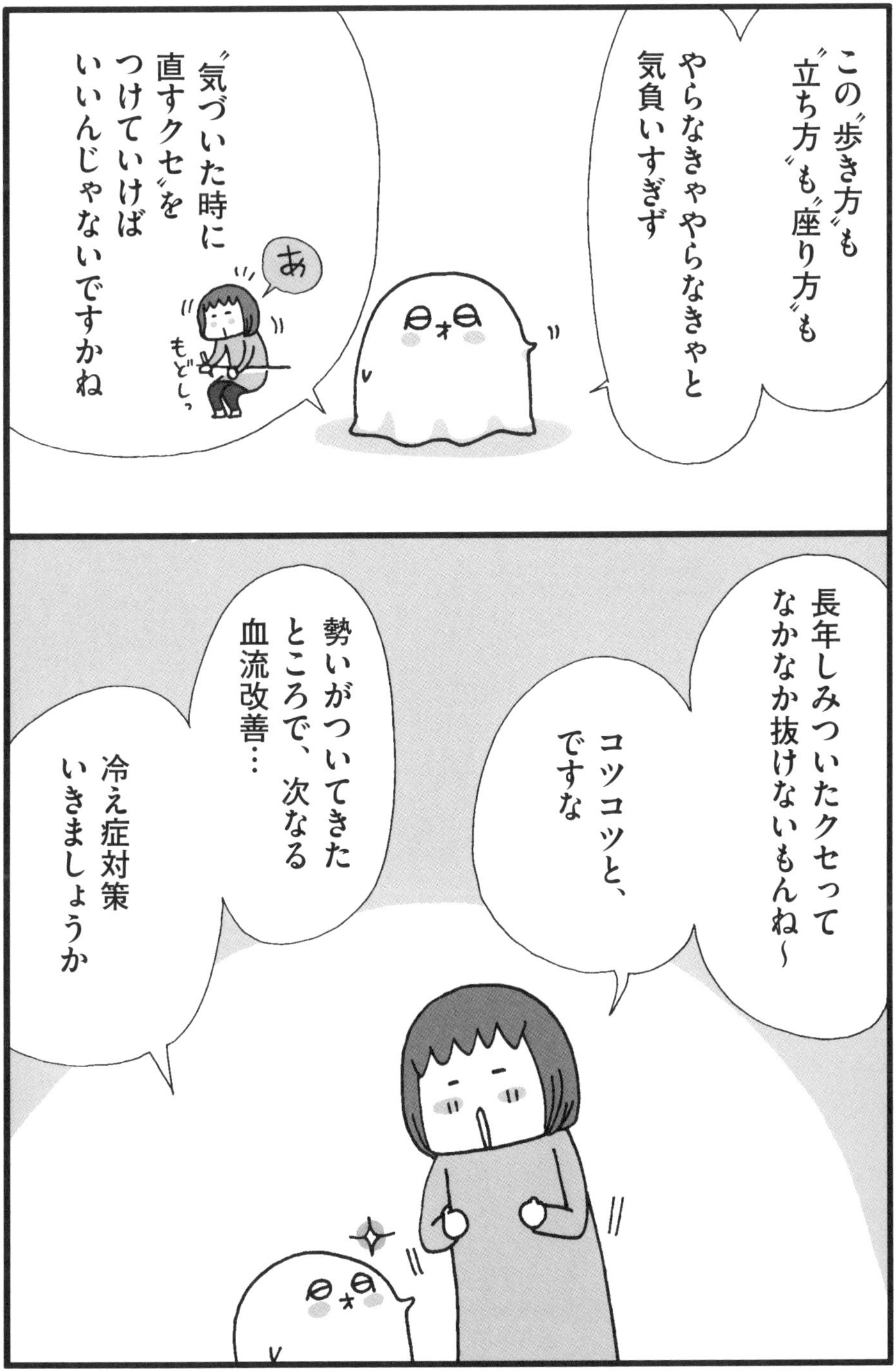
この〝歩き方〟も
〝立ち方〟も〝座り方〟も
やらなきゃやらなきゃと
気負いすぎず
〝気づいた時に
直すクセ〟を
つけていけば
いいんじゃないですかね
あ
もどしっ
長年しみついたクセって
なかなか抜けないもんね～
コツコツと、
ですな
勢いがついてきた
ところで、次なる
血流改善…
冷え症対策
いきましょうか

やってみた!! NO.4 歩き方

いきなり一気にやろうとせず、

「背すじをのばして歩いてみる」ができたら…

↓

「ヒザを曲げないように脚を出してみる」ができたら…

↓

「太ももウラに力を入れてみる」

↓

…と、ポイントを少しずつ取り入れていくといいと思います！

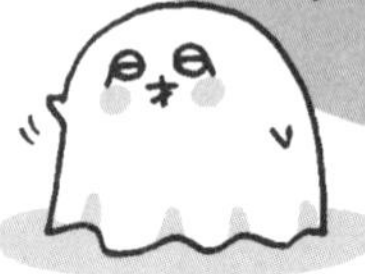

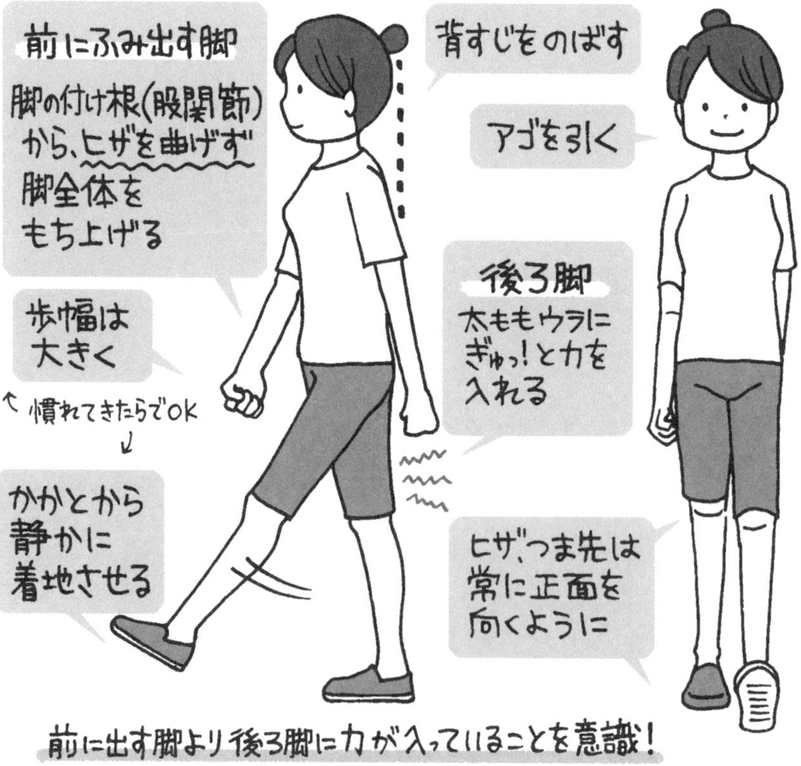

前に出す脚より後ろ脚に力が入っていることを意識！

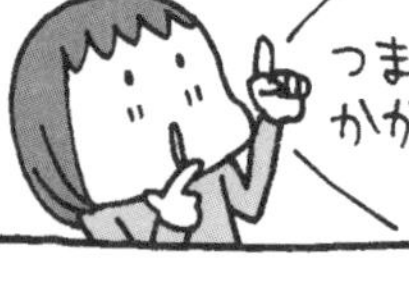

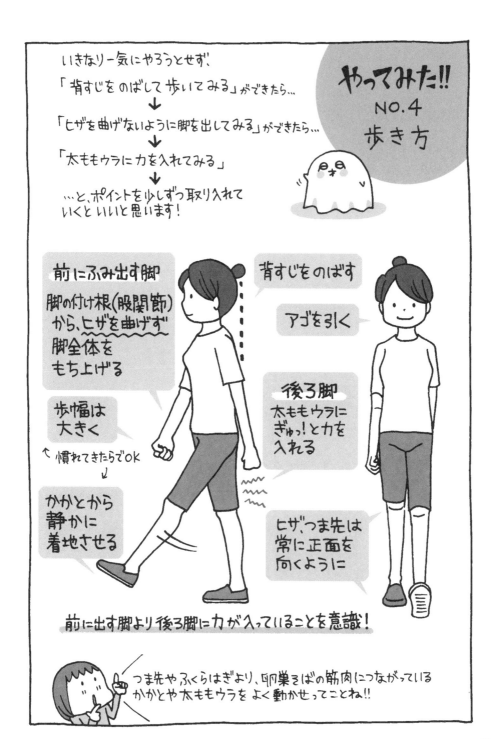

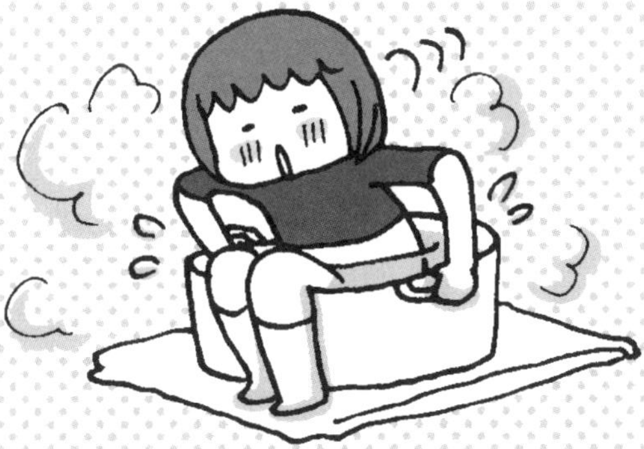

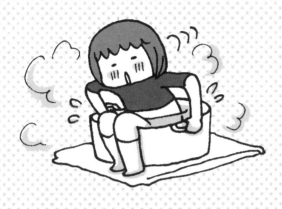

Chapter 5

ポカポカな血を巡らせたい！

冷え症対策その1 ～外から温める～

☞血流アップのために、普段の姿勢から改善スタート。次に気になったのは…

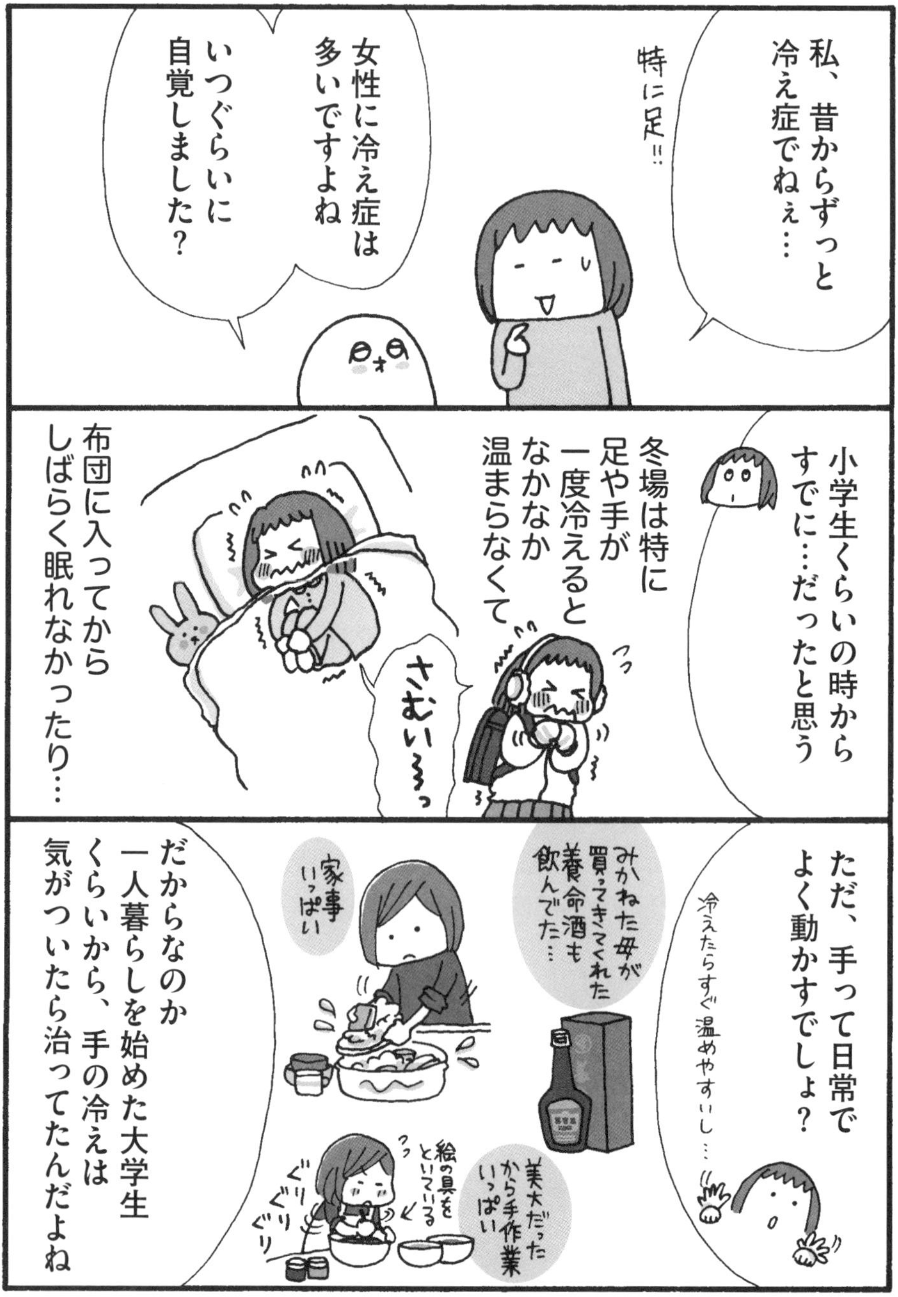

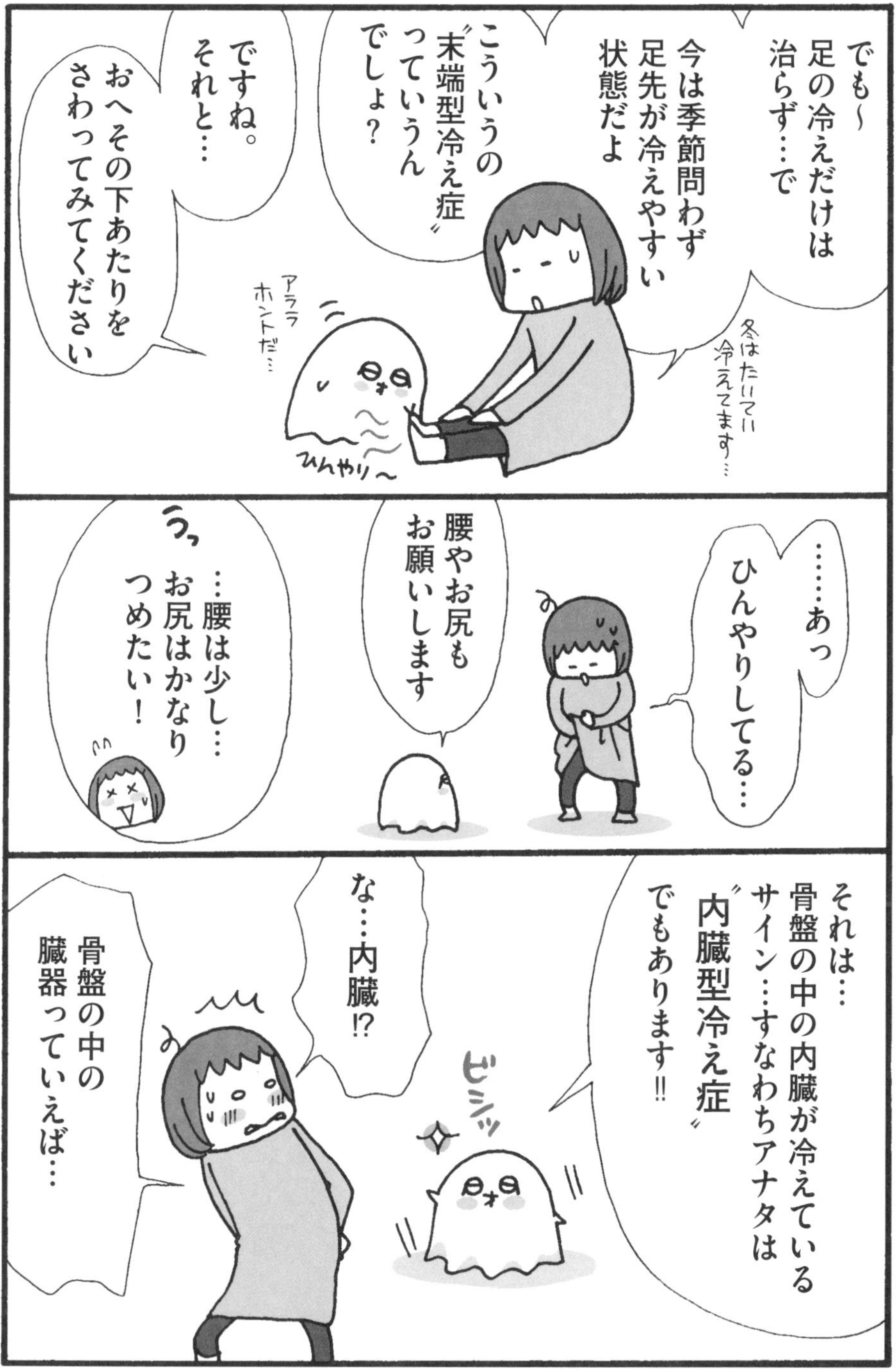
でも〜 足の冷えだけは 治らず…で
今は季節問わず 足先が冷えやすい 状態だよ
冬はたいてい 冷えてます…
こういうの〝末端型冷え症〟っていうんでしょ?
アララ ホントだ…
ひんやり〜
ですね。それと…
おへその下あたりを さわってみてください
……あっ ひんやりしてる…
腰やお尻も お願いします
…腰は少し… お尻はかなり つめたい!
うっ
それは… 骨盤の中の内臓が冷えている サイン…すなわちアナタは 〝内臓型冷え症〟 でもあります!!
ビシッ
な…内臓!?
骨盤の中の 臓器っていえば…

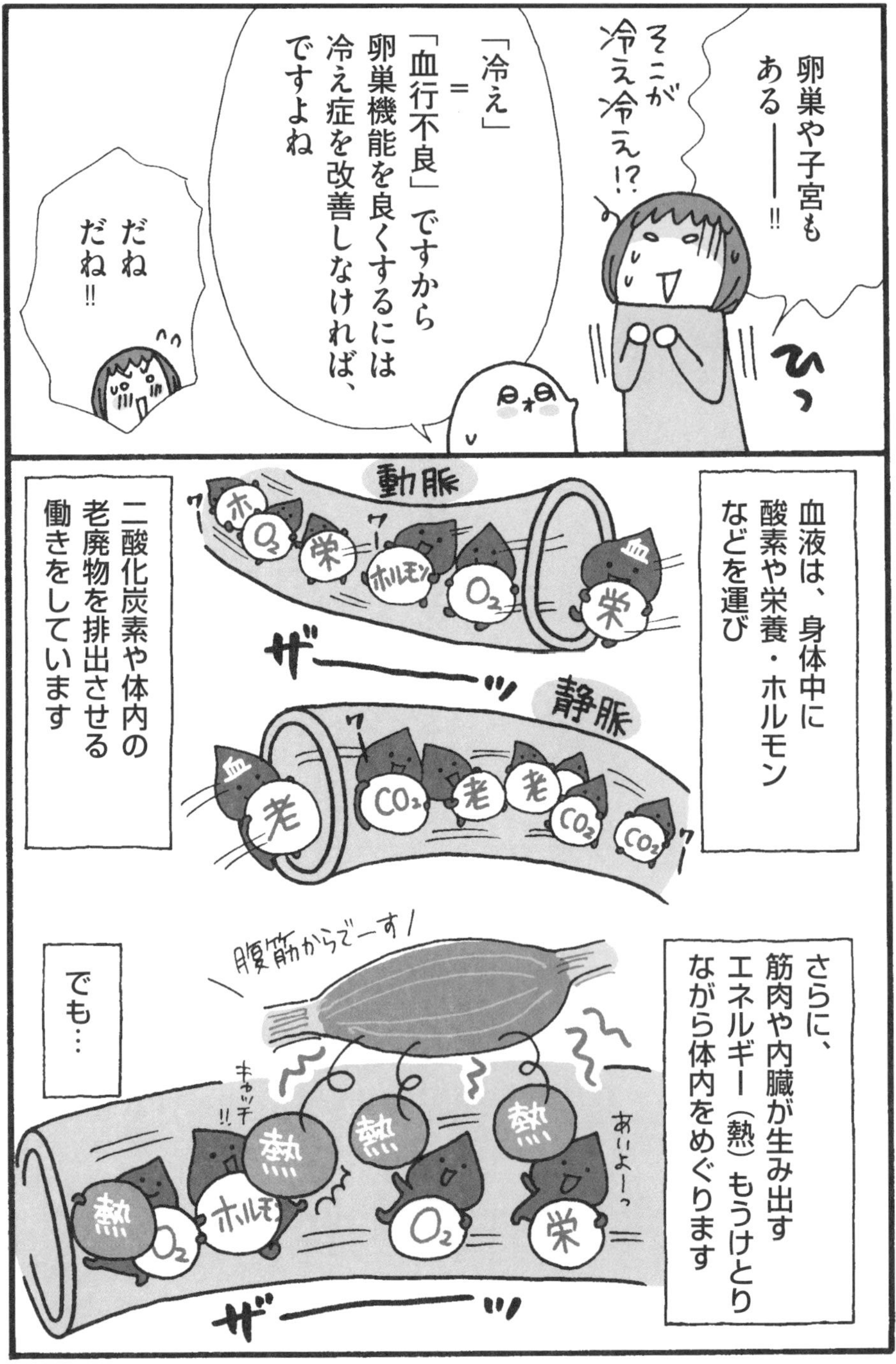

卵巣や子宮もある――!!
そこが冷え冷ぇ!?
ひっ
「冷え」＝「血行不良」ですから卵巣機能を良くするには冷え症を改善しなければ、ですよね
だねだね!!
血液は、身体中に酸素や栄養・ホルモンなどを運び
動脈
ワー
ホルモン
栄
血
ザーーーッ
静脈
老
CO_2
二酸化炭素や体内の老廃物を排出させる働きをしています
さらに、筋肉や内臓が生み出すエネルギー（熱）もうけとりながら体内をめぐります
腹筋からでーす!
キャッチ!!
熱
あいよーっ
ザーーーッ
でも…

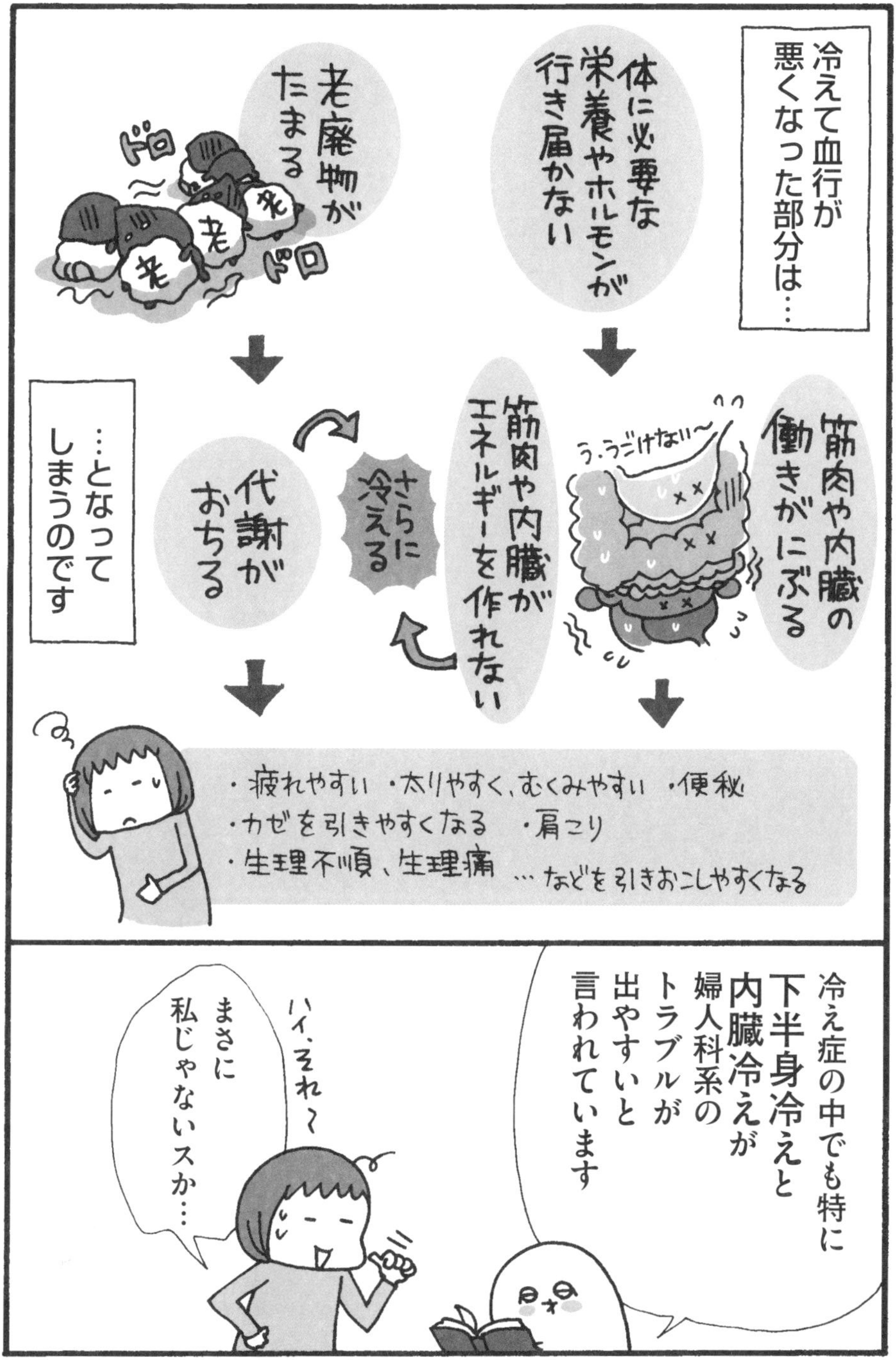
冷えて血行が悪くなった部分は…
体に必要な栄養やホルモンが行き届かない
老廃物がたまる
ドロ
老
ドロ
筋肉や内臓の働きがにぶる
う、うごけない～
筋肉や内臓がエネルギーを作れない
さらに冷える
代謝がおちる
…となってしまうのです
・疲れやすい　・太りやすく、むくみやすい　・便秘
・カゼを引きやすくなる　・肩こり
・生理不順、生理痛　…などを引きおこしやすくなる
冷え症の中でも特に下半身冷えと内臓冷えが婦人科系のトラブルが出やすいと言われています
ハイ、それ～
まさに私じゃないスか…

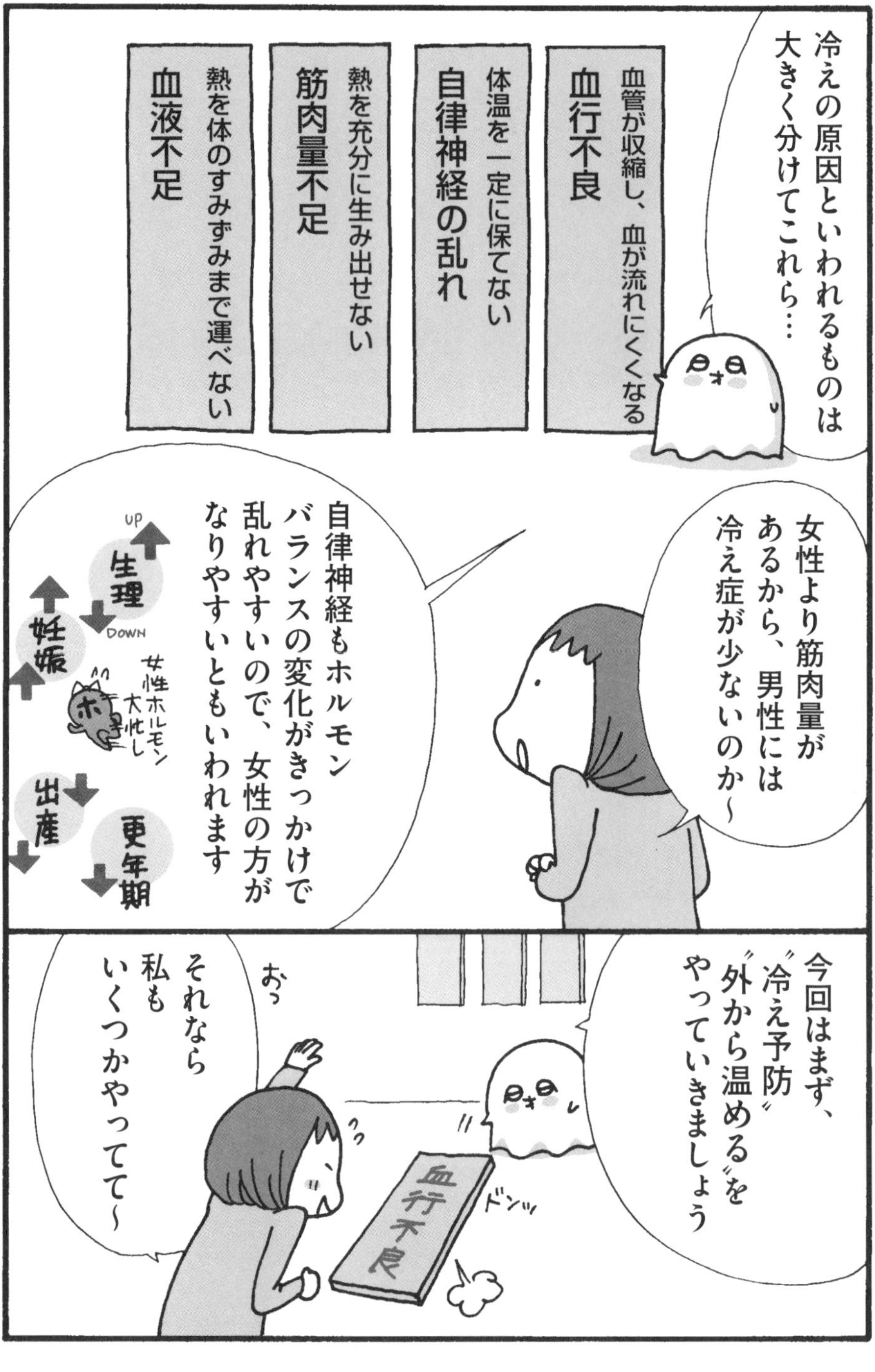

冷えの原因といわれるものは大きく分けてこれら…
血管が収縮し、血が流れにくくなる
血行不良
体温を一定に保てない
自律神経の乱れ
熱を充分に生み出せない
筋肉量不足
熱を体のすみずみまで運べない
血液不足
女性より筋肉量があるから、男性には冷え症が少ないのか〜
自律神経もホルモンバランスの変化がきっかけで乱れやすいので、女性の方がなりやすいともいわれます
UP
生理
DOWN
妊娠
出産
更年期
ホ
女性ホルモン大忙し
今回はまず、〝冷え予防〟〝外から温める〟をやっていきましょう
おっ
それなら私もいくつかやってて〜
血行不良
ドンッ

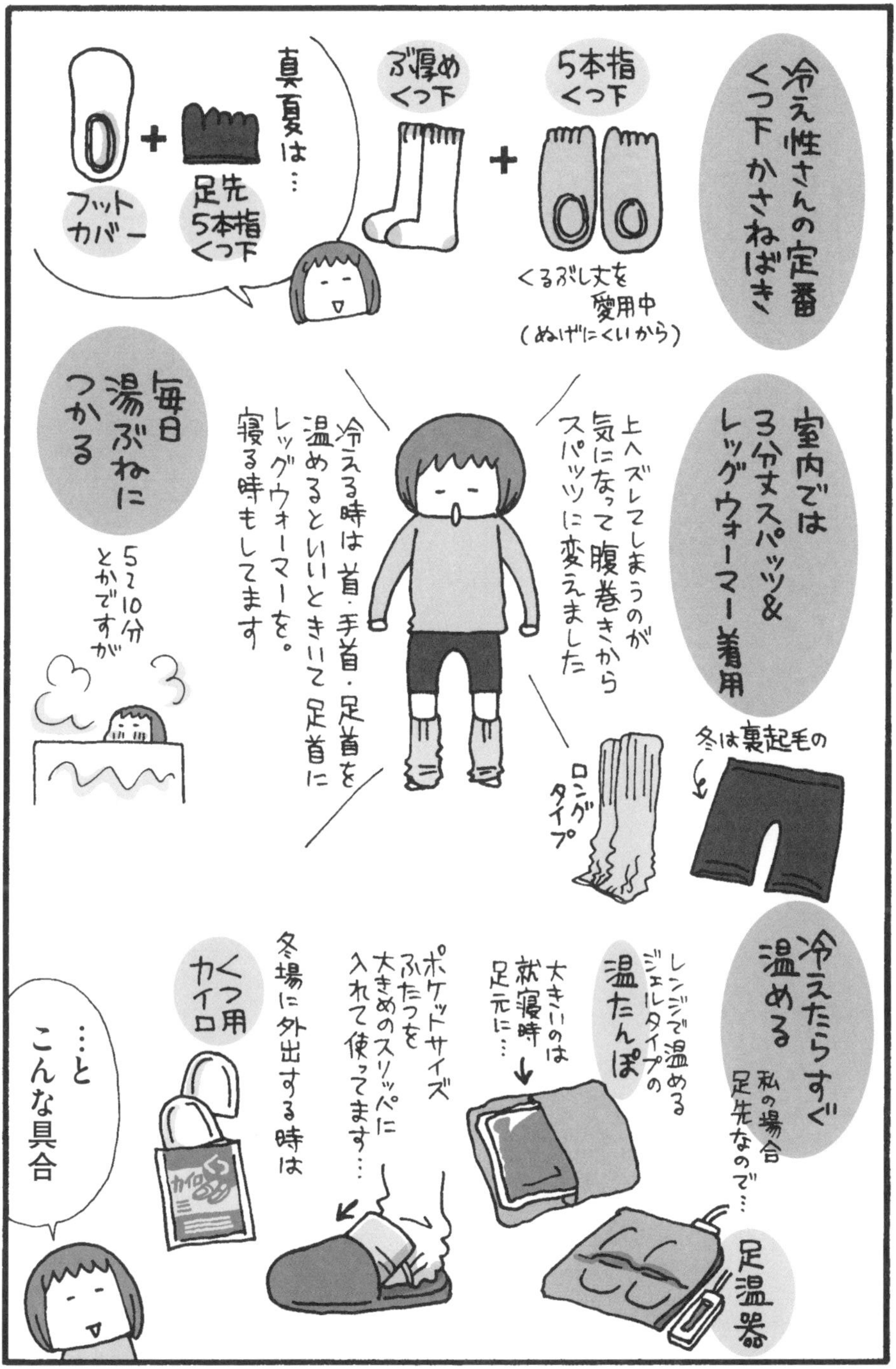
冷え性さんの定番 くつ下かさねばき
5本指くつ下
ぶ厚めくつ下
くるぶし丈を愛用中（ぬげにくいから）
真夏は…
足先5本指くつ下
フットカバー
室内では3分丈スパッツ&レッグウォーマー着用
上へズレてしまうのが気になって腹巻きからスパッツに変えました
冬は裏起毛の
ロングタイプ
冷える時は首・手首・足首を温めるといいときいて足首にレッグウォーマーを。寝る時もしてます
毎日湯ぶねにつかる
5～10分とかですが
冷えたらすぐ温める
私の場合足先なので…
足温器
レンジで温めるジェルタイプの
温たんぽ
大きいのは就寝時足元に…
ポケットサイズふたつを大きめのスリッパに入れて使ってます…
冬場に外出する時は
くつ用カイロ
…とこんな具合

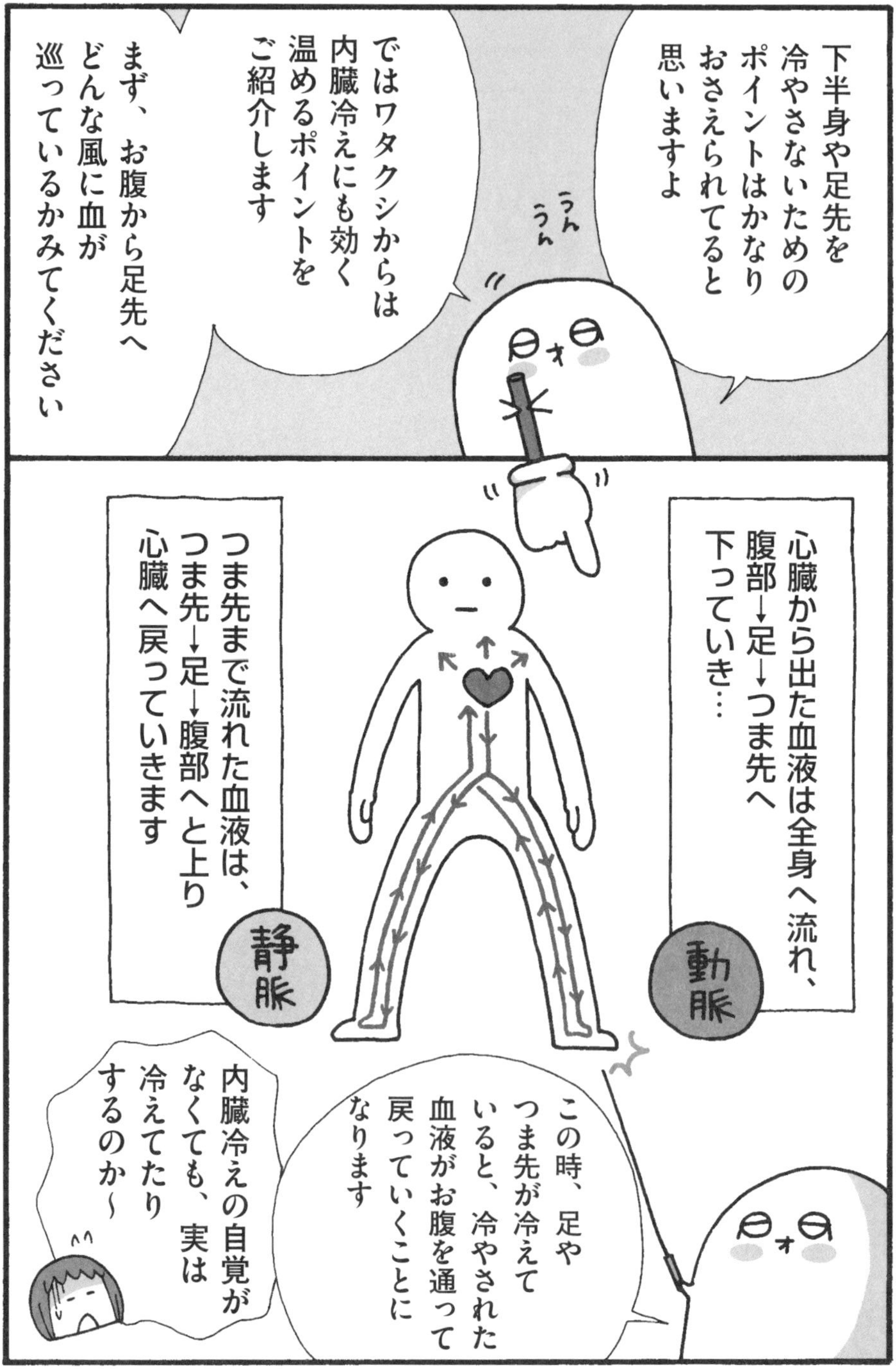

下半身や足先を冷やさないためのポイントはかなりおさえられてると思いますよ
うんうん
ではワタクシからは内臓冷えにも効く温めるポイントをご紹介します
まず、お腹から足先へどんな風に血が巡っているかみてください
心臓から出た血液は全身へ流れ、腹部→足→つま先へ下っていき…
動脈
つま先まで流れた血液は、つま先→足→腹部へと上り心臓へ戻っていきます
静脈
この時、足やつま先が冷えていると、冷やされた血液がお腹を通って戻っていくことになります
内臓冷えの自覚がなくても、実は冷えてたりするのか〜

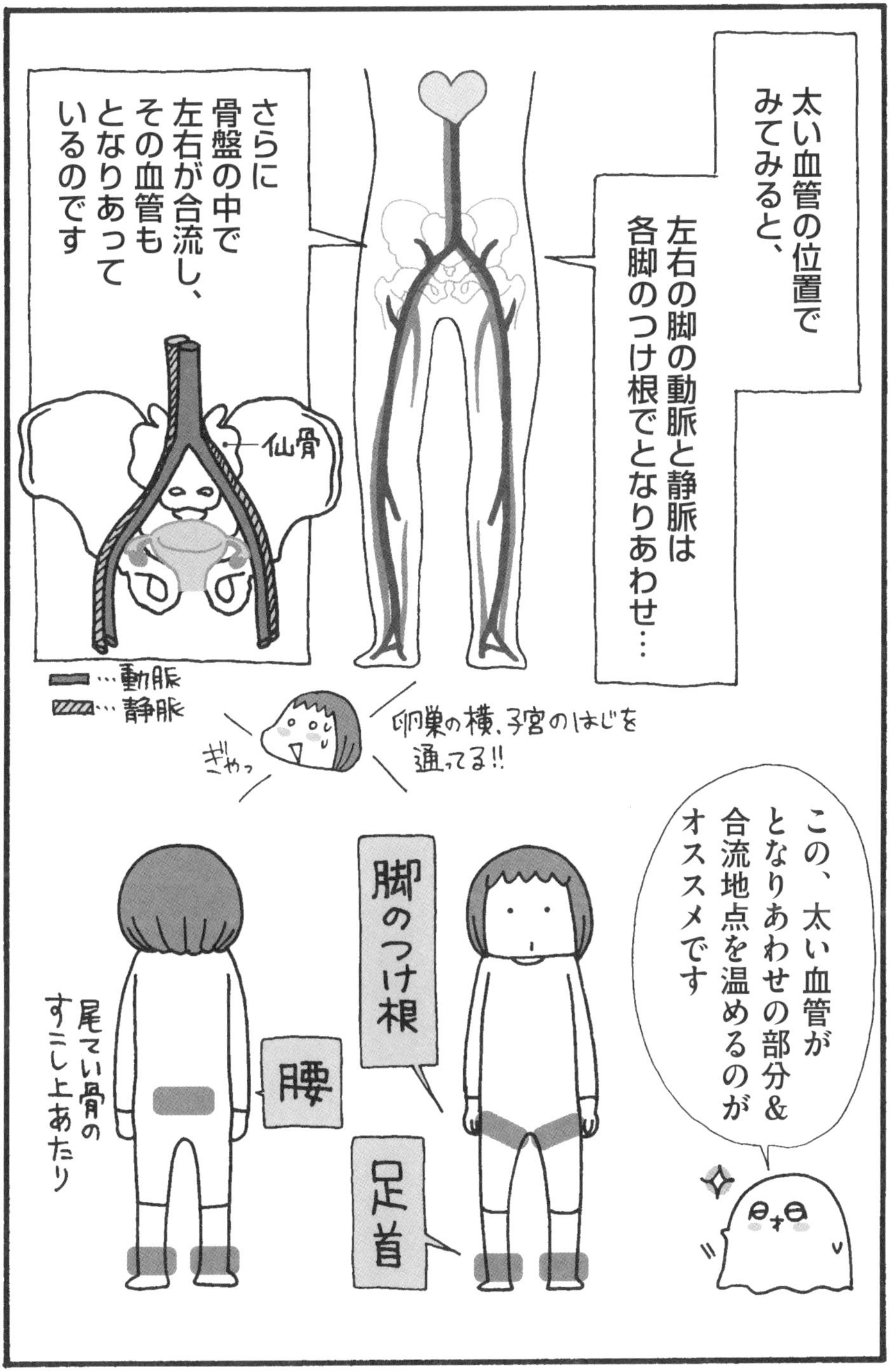
太い血管の位置でみてみると、
左右の脚の動脈と静脈は各脚のつけ根でとなりあわせ…
さらに骨盤の中で左右が合流し、その血管もとなりあっているのです
仙骨
…動脈
…静脈
ぎゃっ
卵巣の横、子宮のはじを通ってる!!
この、太い血管がとなりあわせの部分&合流地点を温めるのがオススメです
脚のつけ根
腰
足首
尾てい骨のすこし上あたり

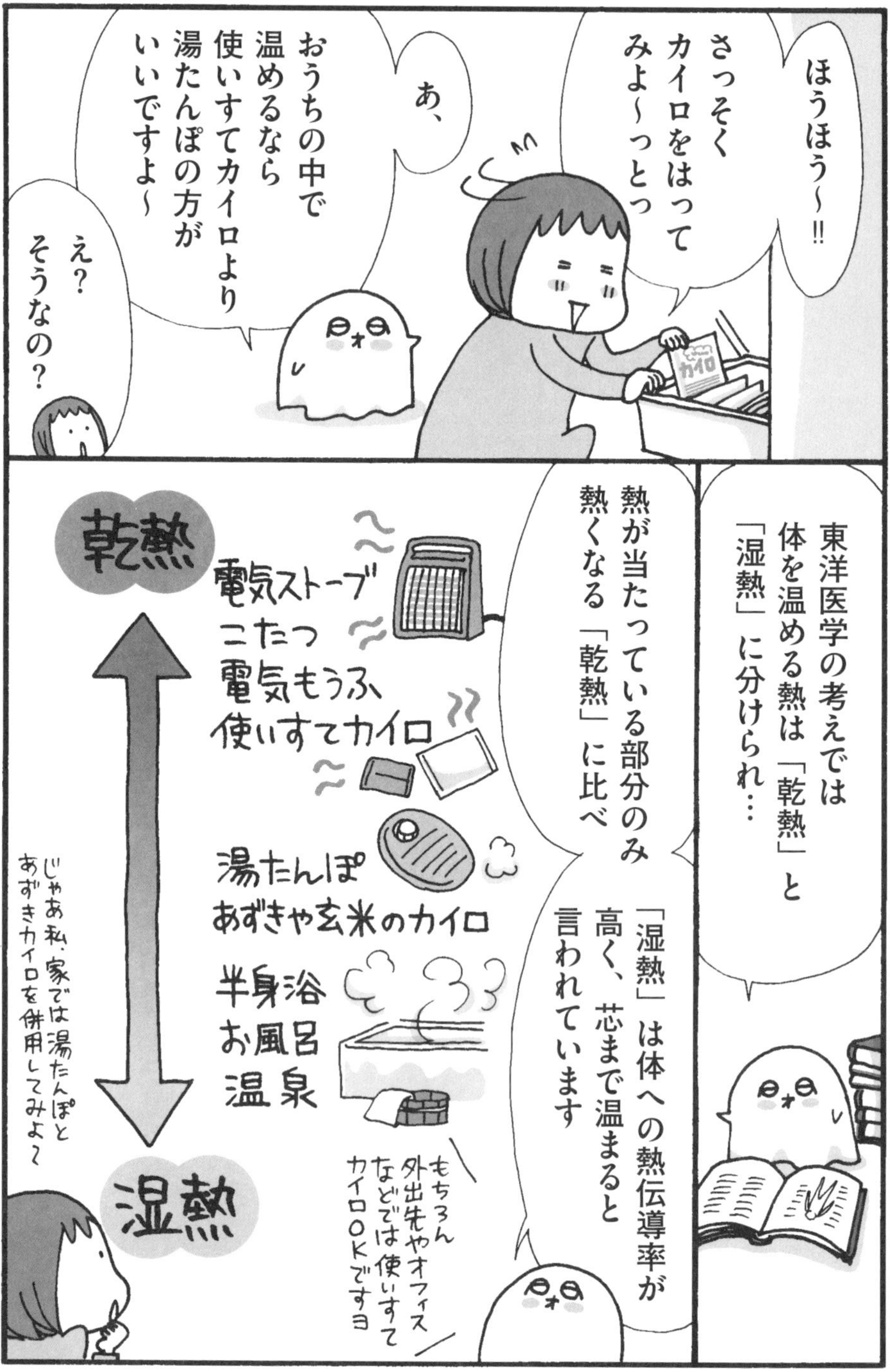
ほうほう～!!
さっそくカイロをはってみよ～っとっ
カイロ
あ、
おうちの中で温めるなら使いすてカイロより湯たんぽの方がいいですよ～
え？そうなの？
東洋医学の考えでは体を温める熱は「乾熱」と「湿熱」に分けられ…
熱が当たっている部分のみ熱くなる「乾熱」に比べ
「湿熱」は体への熱伝導率が高く、芯まで温まると言われています
乾熱
電気ストーブ
こたつ
電気もうふ
使いすてカイロ
湯たんぽ
あずきや玄米のカイロ
半身浴
お風呂
温泉
湿熱
もちろん外出先やオフィスなどでは使いすてカイロOKですヨ
じゃあ私、家では湯たんぽとあずきカイロを併用してみよ～

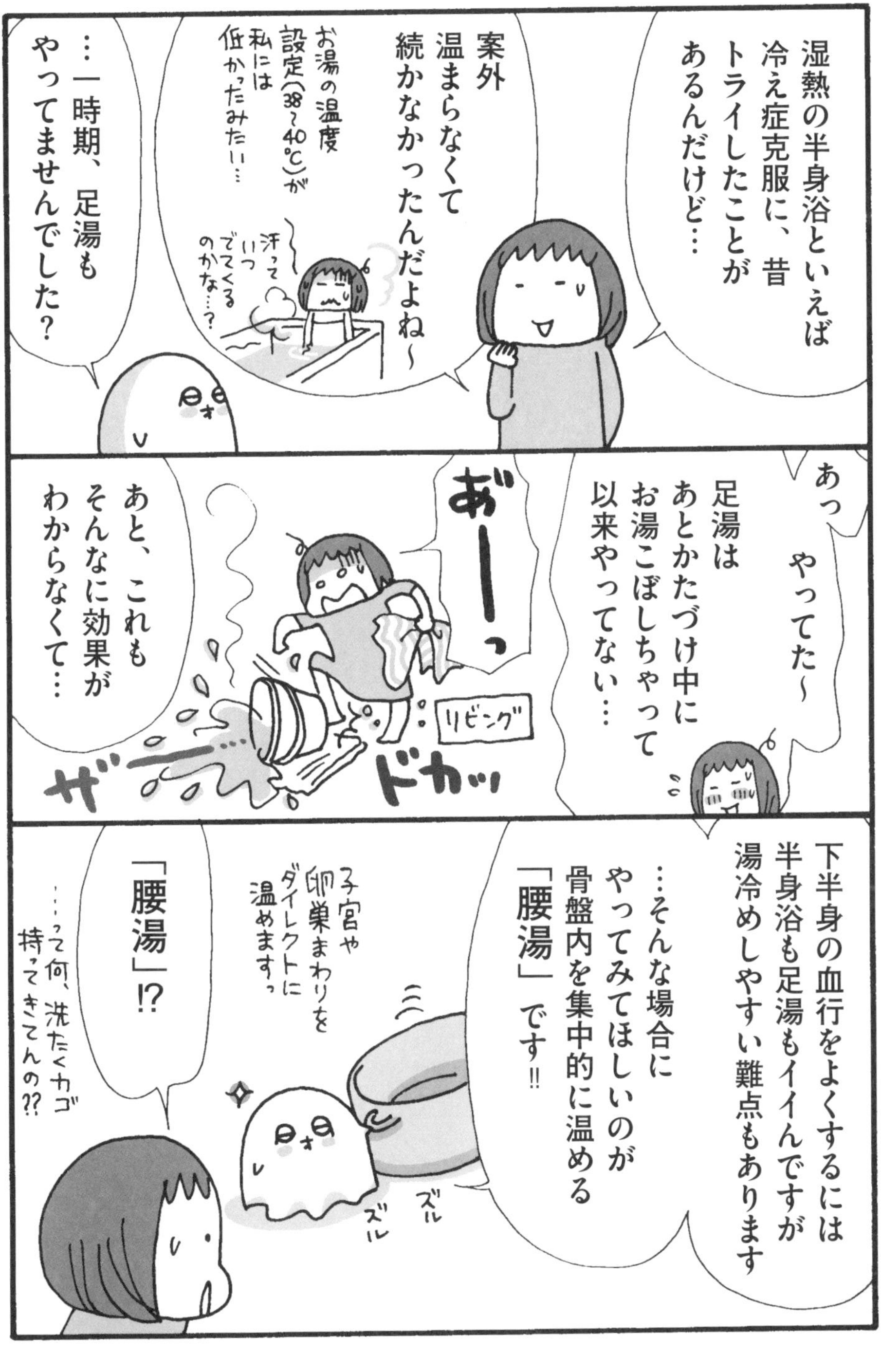
湿熱の半身浴といえば
冷え症克服に、昔
トライしたことが
あるんだけど…
案外
温まらなくて
続かなかったんだよね〜
お湯の温度
設定(38〜40℃)が
私には
低かったみたい…
汗って
いつ
でてくる
のかな…？
…一時期、足湯も
やってませんでした？
あっ
やってた〜
足湯は
あとかたづけ中に
お湯こぼしちゃって
以来やってない…
あ゛ーーっ
リビング
ドカッ
ザーー
あと、これも
そんなに効果が
わからなくて…
下半身の血行をよくするには
半身浴も足湯もイイんですが
湯冷めしやすい難点もあります
…そんな場合に
やってみてほしいのが
骨盤内を集中的に温める
「腰湯」です!!
子宮や
卵巣まわりを
ダイレクトに
温めますっ
ズル
ズル
「腰湯」!?
…って何、洗たくカゴ
持ってきてんの??

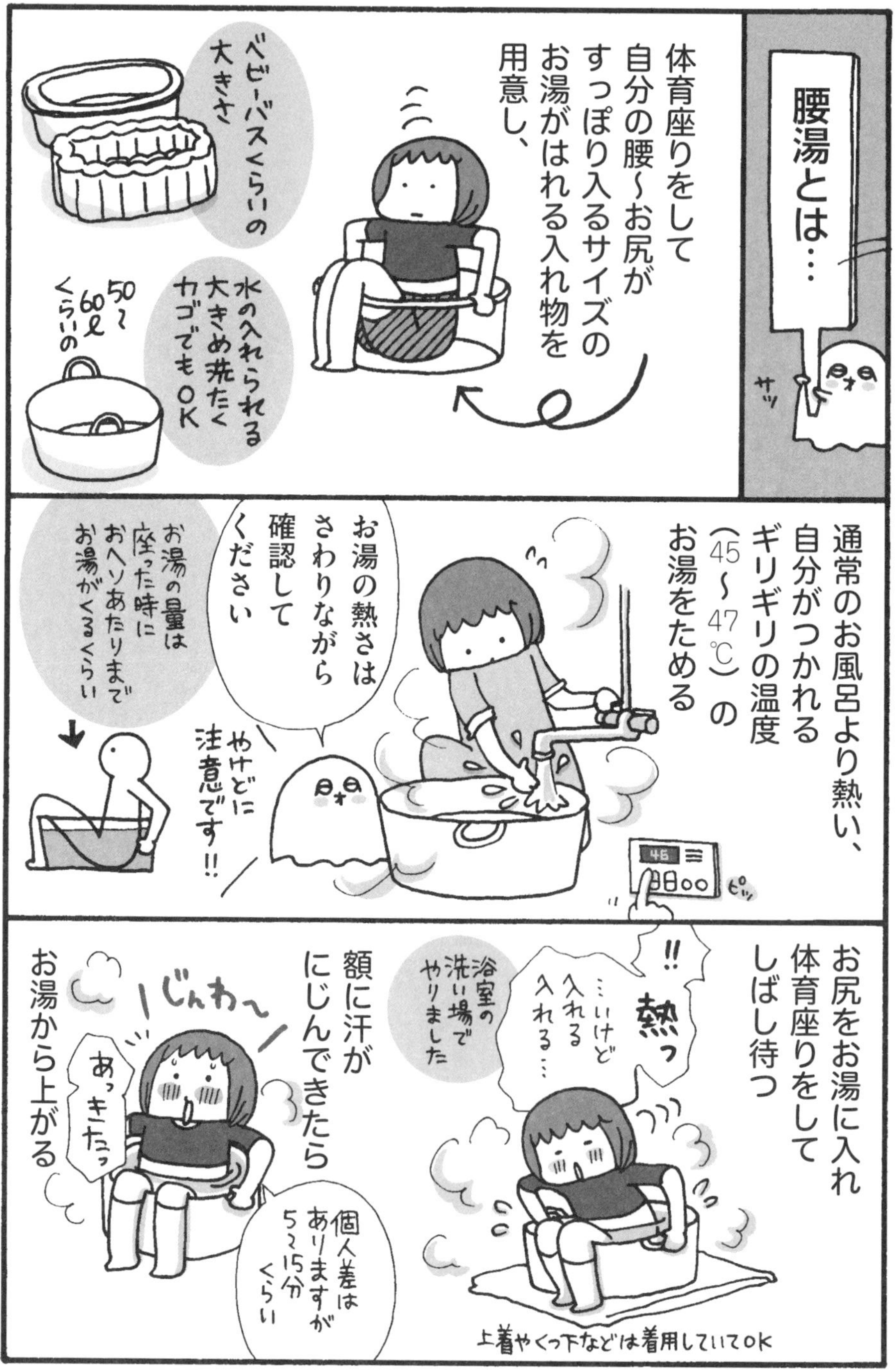
腰湯とは…
サッ
体育座りをして自分の腰～お尻がすっぽり入るサイズのお湯がはれる入れ物を用意し、
ベビーバスくらいの大きさ
水の入れられる大きめ洗たくカゴでもOK
50～60ℓくらいの
通常のお風呂より熱い、自分がつかれるギリギリの温度（45～47℃）のお湯をためる
46
ピッ
お湯の熱さはさわりながら確認してください
やけどに注意です!!
お湯の量は座った時におヘソあたりまでお湯がくるくらい
お尻をお湯に入れ体育座りをしてしばし待つ
!!
熱っ
…いけど入れる入れる…
浴室の洗い場でやりました
上着やくつ下などは着用していてOK
額に汗がにじんできたらお湯から上がる
じんわ～
あっきたっ
個人差はありますが5～15分くらい

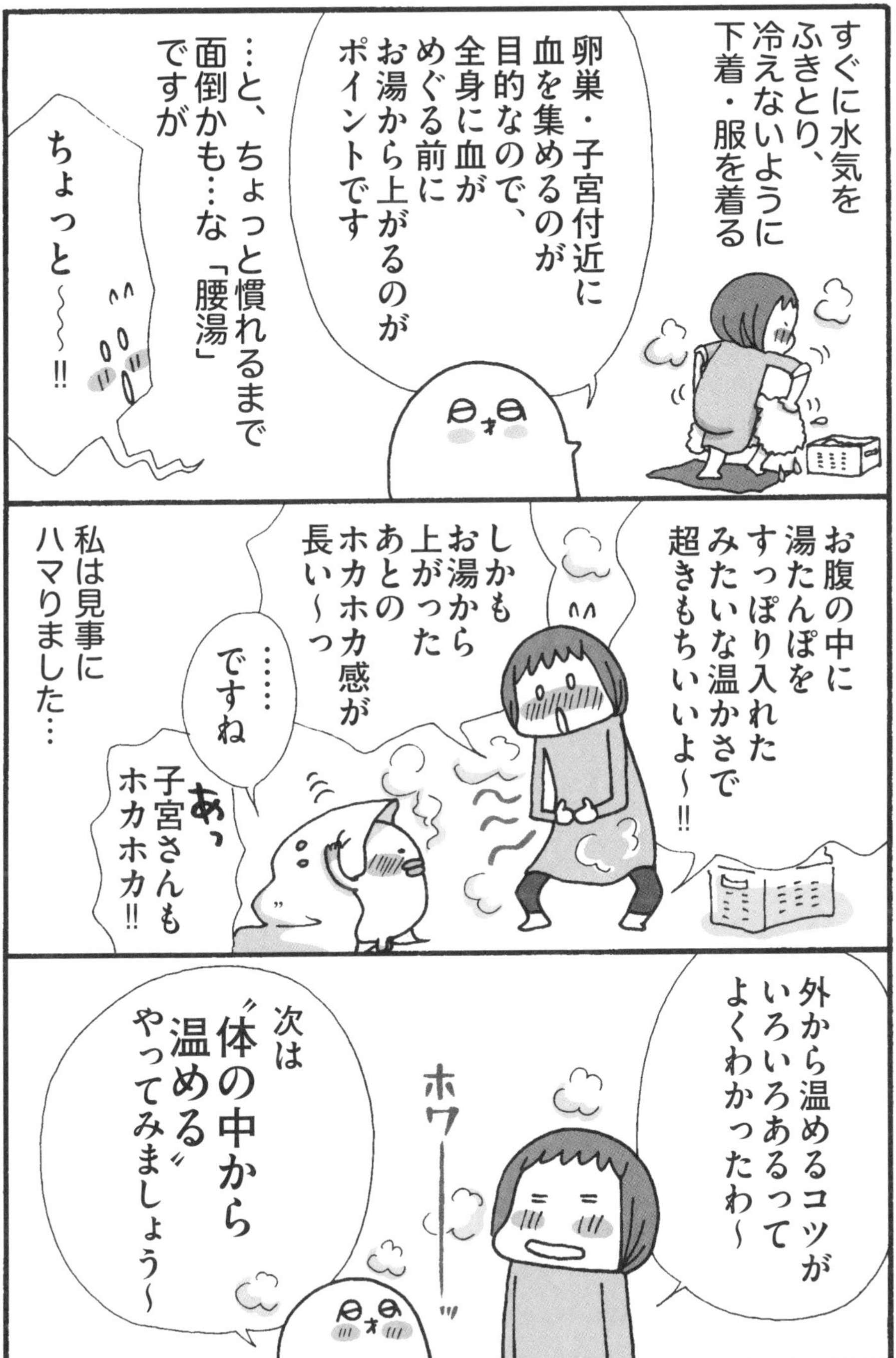
すぐに水気をふきとり、冷えないように下着・服を着る
卵巣・子宮付近に血を集めるのが目的なので、全身に血がめぐる前にお湯から上がるのがポイントです
…と、ちょっと慣れるまで面倒かも…な「腰湯」ですが
ちょっと〜〜〜!!
お腹の中に湯たんぽをすっぽり入れたみたいな温かさで超きもちいいよ〜!!
しかもお湯から上がったあとのホカホカ感が長い〜っ
……ですね
あっ
子宮さんもホカホカ!!
私は見事にハマりました…
外から温めるコツがいろいろあるってよくわかったわ〜
ホワ〜〜〜
次は〝体の中から温める〟やってみましょう〜

腰湯は冷えとりや婦人科系疾患に効くと
昔から言われてきた民間療法。
下半身、内臓冷えが気になる人にオススメです

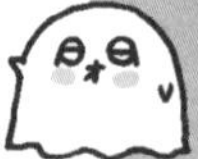

やってみた!!
NO.5
腰湯

①自分の腰~お尻がすっぽり入る大きさのお湯がはれる容器を用意する

ベビーバスや樹脂製洗たくカゴ以外にも…

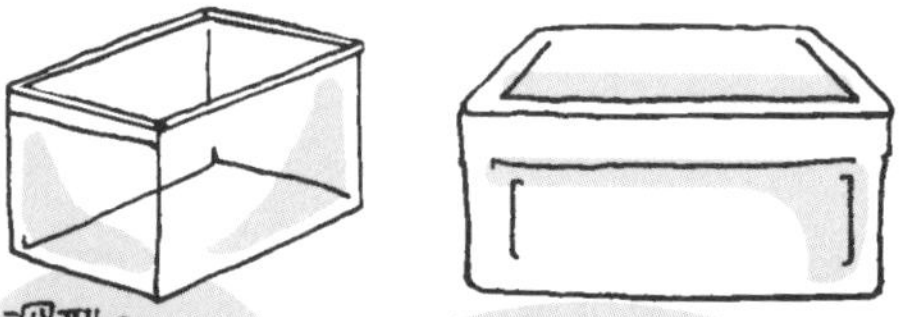

深型の衣類ケースの引き出し部分 や 大きめの発泡スチロール容器 など…

容器が深すぎる場合は中に小さめのお風呂イスを入れてみてください

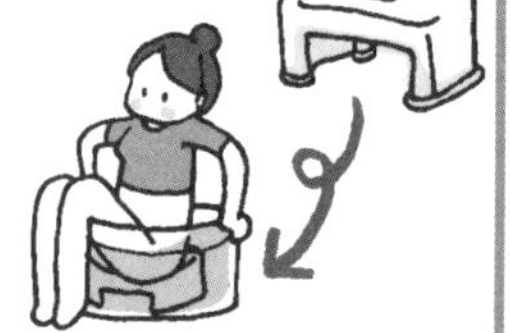

② 容器の高さ半分くらいまで熱め(45~47℃くらい)のお湯をはる

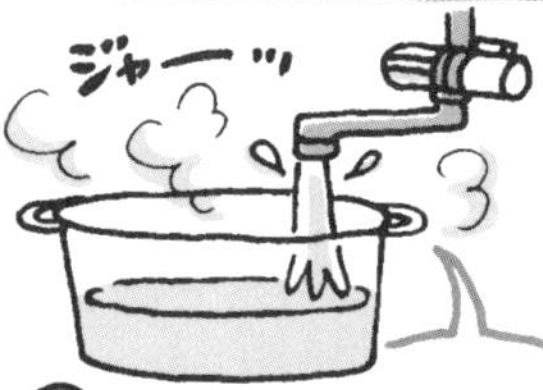

お湯の量は"お尻をしずめた時、お湯がおヘソあたりにくるくらい"

容器によって異なるので、やりながら調整してください

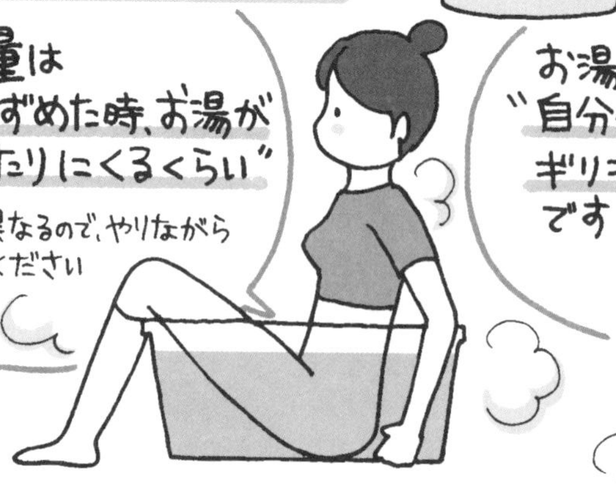

お湯の温度は"自分がつかれるギリギリの熱さ"です

やけどに注意

③お湯に入る前に差し湯も用意

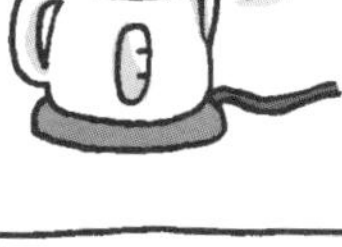

電気ケトルが便利

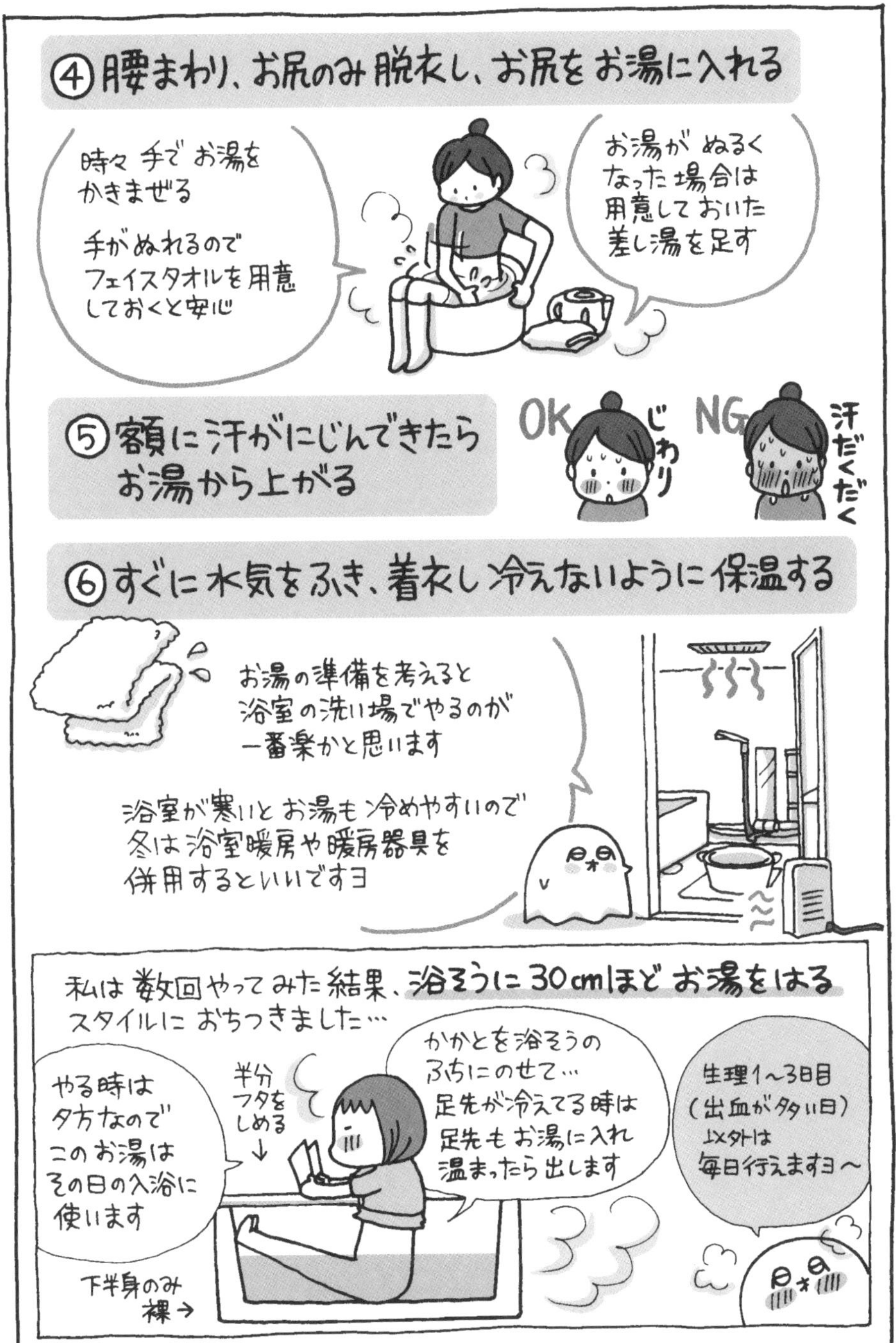
④腰まわり、お尻のみ脱衣し、お尻をお湯に入れる
時々 手で お湯を かきまぜる
手がぬれるので フェイスタオルを用意 しておくと安心
お湯が ぬるく なった場合は 用意しておいた 差し湯を足す
⑤額に汗がにじんできたら お湯から上がる
OK
じわり
NG
汗だくだく
⑥すぐに水気をふき、着衣し冷えないように保温する
お湯の準備を考えると 浴室の洗い場でやるのが 一番楽かと思います
浴室が寒いと お湯も冷めやすいので 冬は浴室暖房や暖房器具を 併用するといいですヨ
私は数回やってみた結果、浴そうに30cmほど お湯をはる スタイルに おちつきました…
やる時は 夕方なので このお湯は その日の入浴に 使います
半分 フタを しめる
かかとを浴そうの ふちにのせて… 足先が冷えてる時は 足先もお湯に入れ 温まったら出します
生理1～3日目 （出血が多い日） 以外は 毎日行えますヨ～
下半身のみ 裸→

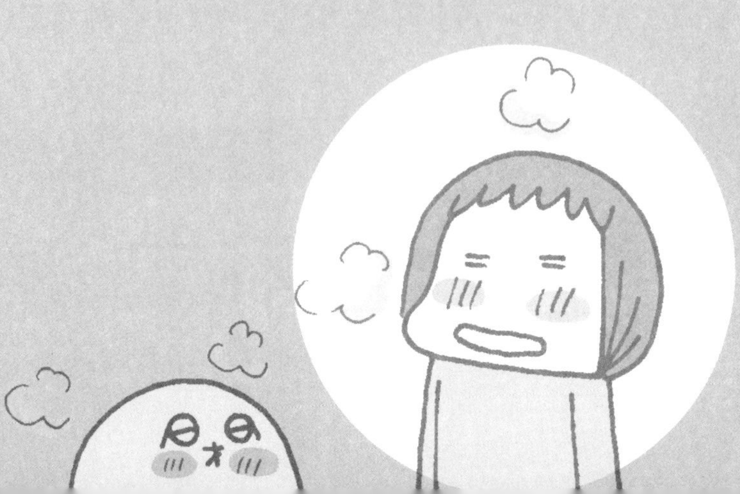

chapter 6

ポカポカな血を巡らせたい！

冷え症対策その2～飲み物で温める～

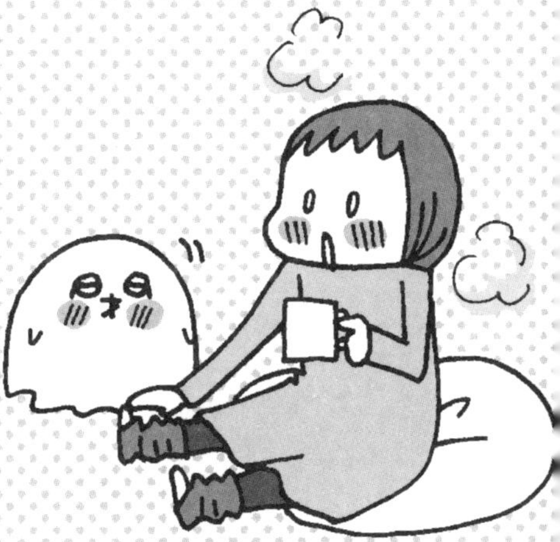

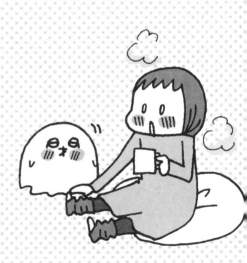

☞ 外から温める「腰湯」がいい感じ！　でも、もっと手軽に温めるには…

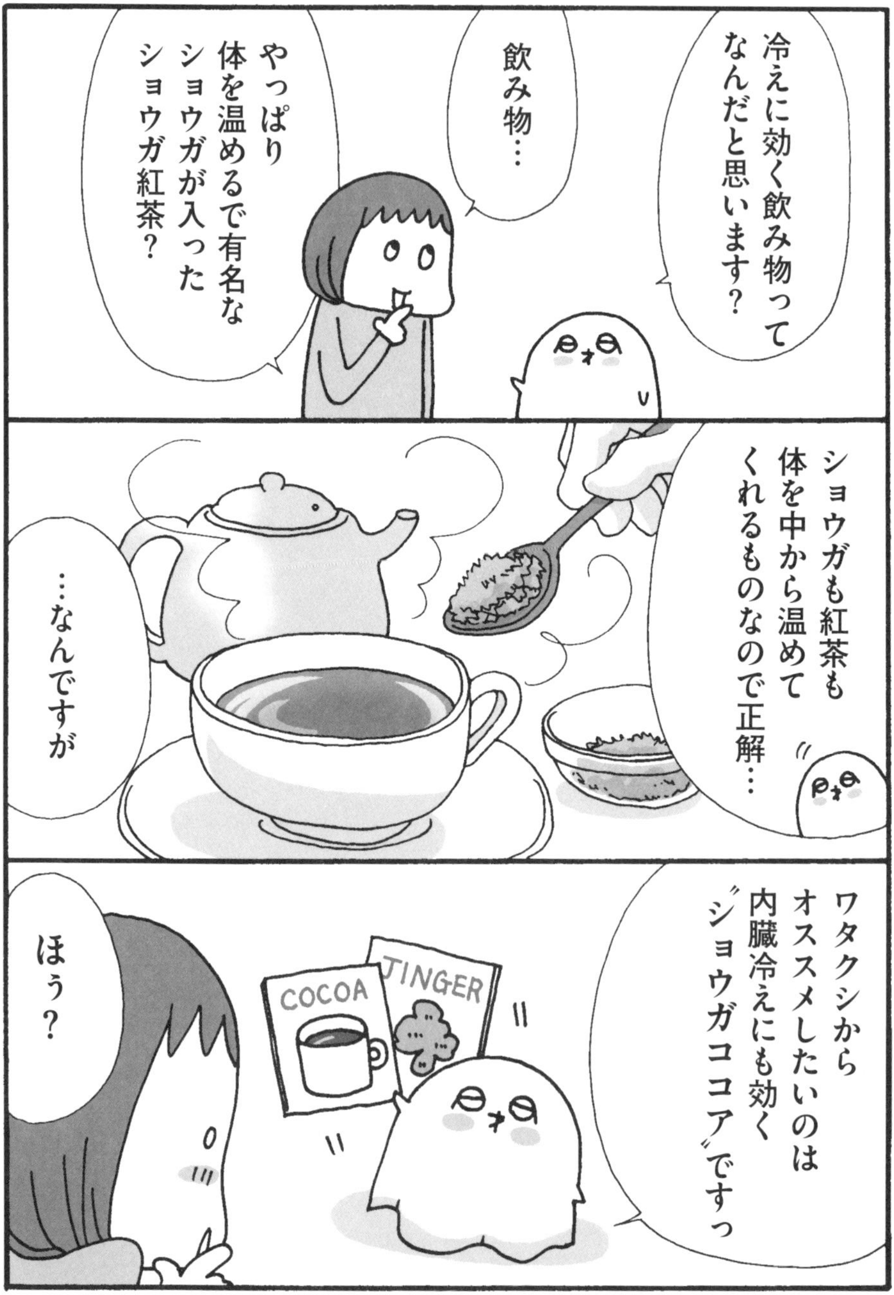
冷えに効く飲み物ってなんだと思います？
飲み物…
やっぱり体を温めるで有名なショウガが入ったショウガ紅茶？
ショウガも紅茶も体を中から温めてくれるものなので正解…
…なんですが
ワタクシからオススメしたいのは内臓冷えにも効く〝ショウガココア〟ですっ
ほぅ？
COCOA
JINGER

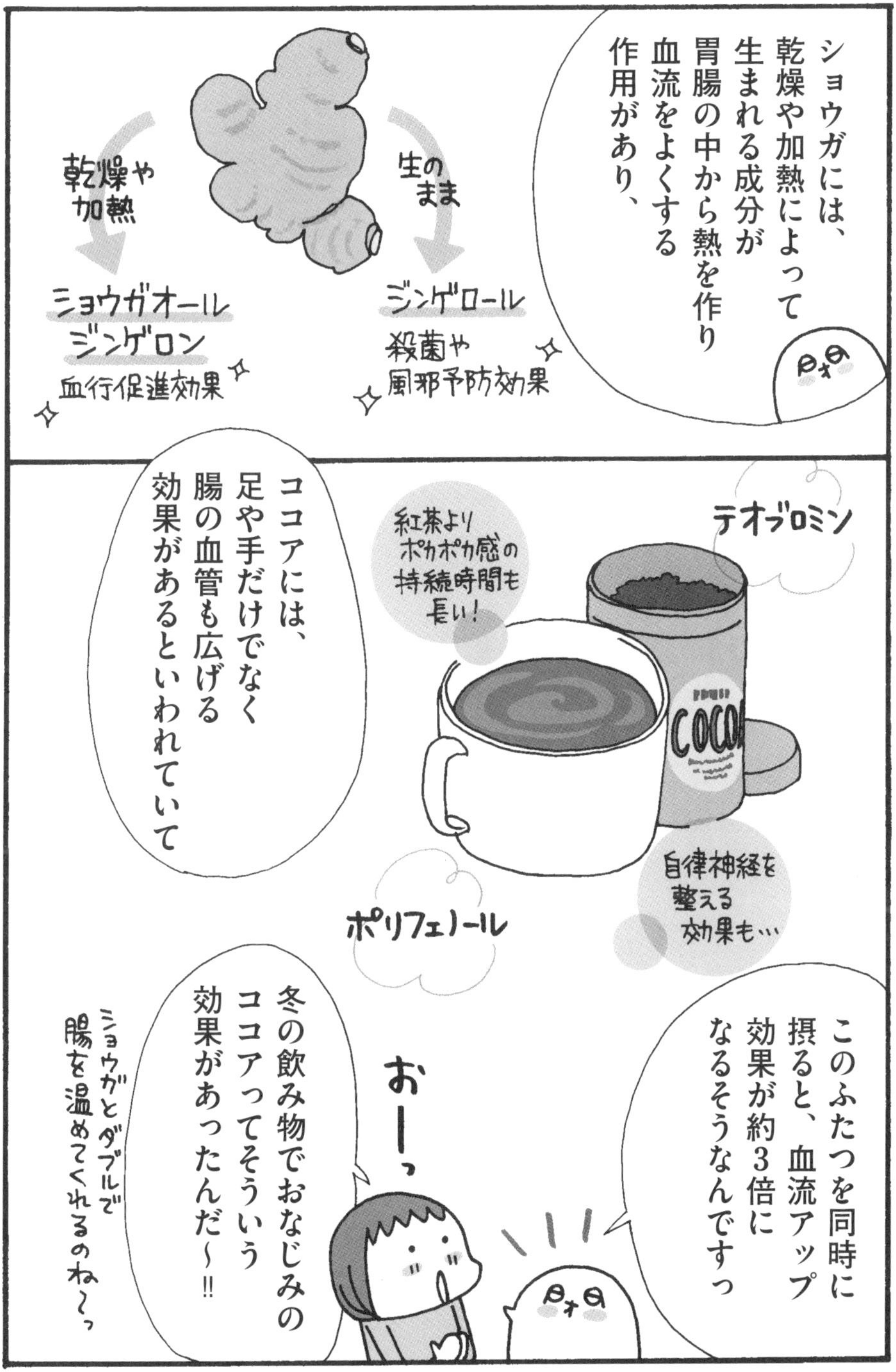
ショウガには、乾燥や加熱によって生まれる成分が胃腸の中から熱を作り血流をよくする作用があり、
生のまま
ジンゲロール
殺菌や風邪予防効果
乾燥や加熱
ショウガオール
ジンゲロン
血行促進効果
テオブロミン
紅茶よりポカポカ感の持続時間も長い！
COCOA
ココアには、足や手だけでなく腸の血管も広げる効果があるといわれていて
自律神経を整える効果も…
ポリフェノール
このふたつを同時に摂ると、血流アップ効果が約3倍になるそうなんですっ
おーっ
冬の飲み物でおなじみのココアってそういう効果があったんだ～!!
ショウガとダブルで腸を温めてくれるのね～っ

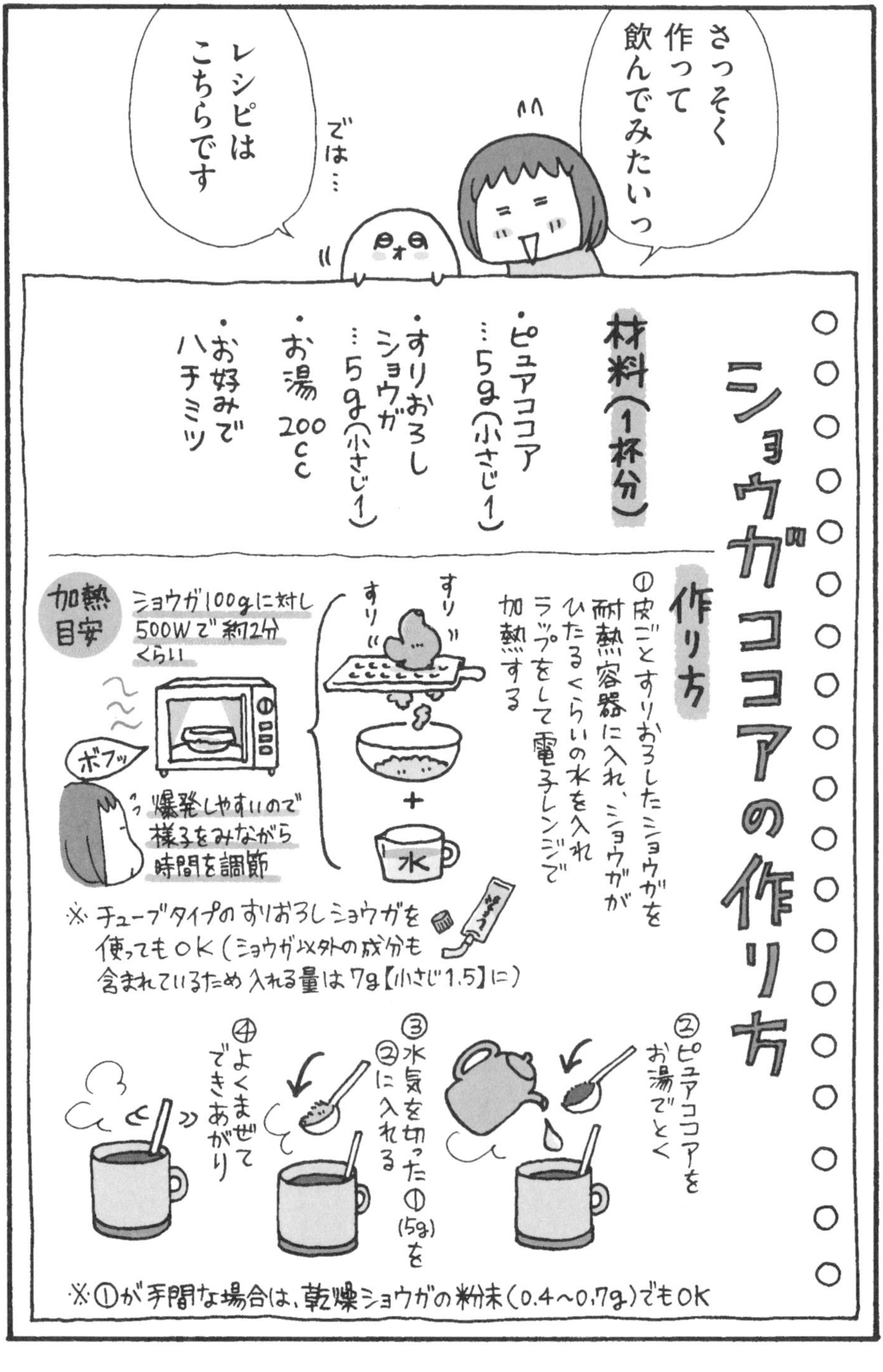
さっそく作って飲んでみたいっ
では…
レシピはこちらです
ショウガココアの作り方
材料（1杯分）
・ピュアココア…5g（小さじ1）
・すりおろしショウガ…5g（小さじ1）
・お湯200cc
・お好みでハチミツ
作り方
①皮ごとすりおろしたショウガを耐熱容器に入れ、ショウガがひたるくらいの水を入れラップをして電子レンジで加熱する
すり
すり
水
加熱目安
ショウガ100gに対し500Wで約2分くらい
ボフッ
爆発しやすいので様子をみながら時間を調節
※チューブタイプのすりおろしショウガを使ってもOK（ショウガ以外の成分も含まれているため入れる量は7g【小さじ1.5】に）
②ピュアココアをお湯でとく
③水気を切った①（5g）を②に入れる
④よくまぜてできあがり
※①が手間な場合は、乾燥ショウガの粉末（0.4〜0.7g）でもOK

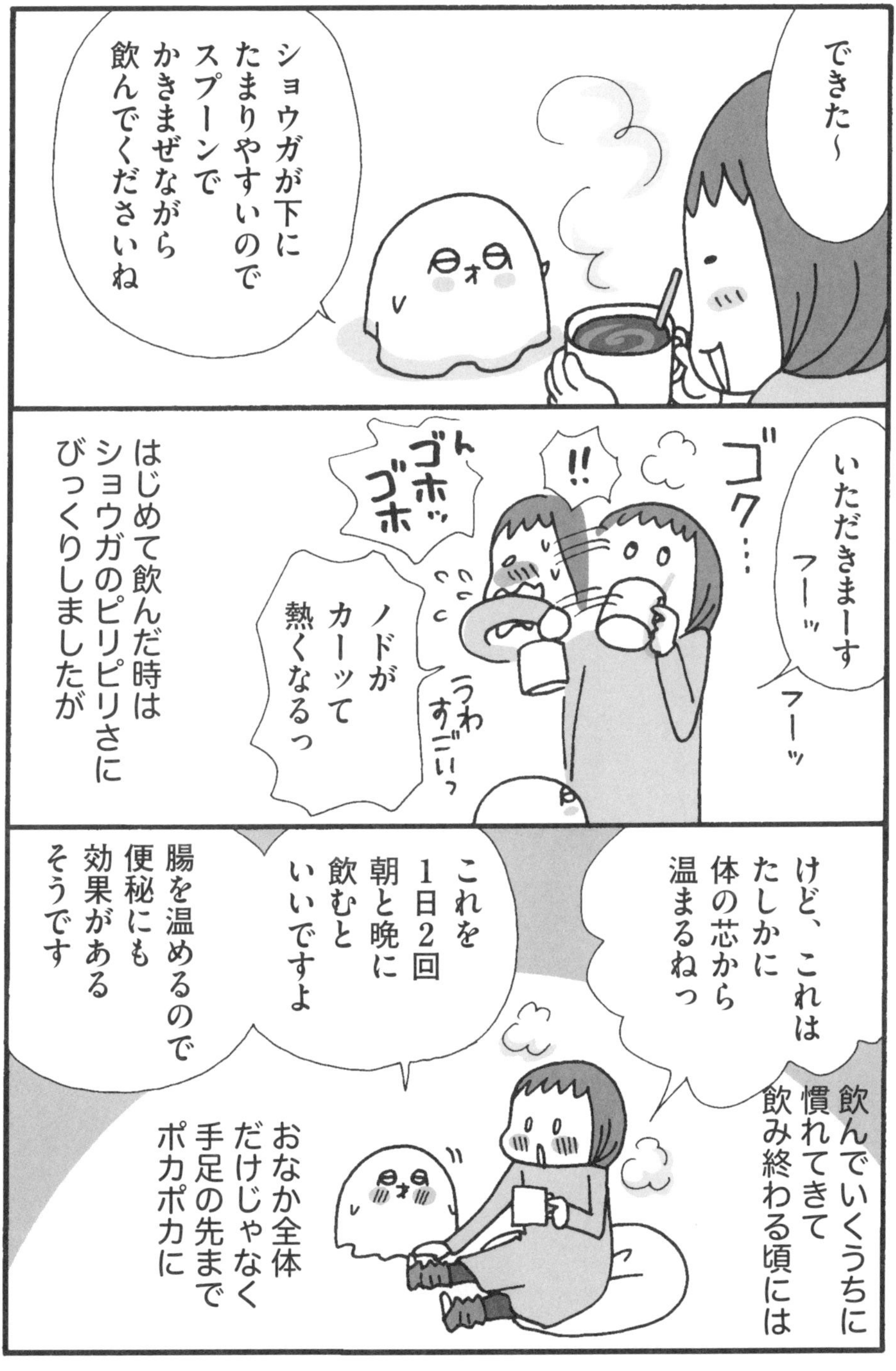
できた〜
ショウガが下にたまりやすいのでスプーンでかきまぜながら飲んでくださいね
いただきまーす
フーッ
フーッ
ゴク…
!!
ゴホッゴホ
うわすごいっ
ノドがカーッて熱くなるっ
はじめて飲んだ時はショウガのピリピリさにびっくりしましたが
けど、これはたしかに体の芯から温まるねっ
これを1日2回朝と晩に飲むといいですよ
腸を温めるので便秘にも効果があるそうです
飲んでいくうちに慣れてきて飲み終わる頃には
おなか全体だけじゃなく手足の先までポカポカに

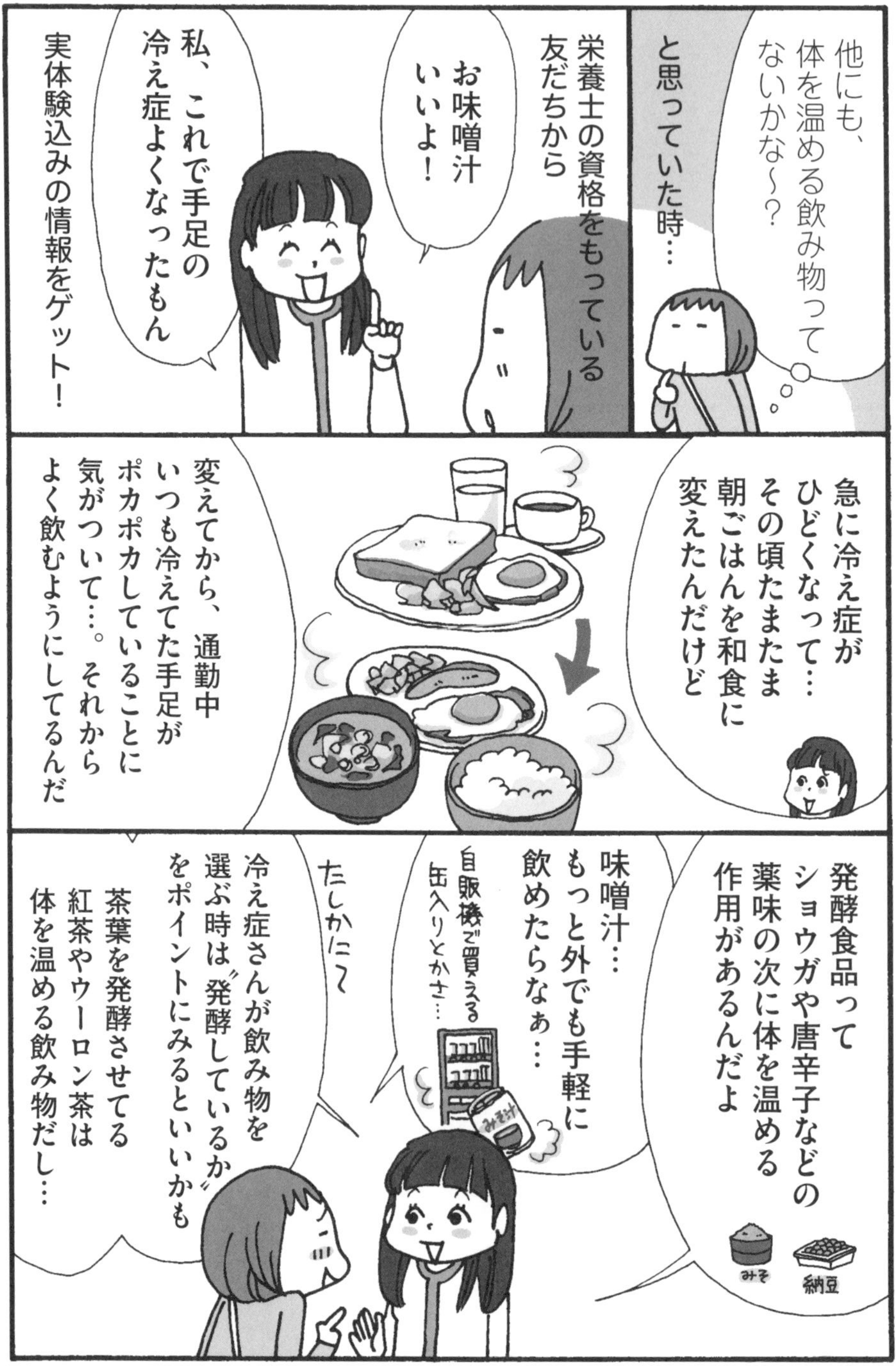
他にも、体を温める飲み物ってないかな〜？
と思っていた時…
栄養士の資格をもっている友だちから
お味噌汁いいよ！
私、これで手足の冷え症よくなったもん
実体験込みの情報をゲット！
急に冷え症がひどくなって…その頃たまたま朝ごはんを和食に変えたんだけど
変えてから、通勤中いつも冷えてた手足がポカポカしていることに気がついて…。それからよく飲むようにしてるんだ
発酵食品ってショウガや唐辛子などの薬味の次に体を温める作用があるんだよ
みそ
納豆
味噌汁…もっと外でも手軽に飲めたらなぁ…
自販機で買える缶入りとかさ…
みそ汁
たしかにて
冷え症さんが飲み物を選ぶ時は〝発酵しているか〟をポイントにみるといいかも
茶葉を発酵させてる紅茶やウーロン茶は体を温める飲み物だし…

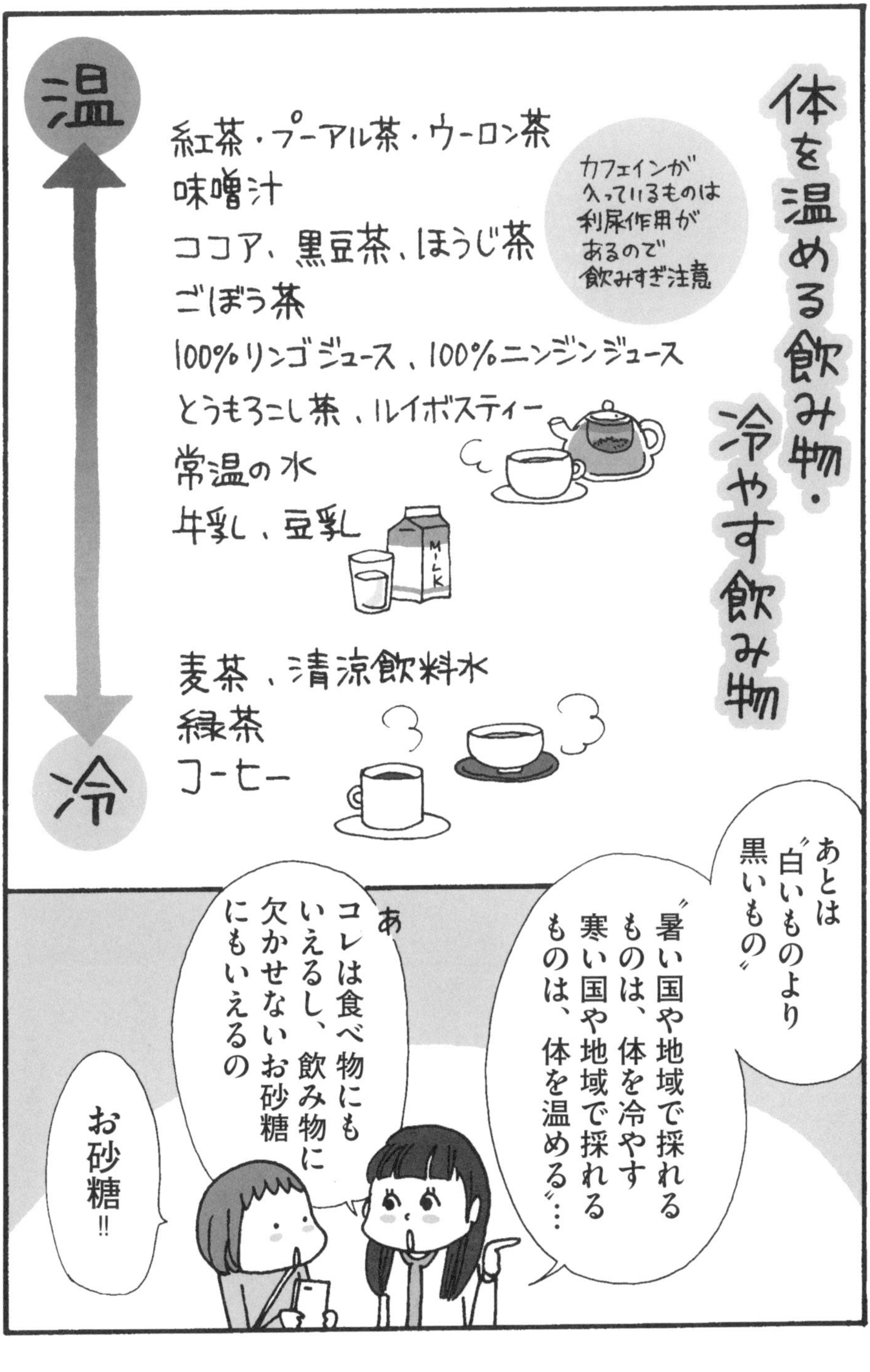
体を温める飲み物・冷やす飲み物
温
紅茶・プーアル茶・ウーロン茶
味噌汁
ココア、黒豆茶、ほうじ茶
ごぼう茶
100%リンゴジュース、100%ニンジンジュース
とうもろこし茶、ルイボスティー
常温の水
牛乳、豆乳
麦茶、清涼飲料水
緑茶
コーヒー
冷
カフェインが入っているものは利尿作用があるので飲みすぎ注意
MILK
あとは“白いものより黒いもの”
“暑い国や地域で採れるものは、体を冷やす 寒い国や地域で採れるものは、体を温める”…
あ
コレは食べ物にもいえるし、飲み物に欠かせないお砂糖にもいえるの
お砂糖!!

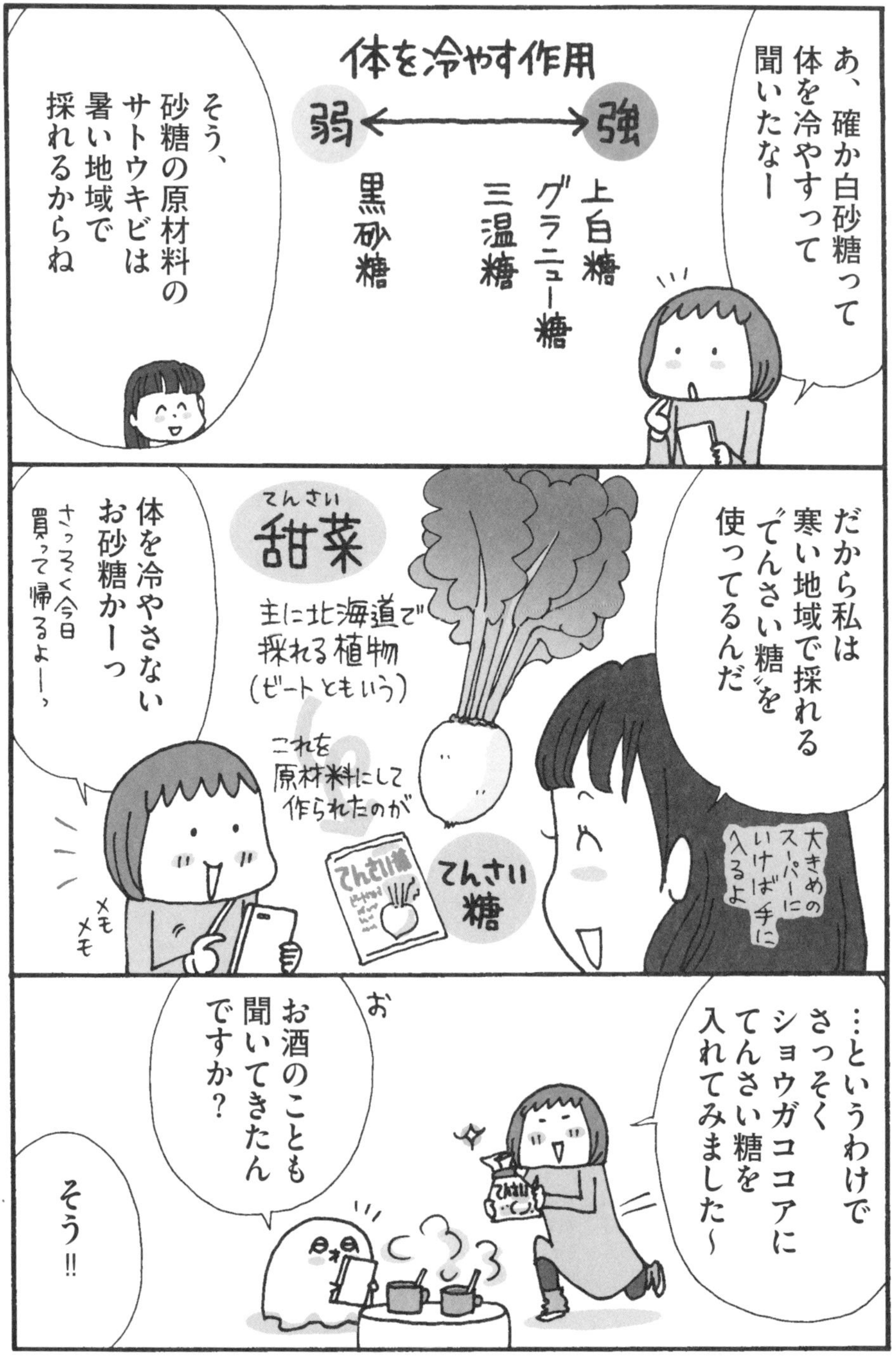
あ、確か白砂糖って体を冷やすって聞いたなー
体を冷やす作用
弱
強
上白糖
グラニュー糖
三温糖
黒砂糖
そう、砂糖の原材料のサトウキビは暑い地域で採れるからね
だから私は寒い地域で採れる〝てんさい糖〟を使ってるんだ
大きめのスーパーにいけば手に入るよ
甜菜《てんさい》
主に北海道で採れる植物（ビートともいう）
これを原材料にして作られたのが
てんさい糖
てんさい糖
体を冷やさないお砂糖かーっ
さっそく今日買って帰るよー
メモ メモ
…というわけでさっそくショウガココアにてんさい糖を入れてみました〜
お
お酒のことも聞いてきたんですか？
そう!!

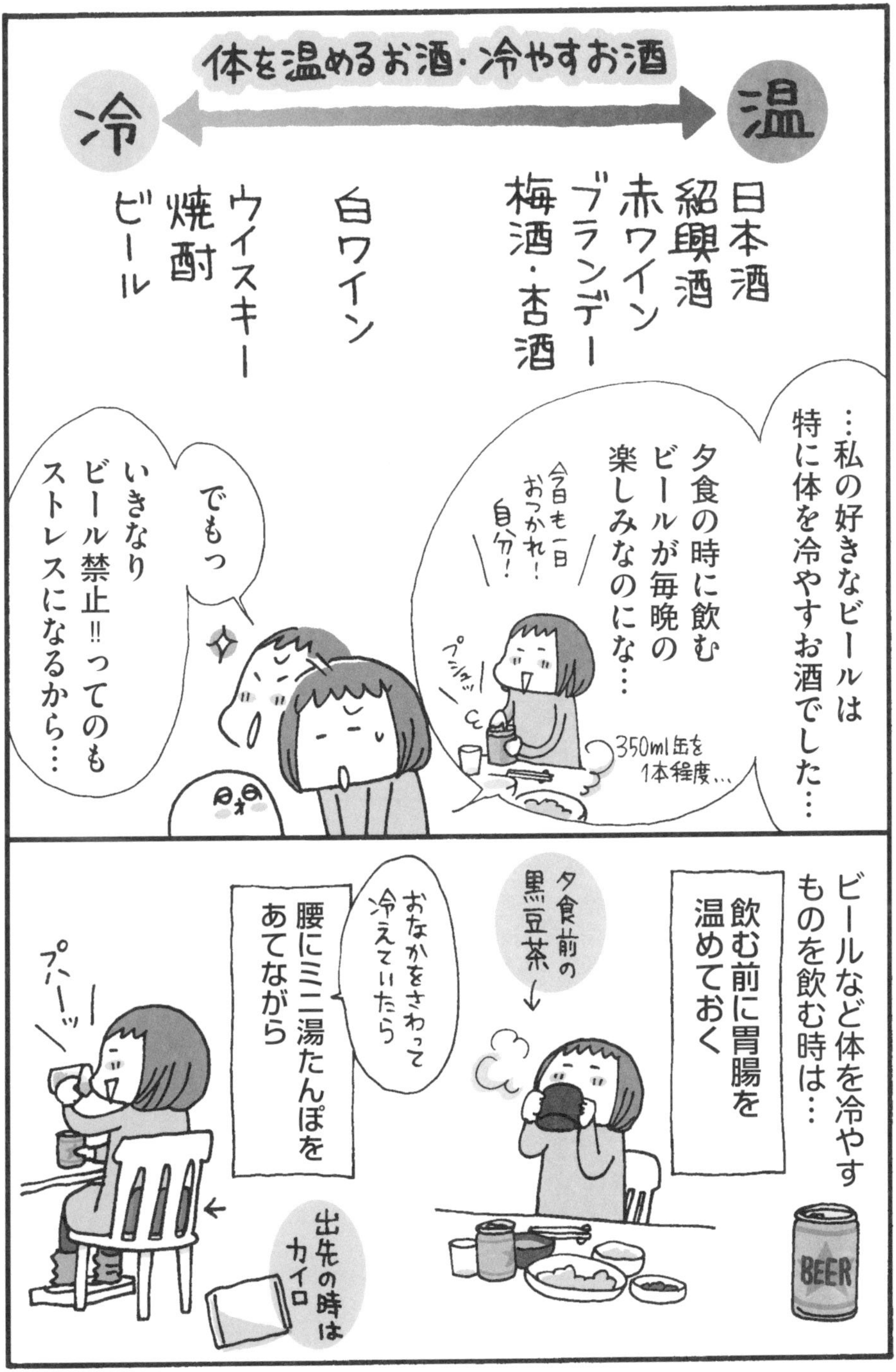
体を温めるお酒・冷やすお酒
冷
温
日本酒
紹興酒
赤ワイン
ブランデー
梅酒・杏酒
白ワイン
ウイスキー
焼酎
ビール
…私の好きなビールは特に体を冷やすお酒でした…
夕食の時に飲むビールが毎晩の楽しみなのにな…
今日も一日おつかれ！自分！
プシュッ
350ml缶を1本程度…
でもっ
いきなりビール禁止!!ってのもストレスになるから…
ビールなど体を冷やすものを飲む時は…
飲む前に胃腸を温めておく
夕食前の黒豆茶
BEER
おなかをさわって冷えていたら
腰にミニ湯たんぽをあてながら
プハーッ
出先の時はカイロ

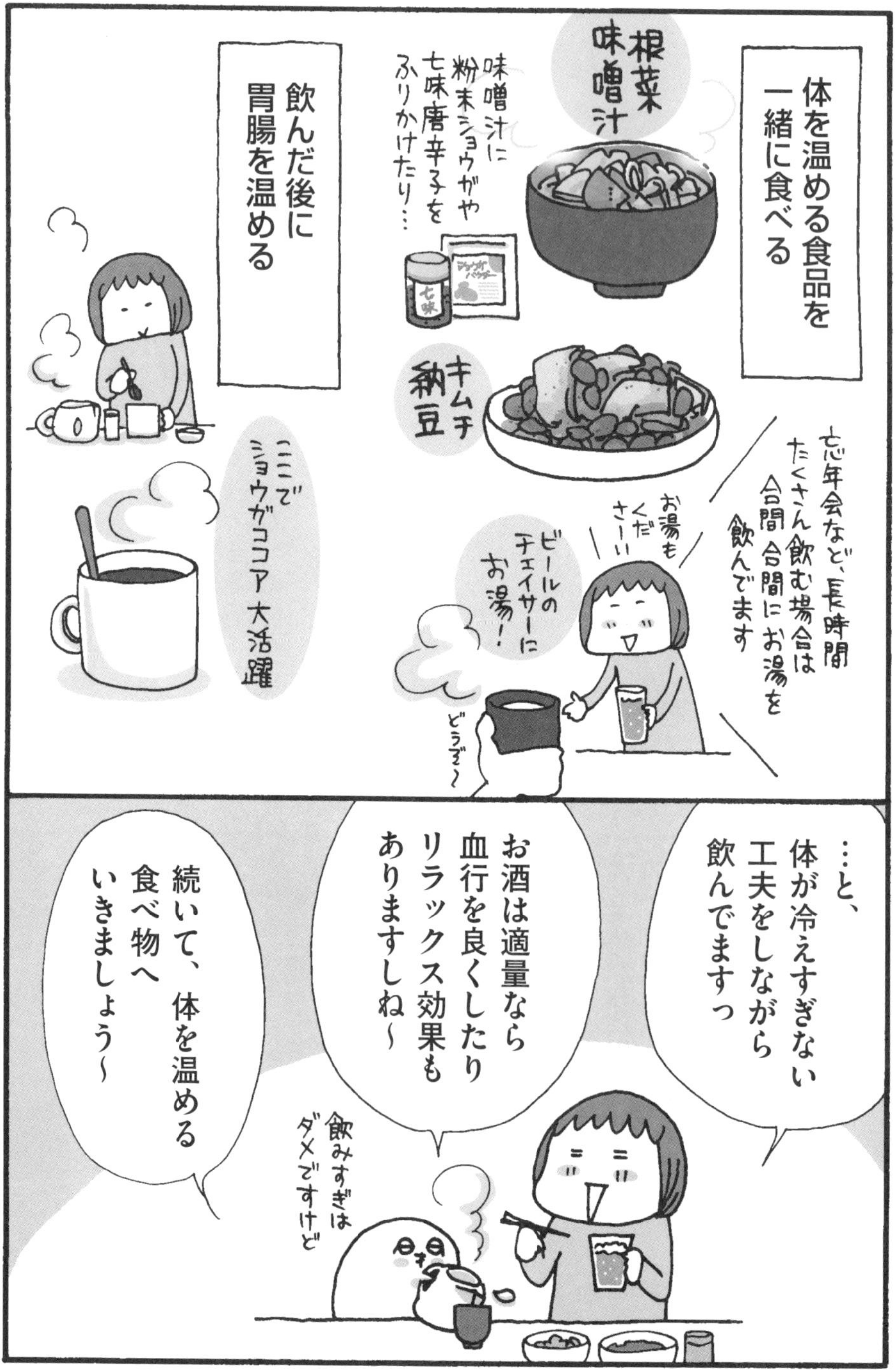
体を温める食品を一緒に食べる
根菜味噌汁
味噌汁に粉末ショウガや七味唐辛子をふりかけたり…
ショウガパウダー
七味
キムチ納豆
忘年会など、長時間たくさん飲む場合は合間合間にお湯を飲んでます
お湯もくださーい
ビールのチェイサーにお湯!
どうぞ〜
飲んだ後に胃腸を温める
ここでショウガココア大活躍
…と、体が冷えすぎない工夫をしながら飲んでますっ
お酒は適量なら血行を良くしたりリラックス効果もありますしね〜
続いて、体を温める食べ物へいきましょう〜
飲みすぎはダメですけど

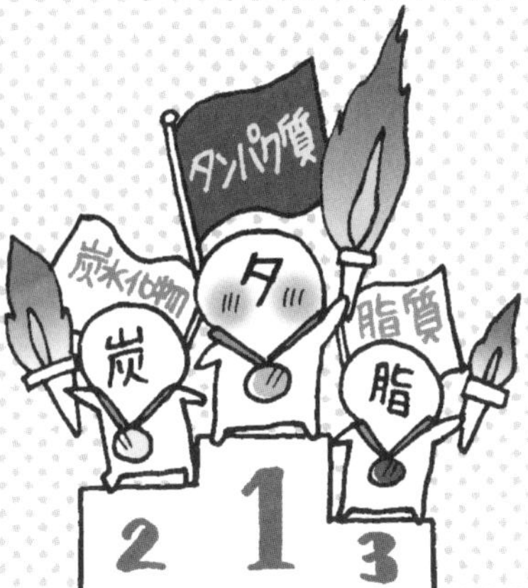

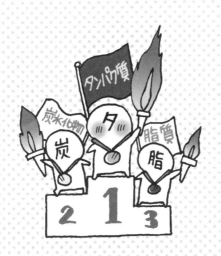

Chapter 7

ポカポカな血を巡らせたい！

冷え症対策その3～食べ物で温める～

☞ショウガココアや味噌汁も温まるけれど、やっぱり食べ物も重要で…

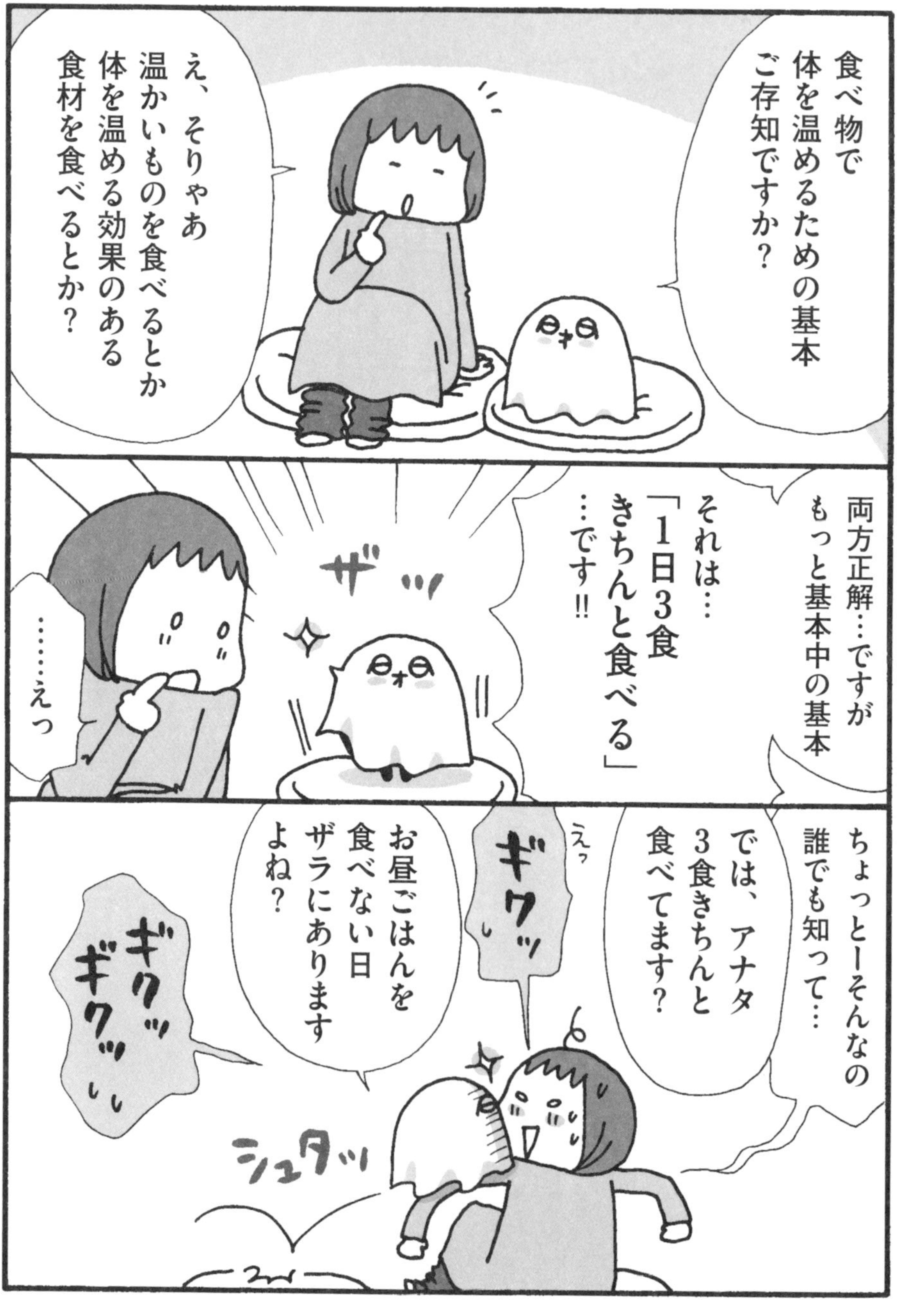
食べ物で体を温めるための基本ご存知ですか？
え、そりゃあ温かいものを食べるとか体を温める効果のある食材を食べるとか？
両方正解…ですがもっと基本中の基本
それは…「1日3食きちんと食べる」…です!!
ザッ
……えっ
ちょっとーそんなの誰でも知って…
では、アナタ3食きちんと食べてます？
えっ
ギクッ
お昼ごはんを食べない日ザラにありますよね？
ギクッギクッ
シュタッ

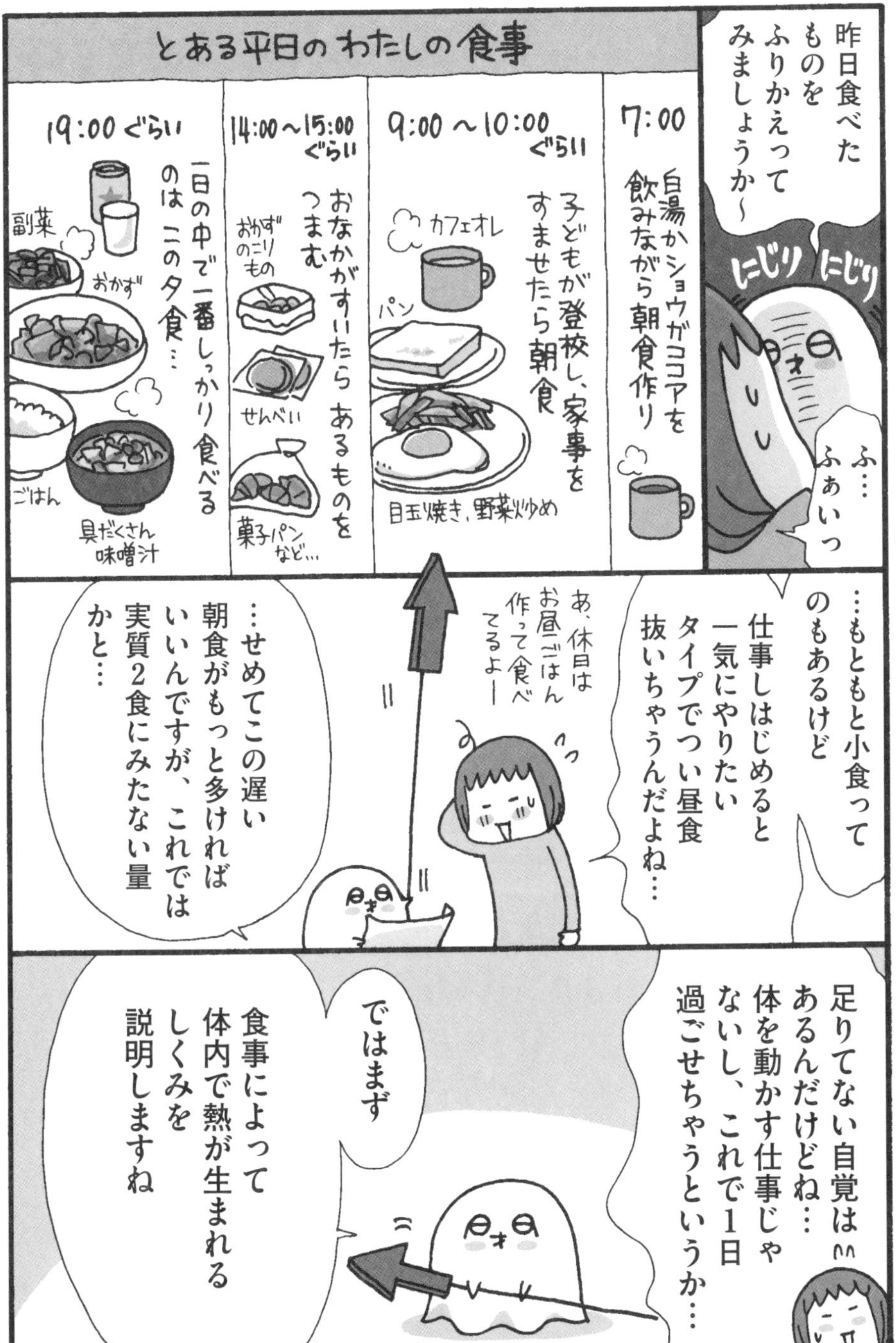
昨日食べたものをふりかえってみましょうか～
にじり にじり
ふ…ふぁいっ
とある平日のわたしの食事
7:00
白湯かショウガココアを飲みながら朝食作り
9:00～10:00ぐらい
子どもが登校し、家事をすませたら朝食
カフェオレ
パン
目玉焼き、野菜炒め
14:00～15:00ぐらい
おなかがすいたらあるものをつまむ
おかずのこりもの
せんべい
菓子パンなど…
19:00ぐらい
一日の中で一番しっかり食べるのはこの夕食…
副菜
おかず
ごはん
具だくさん味噌汁
…もともと小食ってのもあるけど
仕事しはじめると一気にやりたいタイプでつい昼食抜いちゃうんだよね…
あ、休日はお昼ごはん作って食べてるよー
…せめてこの遅い朝食がもっと多ければいいんですが、これでは実質2食にみたない量かと…
足りてない自覚はあるんだけどね…体を動かす仕事じゃないし、これで1日過ごせちゃうというか…
ではまず
食事によって体内で熱が生まれるしくみを説明しますね

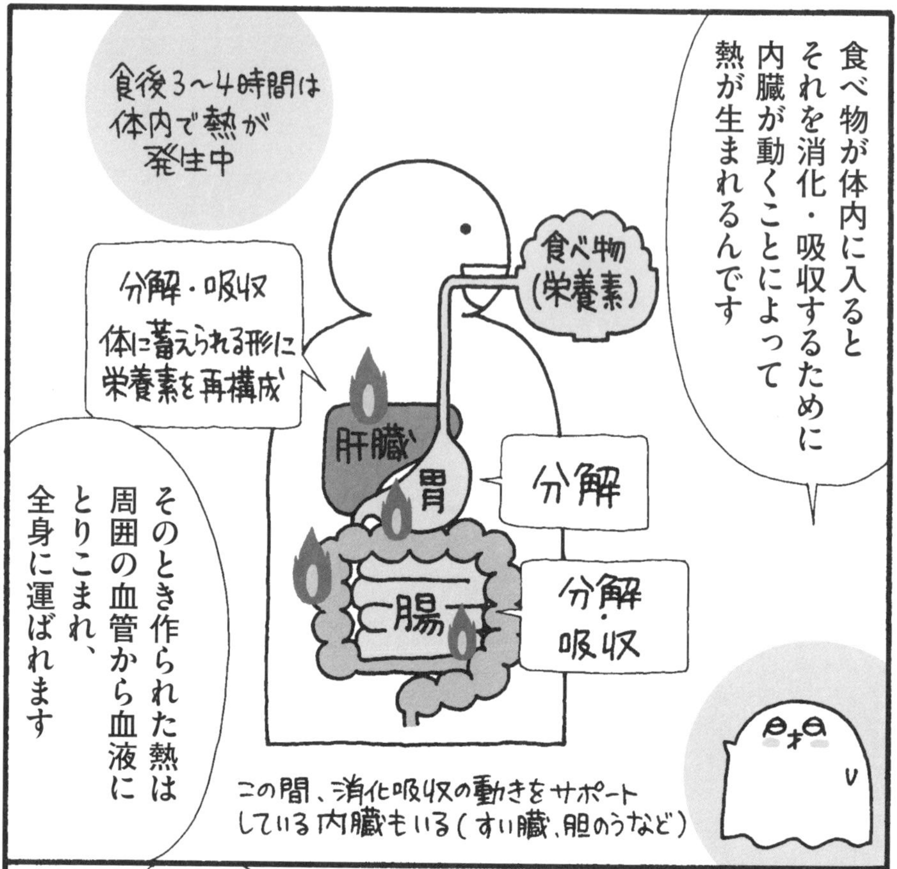
食べ物が体内に入ると
それを消化・吸収するために
内臓が動くことによって
熱が生まれるんです
食後3〜4時間は
体内で熱が
発生中
食べ物
(栄養素)
分解・吸収
体に蓄えられる形に
栄養素を再構成
肝臓
胃
分解
腸
分解・
吸収
そのとき作られた熱は
周囲の血管から血液に
とりこまれ、
全身に運ばれます
この間、消化吸収の動きをサポート
している内臓もいる(すい臓、胆のうなど)

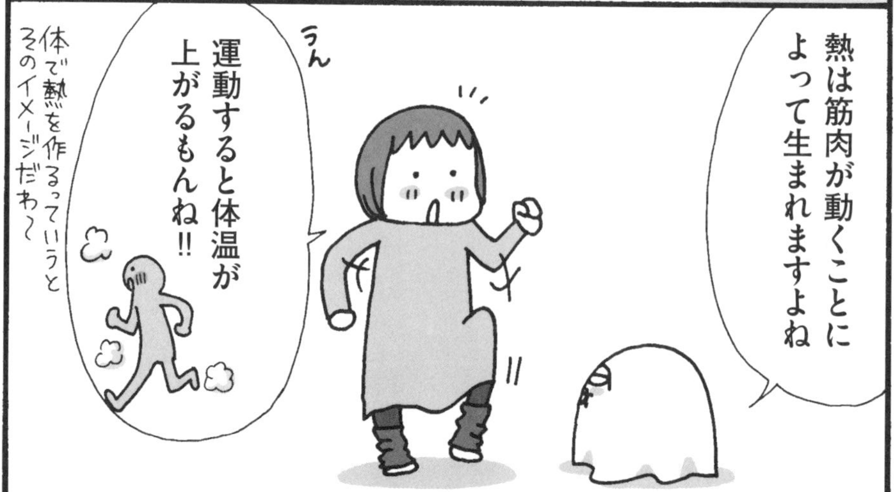
熱は筋肉が動くことに
よって生まれますよね
うん
運動すると体温が
上がるもんね!!
体で熱を作るっていうと
そのイメージだわ〜

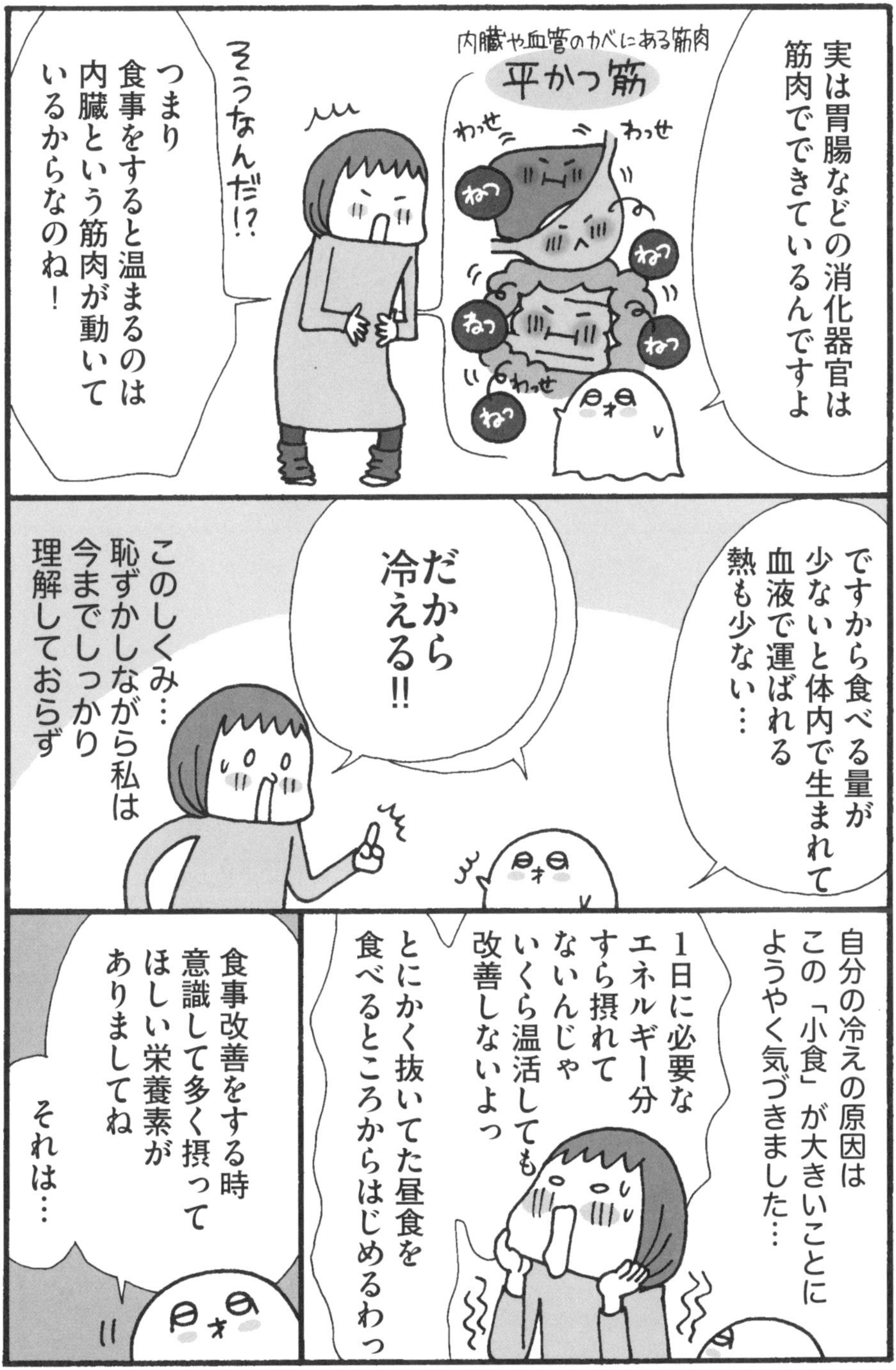
実は胃腸などの消化器官は筋肉でできているんですよ
内臓や血管のかべにある筋肉
平かつ筋
わっせ
わっせ
わっせ
ねっ
そうなんだ!?
つまり食事をすると温まるのは内臓という筋肉が動いているからなのね！
ですから食べる量が少ないと体内で生まれて血液で運ばれる熱も少ない…
だから冷える!!
このしくみ…恥ずかしながら私は今までしっかり理解しておらず
自分の冷えの原因はこの「小食」が大きいことにようやく気づきました…
1日に必要なエネルギー分すら摂れてないんじゃいくら温活しても改善しないよっ
とにかく抜いてた昼食を食べるところからはじめるわっ
食事改善をする時意識して多く摂ってほしい栄養素がありましてね
それは…

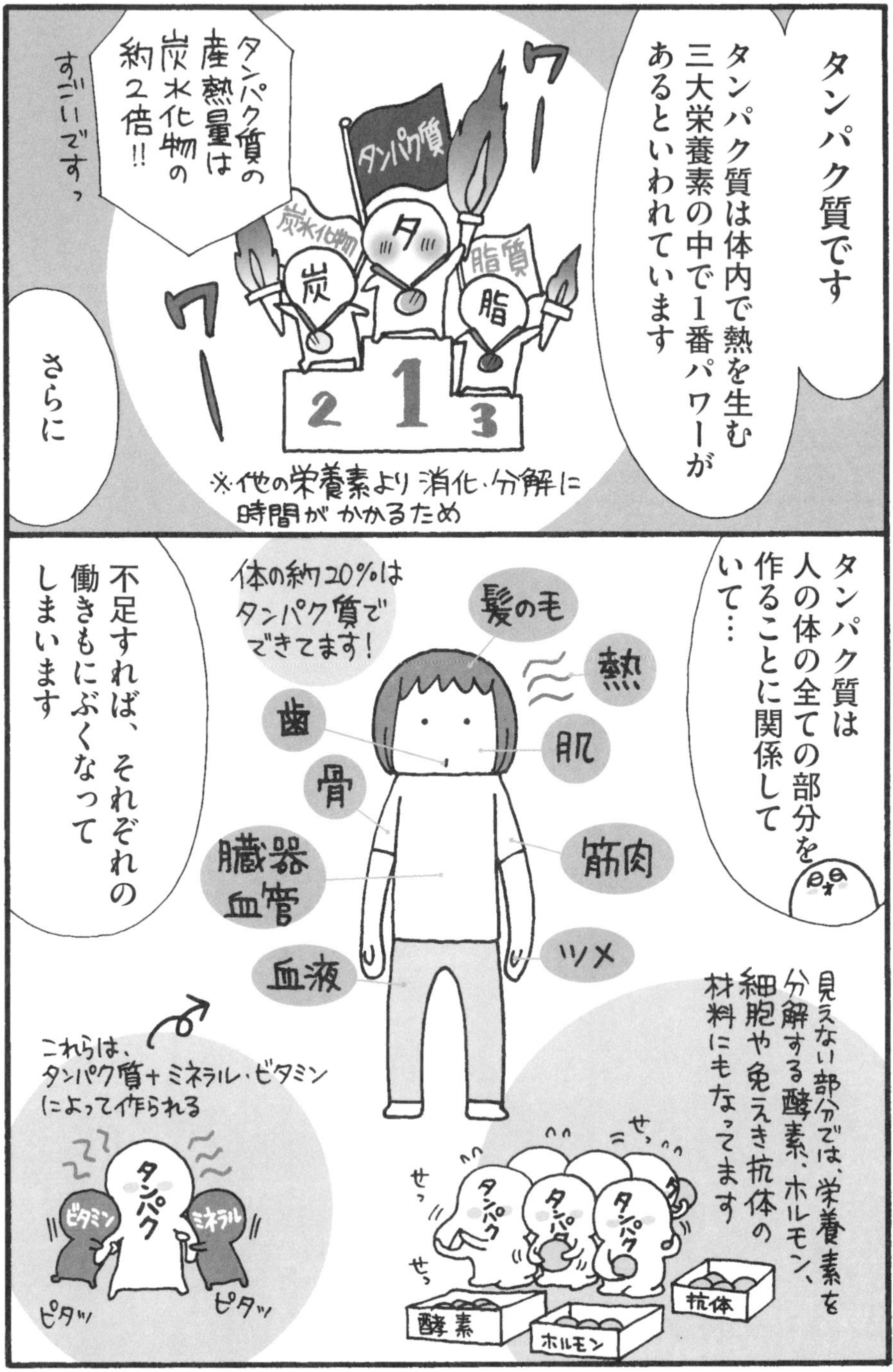
タンパク質です
タンパク質は体内で熱を生む三大栄養素の中で1番パワーがあるといわれています
ワー
タンパク質
炭水化物
脂質
タ
炭
脂
2
1
3
タンパク質の産熱量は炭水化物の約2倍!!
すごいですっ
ワー
さらに
※他の栄養素より 消化・分解に時間が かかるため
タンパク質は人の体の全ての部分を作ることに関係していて…
体の約20%はタンパク質でできてます!
髪の毛
熱
歯
肌
骨
筋肉
臓器
血管
ツメ
血液
不足すれば、それぞれの働きもにぶくなってしまいます
見えない部分では、栄養素を分解する酵素、ホルモン、細胞や免えき抗体の材料にもなってます
これらは、タンパク質+ミネラル、ビタミンによって作られる
タンパク
ビタミン
ミネラル
ピタッ
ピタッ
せっ
せっ
せっ
タンパク
タンパク
タンパク
抗体
酵素
ホルモン

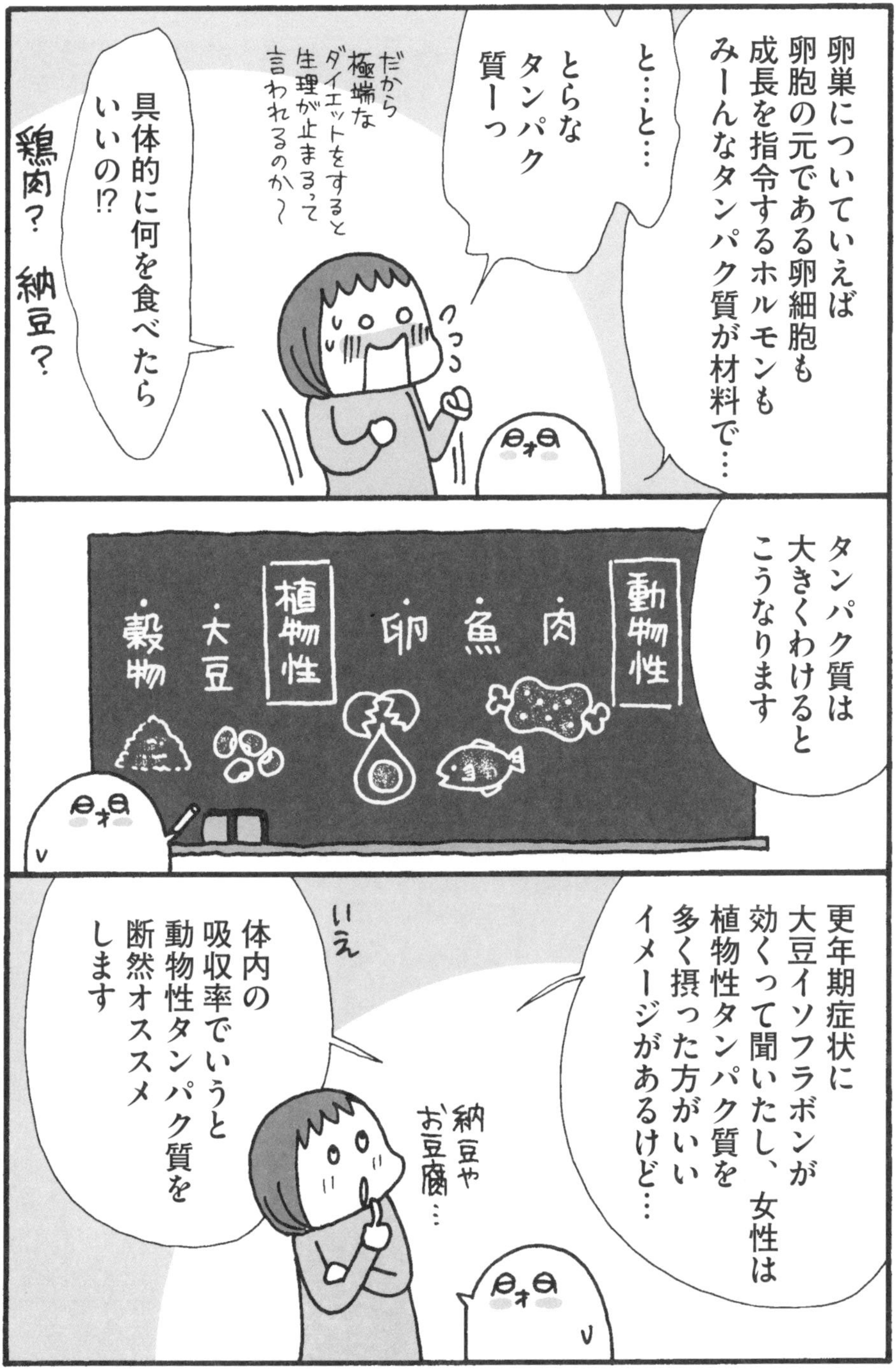
卵巣についていえば
卵胞の元である卵細胞も
成長を指令するホルモンも
みーんなタンパク質が材料で…
と…と…
とらなタンパク質ーっ
だから極端なダイエットをすると生理が止まるって言われるのか〜
具体的に何を食べたらいいの!?
鶏肉？ 納豆？
タンパク質は大きくわけるとこうなります
動物性
・肉
・魚
・卵
植物性
・大豆
・穀物
更年期症状に大豆イソフラボンが効くって聞いたし、女性は植物性タンパク質を多く摂った方がいいイメージがあるけど…
納豆やお豆腐…
いえ
体内の吸収率でいうと動物性タンパク質を断然オススメします

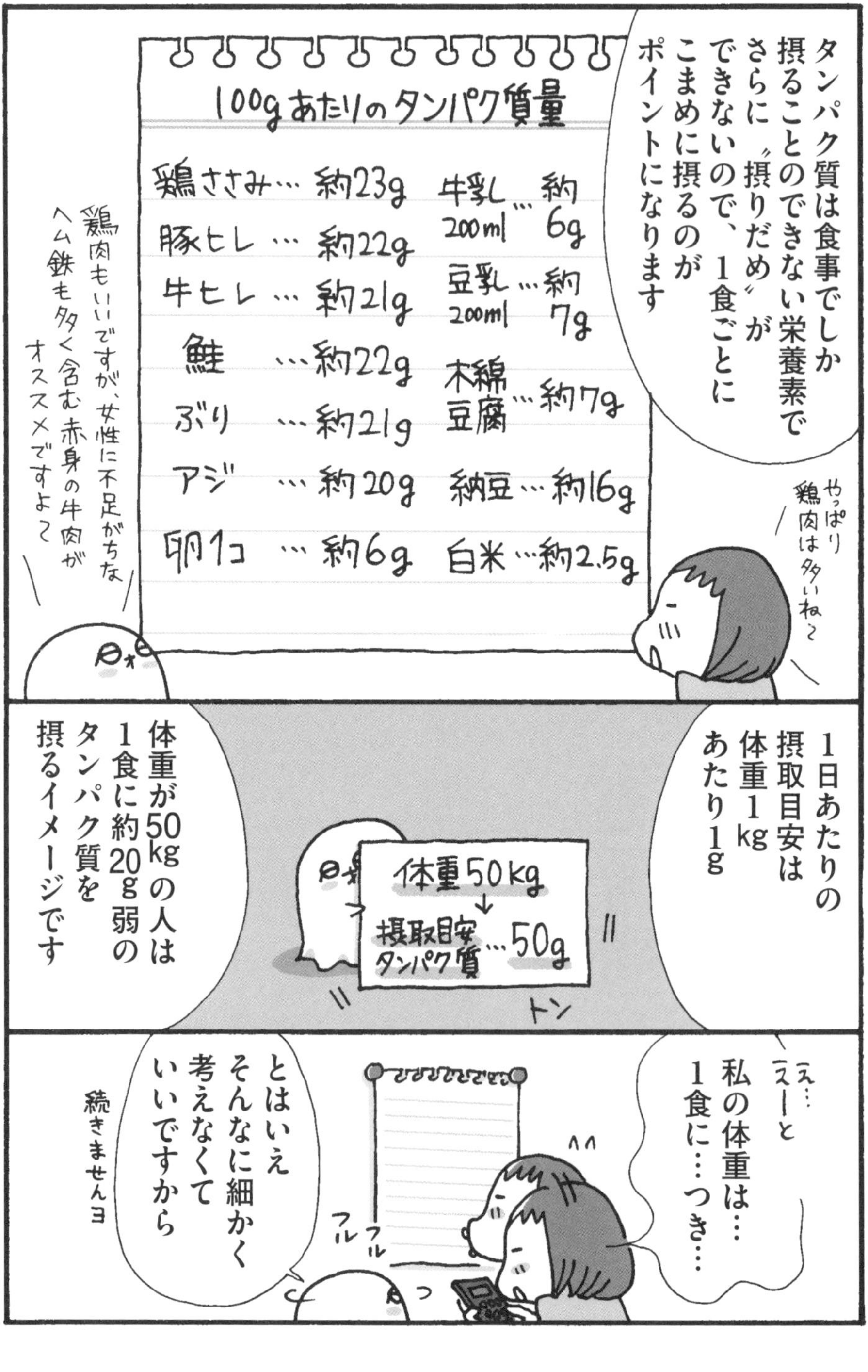
タンパク質は食事でしか摂ることのできない栄養素でさらに〝摂りだめ〟ができないので、1食ごとにこまめに摂るのがポイントになります
100gあたりのタンパク質量
鶏ささみ…約23g
豚ヒレ…約22g
牛ヒレ…約21g
鮭…約22g
ぶり…約21g
アジ…約20g
卵1コ…約6g
牛乳200ml…約6g
豆乳200ml…約7g
木綿豆腐…約7g
納豆…約16g
白米…約2.5g
やっぱり鶏肉は多いねえ
鶏肉もいいですが、女性に不足がちなヘム鉄も多く含む赤身の牛肉がオススメですよって
1日あたりの摂取目安は体重1kgあたり1g
体重50kg
摂取目安タンパク質…50g
トン
体重が50kgの人は1食に約20g弱のタンパク質を摂るイメージです
えー…えーと私の体重は…1食に…つき…
フルフル
とはいえそんなに細かく考えなくていいですから
続きませんヨ

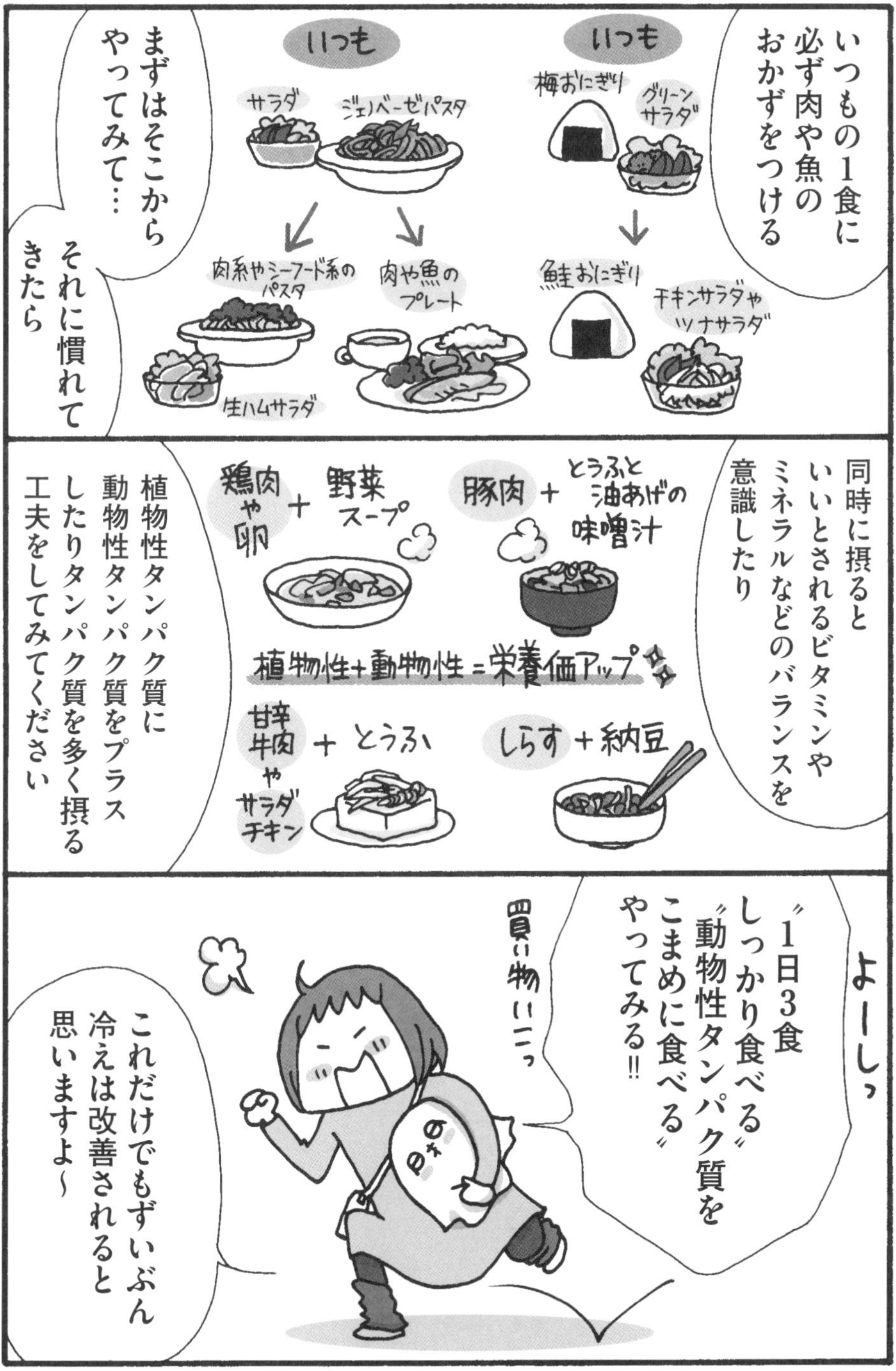
いつもの1食に必ず肉や魚のおかずをつける
いつも
梅おにぎり
グリーンサラダ
鮭おにぎり
チキンサラダやツナサラダ
いつも
サラダ
ジェノベーゼパスタ
肉系やシーフード系のパスタ
肉や魚のプレート
生ハムサラダ
まずはそこからやってみて…
それに慣れてきたら
同時に摂るといいとされるビタミンやミネラルなどのバランスを意識したり
豚肉＋とうふと油あげの味噌汁
鶏肉や卵＋野菜スープ
植物性＋動物性＝栄養価アップ
しらす＋納豆
甘辛牛肉やサラダチキン＋とうふ
植物性タンパク質に動物性タンパク質をプラスしたりタンパク質を多く摂る工夫をしてみてください
よーしっ
〝1日3食しっかり食べる〟〝動物性タンパク質をこまめに食べる〟やってみる!!
買い物ーーっ
これだけでもずいぶん冷えは改善されると思いますよ～

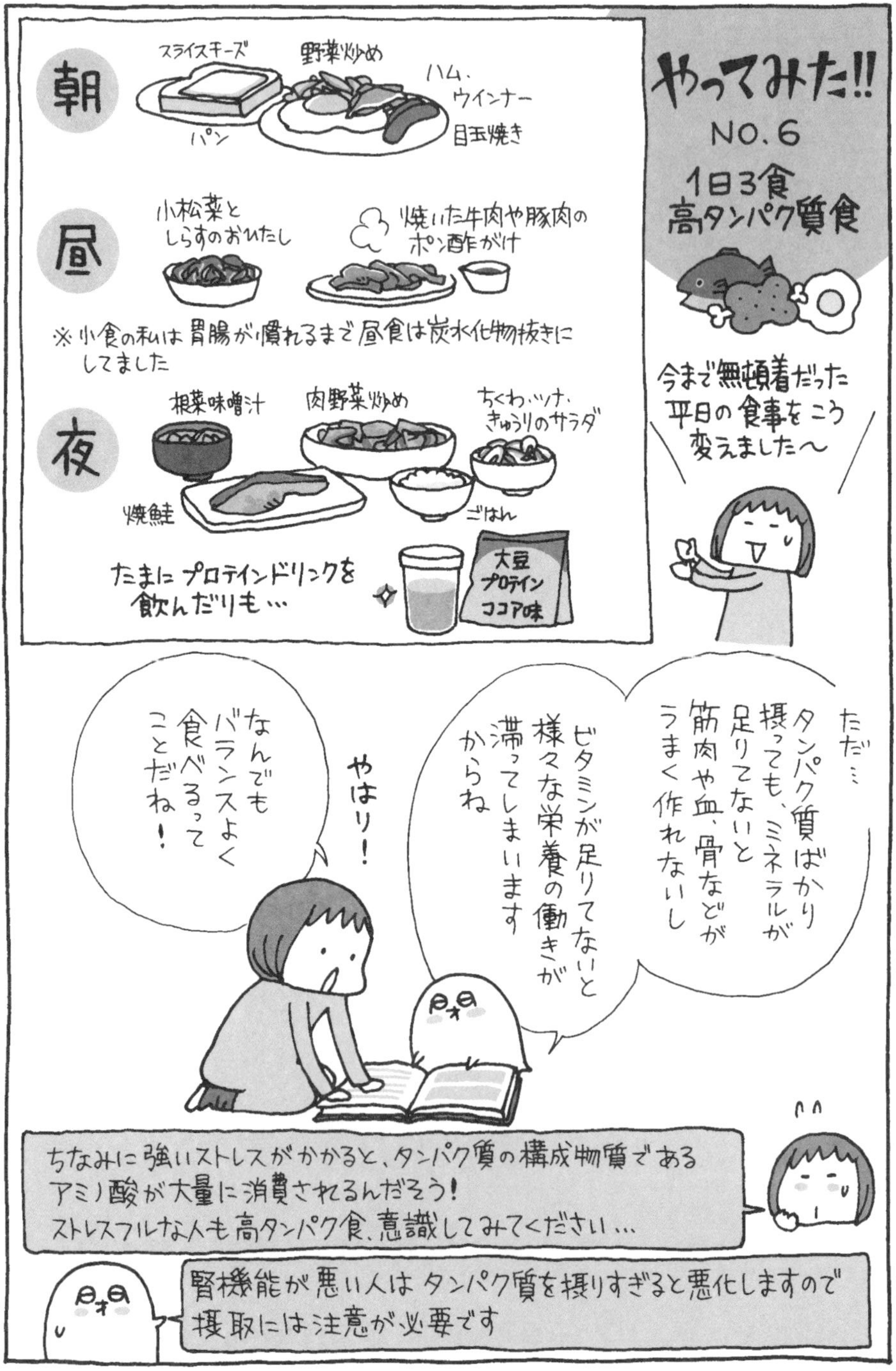
やってみた!!
NO.6
1日3食
高タンパク質食
今まで無頓着だった
平日の食事をこう
変えました〜
朝
スライスチーズ
野菜炒め
ハム、
ウインナー
パン
目玉焼き
昼
小松菜と
しらすのおひたし
焼いた牛肉や豚肉の
ポン酢がけ
※小食の私は胃腸が慣れるまで昼食は炭水化物抜きに
してました
夜
根菜味噌汁
肉野菜炒め
ちくわ、ツナ、
きゅうりのサラダ
焼鮭
ごはん
たまにプロテインドリンクを
飲んだりも…
大豆
プロテイン
ココア味
ただ…
タンパク質ばかり
摂っても、ミネラルが
足りてないと
筋肉や血、骨などが
うまく作れないし
ビタミンが足りてないと
様々な栄養の働きが
滞ってしまいます
からね
やはり!
なんでも
バランスよく
食べるって
ことだね!
ちなみに強いストレスがかかると、タンパク質の構成物質である
アミノ酸が大量に消費されるんだそう!
ストレスフルな人も高タンパク食、意識してみてください…
腎機能が悪い人はタンパク質を摂りすぎると悪化しますので
摂取には注意が必要です

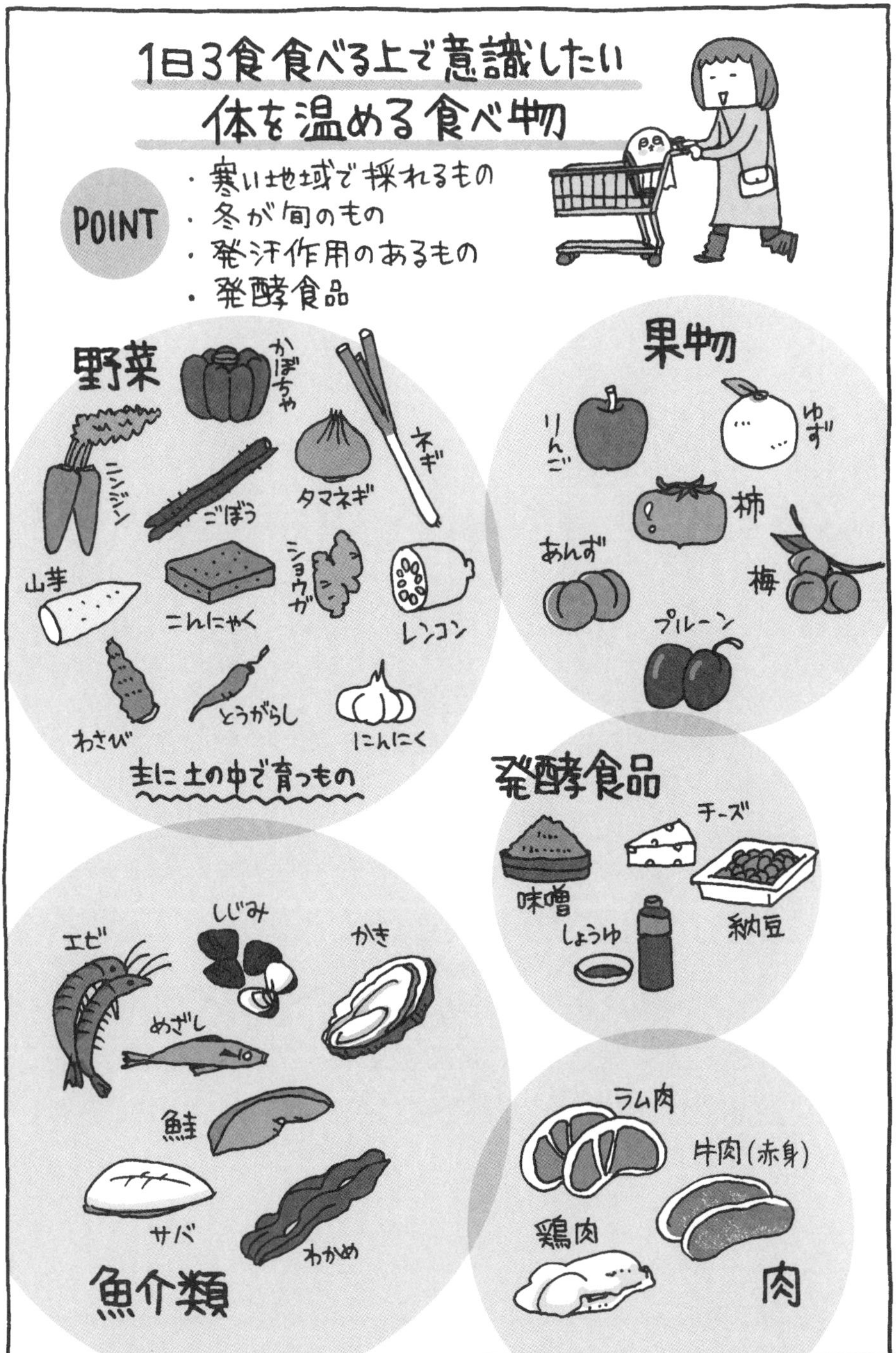
1日3食食べる上で意識したい
体を温める食べ物
POINT
・寒い地域で採れるもの
・冬が旬のもの
・発汗作用のあるもの
・発酵食品
野菜
かぼちゃ
ネギ
ニンジン
ごぼう
タマネギ
山芋
こんにゃく
ショウガ
レンコン
わさび
とうがらし
にんにく
主に土の中で育つもの
果物
りんご
ゆず
柿
あんず
梅
プルーン
発酵食品
チーズ
味噌
納豆
しょうゆ
エビ
しじみ
かき
めざし
鮭
サバ
わかめ
魚介類
ラム肉
牛肉（赤身）
鶏肉
肉

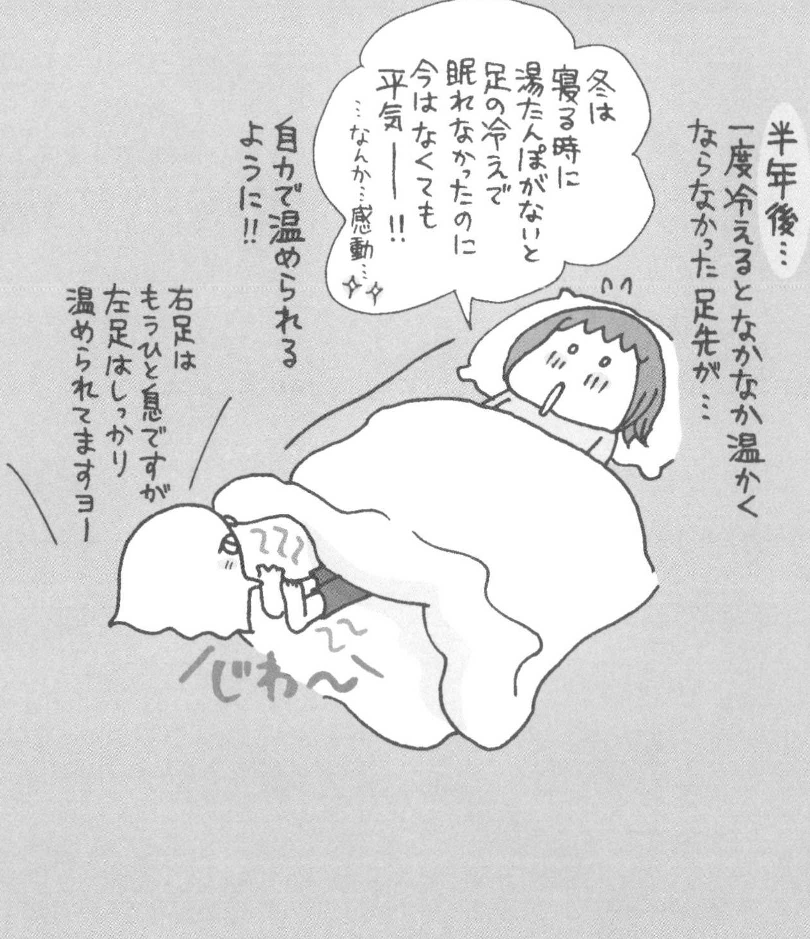
半年後…
一度冷えるとなかなか温かく
ならなかった足先が…
冬は寝る時に湯たんぽがないと足の冷えで眠れなかったのに今はなくても平気――!!
…なんか…感動…
自力で温められるように!!
右足はもうひと息ですが左足はしっかり温められてますヨー
じわ～

Chapter 8

ポカポカな血を巡らせたい！

冷え症対策その4～筋トレで温める～

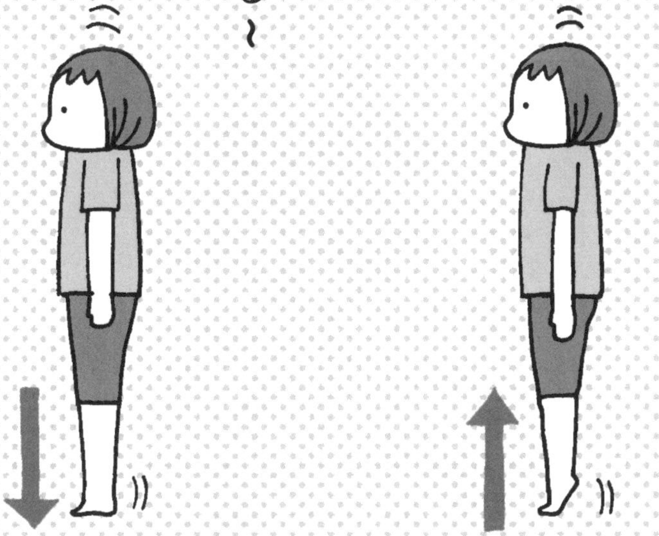

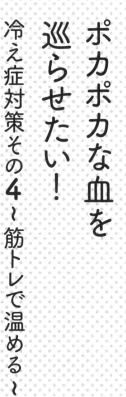

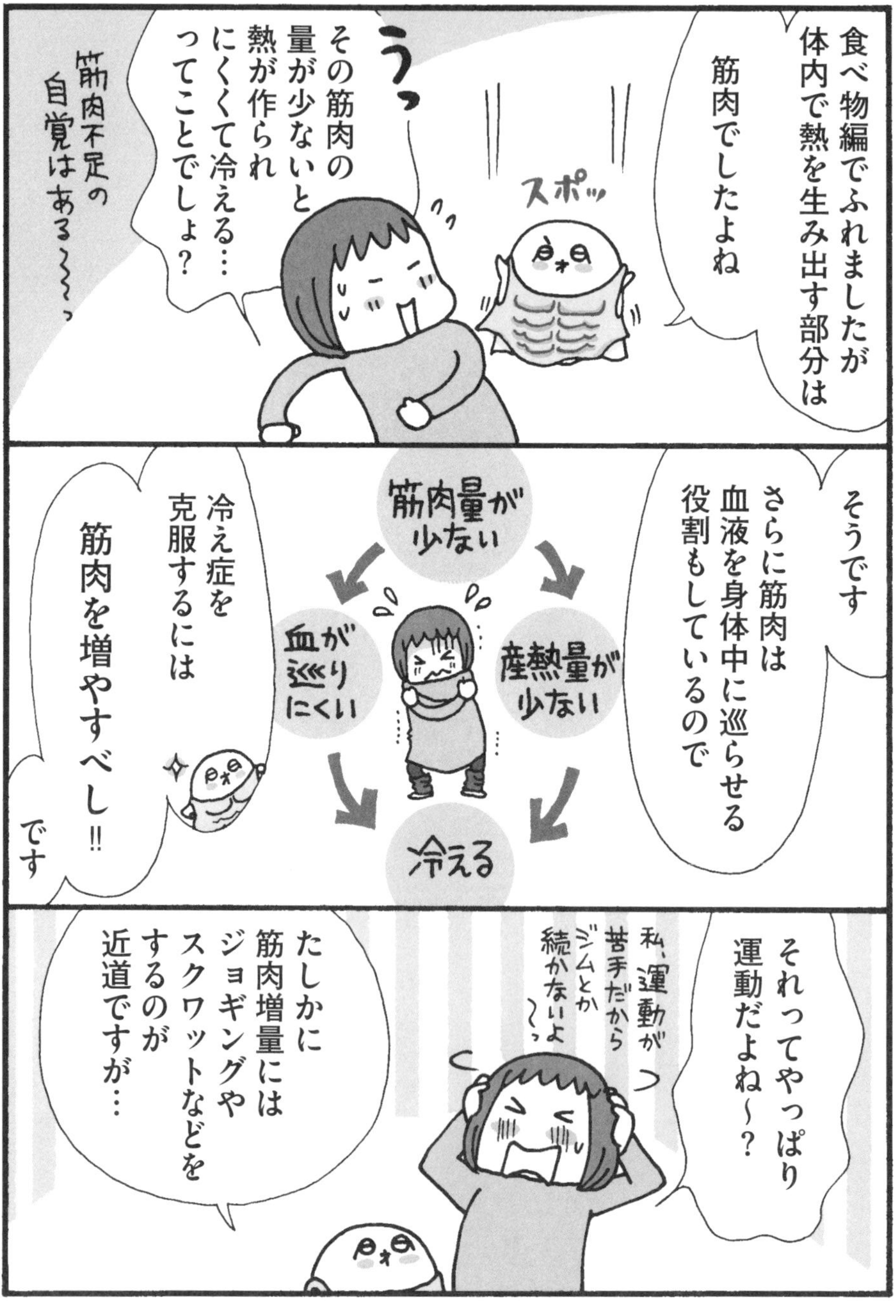
食べ物編でふれましたが
体内で熱を生み出す部分は
筋肉でしたよね
スポッ
うっ
その筋肉の
量が少ないと
熱が作られ
にくくて冷える…
ってことでしょ？
筋肉不足の
自覚はある〜〜っ
そうです
さらに筋肉は
血液を身体中に巡らせる
役割もしているので
筋肉量が少ない
産熱量が少ない
血が巡りにくい
冷える
冷え症を
克服するには
筋肉を増やすべし!!
です
それってやっぱり
運動だよね〜？
私、運動が
苦手だから
ジムとか
続かないよ
〜っ
たしかに
筋肉増量には
ジョギングや
スクワットなどを
するのが
近道ですが…

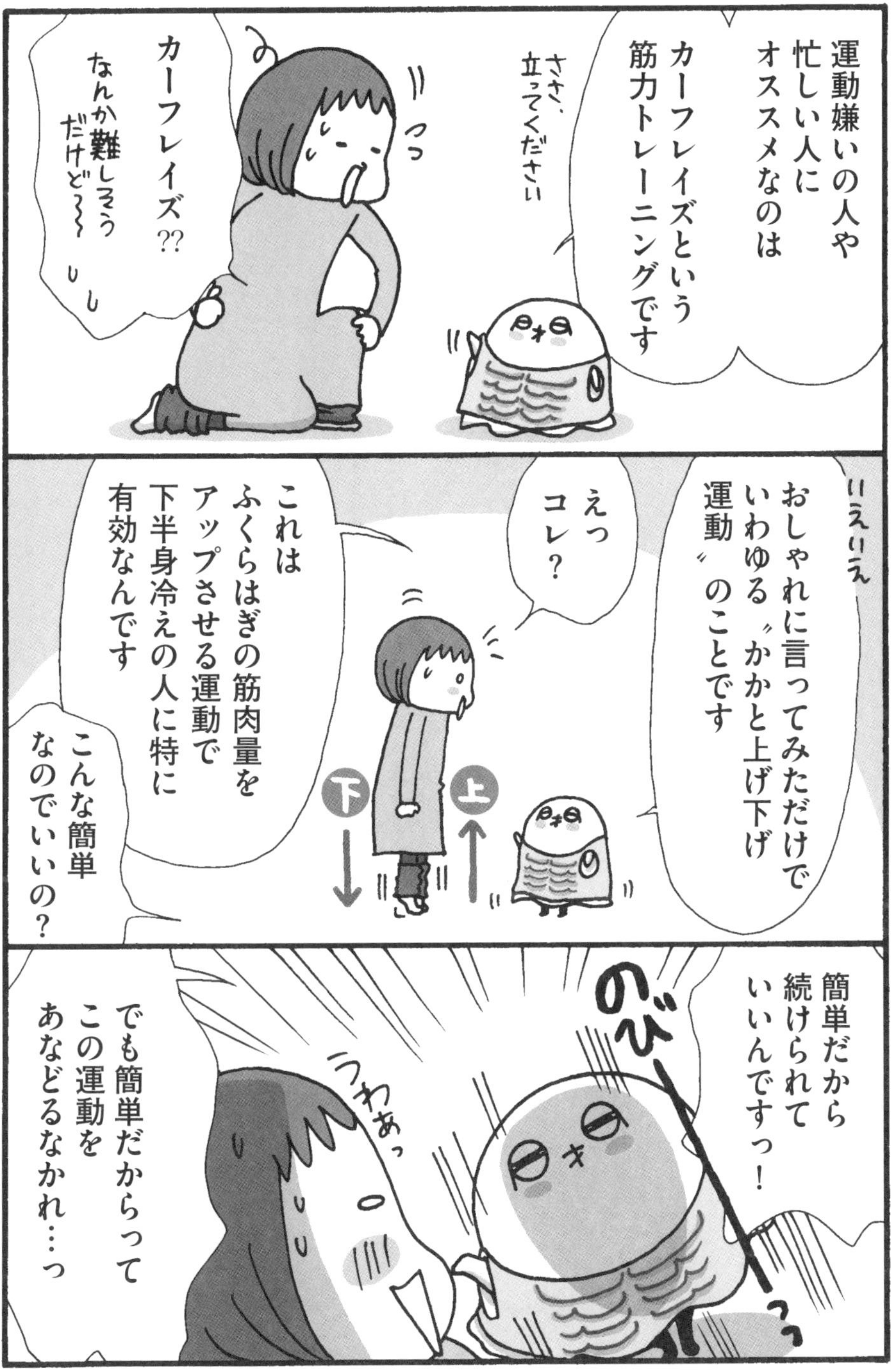
運動嫌いの人や
忙しい人に
オススメなのは
カーフレイズという
筋力トレーニングです
ささ、立ってください
カーフレイズ??
なんか難しそうだけど〜〜
いえいえ
おしゃれに言ってみただけで
いわゆる〝かかと上げ下げ運動〟のことです
えっ
コレ?
これは
ふくらはぎの筋肉量を
アップさせる運動で
下半身冷えの人に特に
有効なんです
上
下
こんな簡単なのでいいの?
簡単だから続けられていいんですっ!
のび〜っ
うわあっ
でも簡単だからって
この運動を
あなどるなかれ…っ

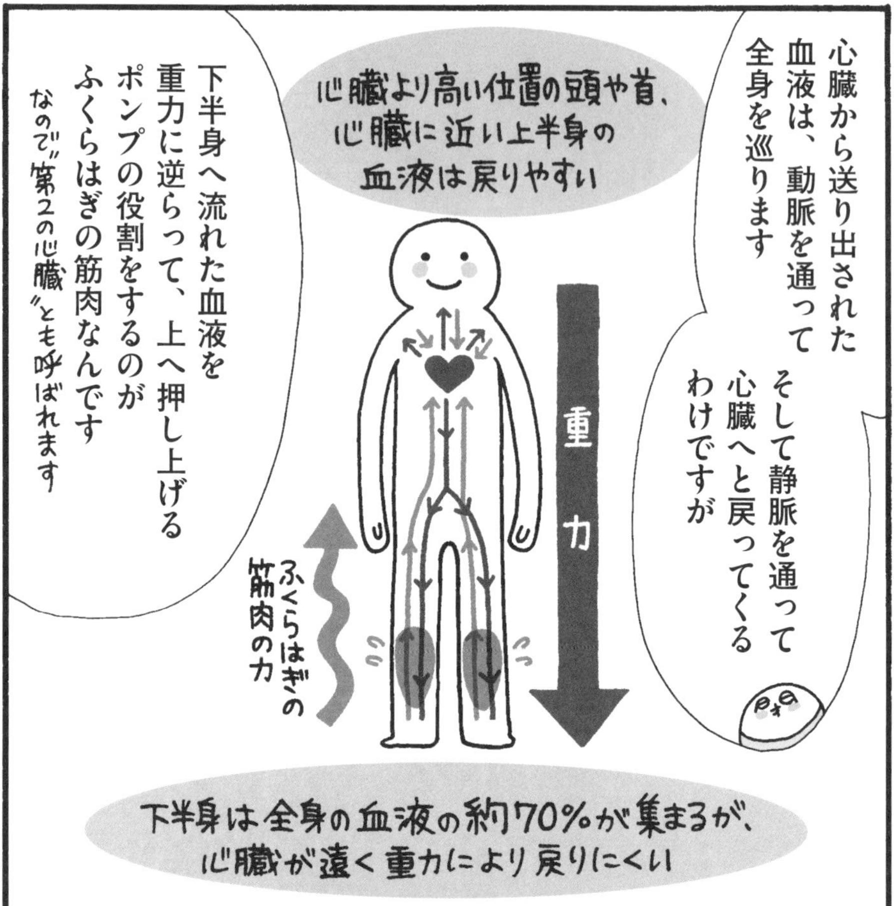
心臓から送り出された血液は、動脈を通って全身を巡ります
そして静脈を通って心臓へと戻ってくるわけですが
心臓より高い位置の頭や首、心臓に近い上半身の血液は戻りやすい
重力
ふくらはぎの筋肉の力
下半身へ流れた血液を重力に逆らって、上へ押し上げるポンプの役割をするのがふくらはぎの筋肉なんです
なので"第2の心臓"とも呼ばれます
下半身は全身の血液の約70%が集まるが、心臓が遠く重力により戻りにくい
この筋肉が少ない、動かないとなると下半身の血液が滞って全身の血行も悪くなってしまうんです
足のだるさ、むくみの原因にもなります
たしかにあなどれないねっふくらはぎの筋肉…っ

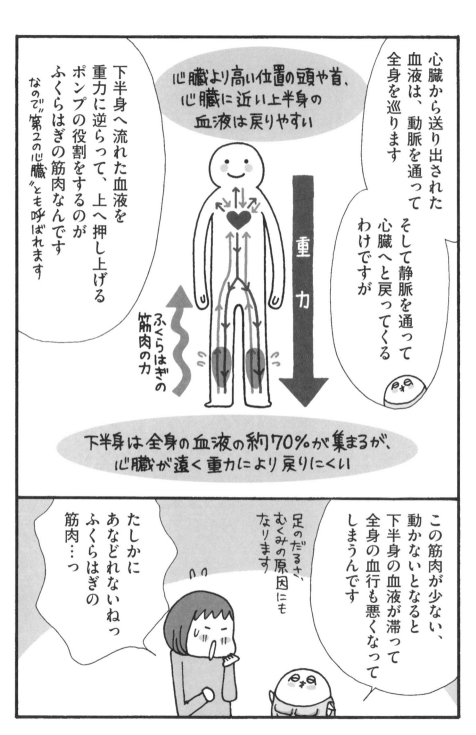

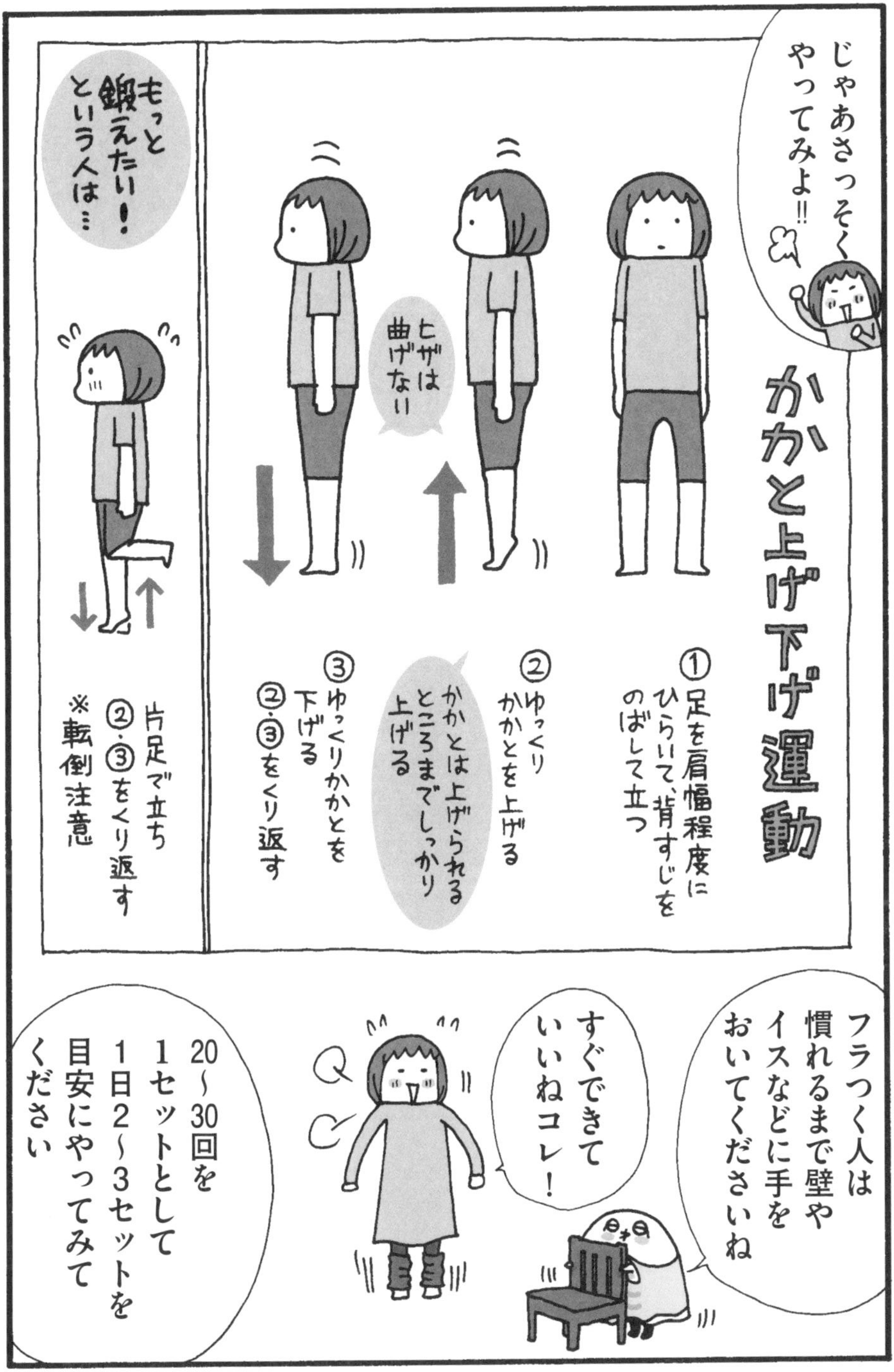
じゃあさっそくやってみよ!!
かかと上げ下げ運動
①足を肩幅程度にひらいて、背すじをのばして立つ
②ゆっくりかかとを上げる
ヒザは曲げない
かかとは上げられるところまでしっかり上げる
③ゆっくりかかとを下げる
②・③をくり返す
もっと鍛えたい！という人は…
片足で立ち②・③をくり返す
※転倒注意
フラつく人は慣れるまで壁やイスなどに手をおいてくださいね
すぐできていいねコレ！
20～30回を1セットとして1日2～3セットを目安にやってみてください

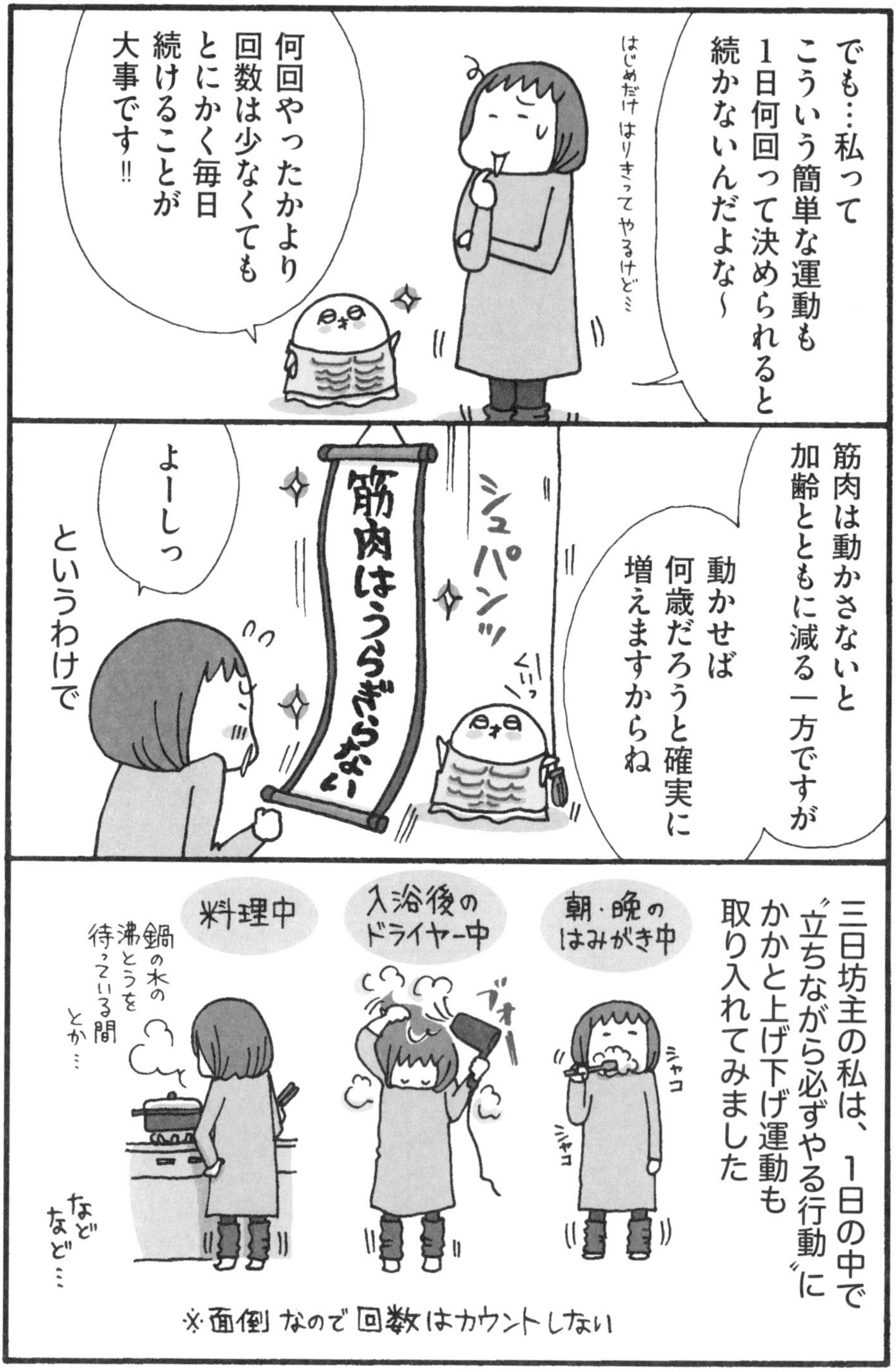
でも…私って
こういう簡単な運動も
1日何回って決められると
続かないんだよな～
はじめだけ はりきってやるけど…
何回やったかより
回数は少なくても
とにかく毎日
続けることが
大事です!!
筋肉は動かさないと
加齢とともに減る一方ですが
動かせば
何歳だろうと確実に
増えますからね
シュパンッ
くりっ
筋肉はうらぎらない
よーしっ
というわけで
三日坊主の私は、1日の中で
"立ちながら必ずやる行動"に
かかと上げ下げ運動も
取り入れてみました
朝・晩のはみがき中
シャコ
シャコ
入浴後のドライヤー中
ブオー
料理中
鍋の水の沸とうを待っている間とか…
などなど…
※面倒なので回数はカウントしない

たまにうっかり忘れちゃうこともあるけど、気づいたらまたすぐできるから
この私でも続いてるよ～
しかも血が巡ってる感じがする～♪
おぉスバラシイ!!
立ってできない場合は座りながらでもできますよ
座ったまま
かかと上げ下げ運動
①背すじをのばしイスに浅く座り両足をそろえる
②ゆっくりかかとを上げる
③ゆっくりかかとを下げる
②・③をくり返す
雑誌などを数冊ヒザの上にのせて負荷をかけると筋力UP!

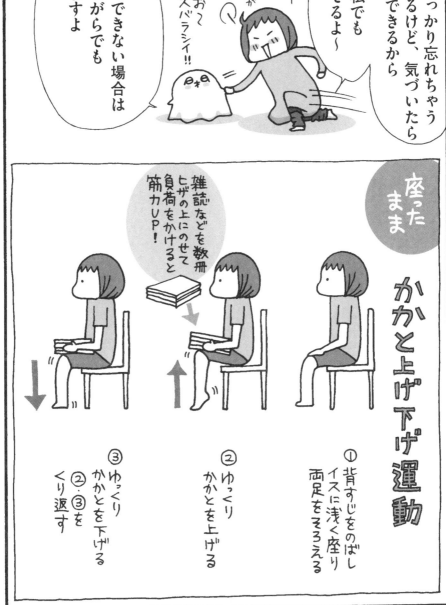

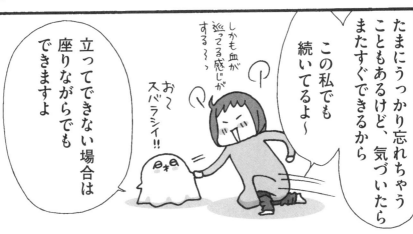

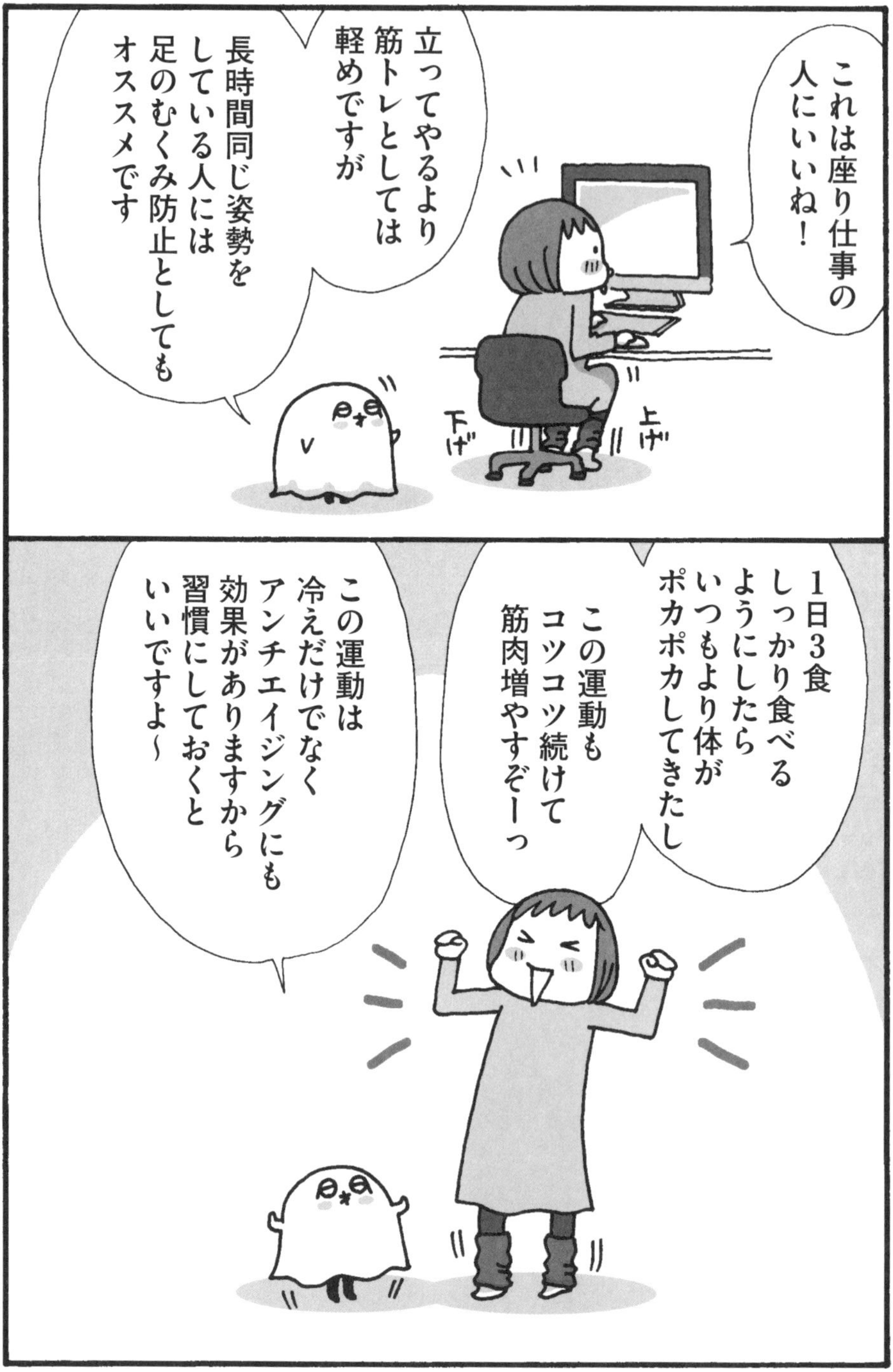
これは座り仕事の人にいいね！
立ってやるより筋トレとしては軽めですが
長時間同じ姿勢をしている人には足のむくみ防止としてもオススメです
上げ
下げ
1日3食しっかり食べるようにしたらいつもより体がポカポカしてきたし
この運動もコツコツ続けて筋肉増やすぞーっ
この運動は冷えだけでなくアンチエイジングにも効果がありますから習慣にしておくといいですよ〜

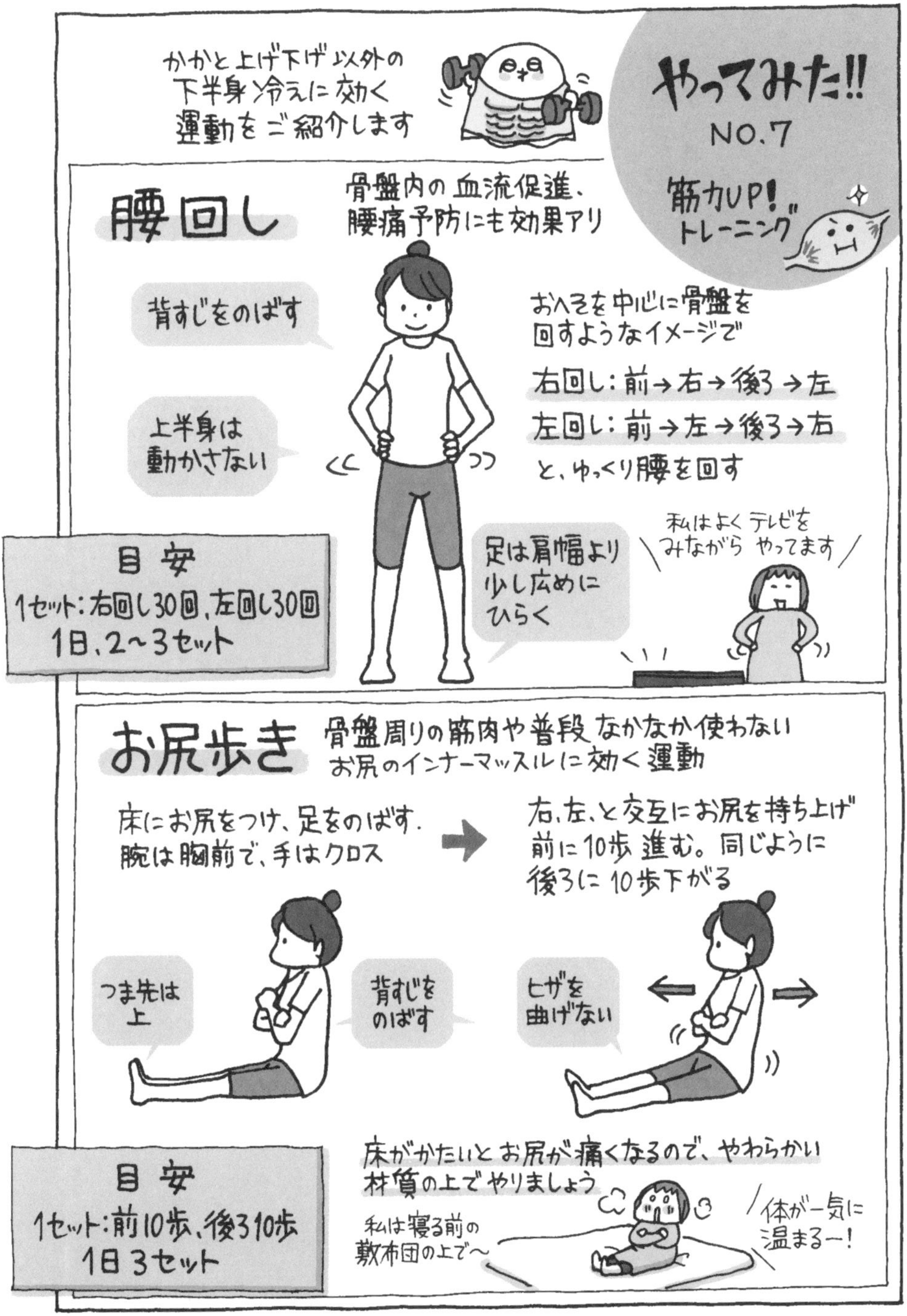
かかと上げ下げ以外の
下半身冷えに効く
運動をご紹介します
やってみた!!
NO.7
筋力UP!
トレーニング
腰回し
骨盤内の血流促進、
腰痛予防にも効果アリ
背すじをのばす
上半身は
動かさない
おへそを中心に骨盤を
回すようなイメージで
右回し：前→右→後ろ→左
左回し：前→左→後ろ→右
と、ゆっくり腰を回す
足は肩幅より
少し広めに
ひらく
私はよくテレビを
みながら やってます
目安
1セット：右回し30回、左回し30回
1日、2～3セット
お尻歩き
骨盤周りの筋肉や普段なかなか使わない
お尻のインナーマッスルに効く運動
床にお尻をつけ、足をのばす。
腕は胸前で、手はクロス
右、左、と交互にお尻を持ち上げ
前に10歩進む。同じように
後ろに10歩下がる
つま先は
上
背すじを
のばす
ヒザを
曲げない
目安
1セット：前10歩、後ろ10歩
1日3セット
床がかたいとお尻が痛くなるので、やわらかい
材質の上でやりましょう
私は寝る前の
敷布団の上で～
体が一気に
温まるー！

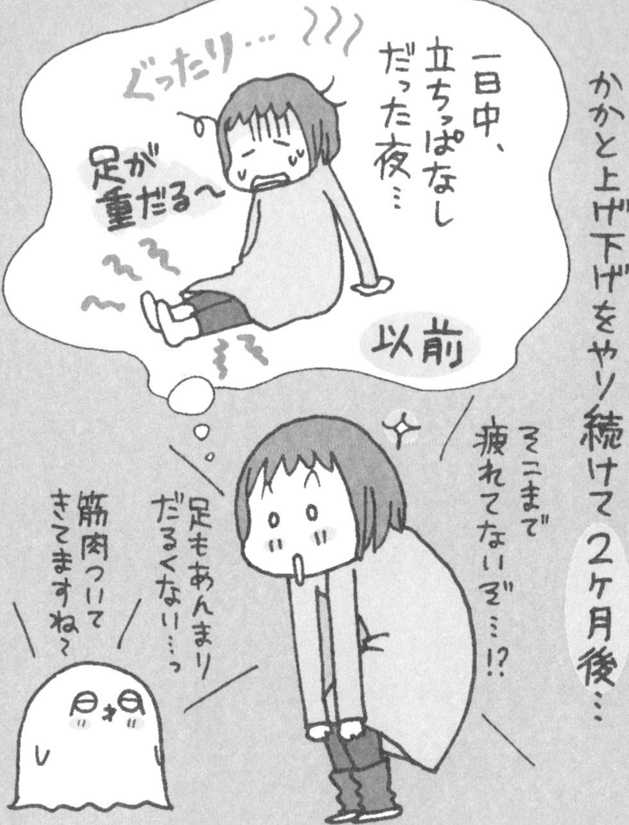
かかと上げ下げをやり続けて2ケ月後…
一日中、立ちっぱなしだった夜…
ぐったり…
足が重だる〜
以前
そこまで疲れてないぞ…!?
足もあんまりだるくない…っ
筋肉ついてきてますね〜

やってみた!!
特別編
1

早発閉経（早発卵巣不全）って？
卵巣のしくみと働きを詳しく調べてみた

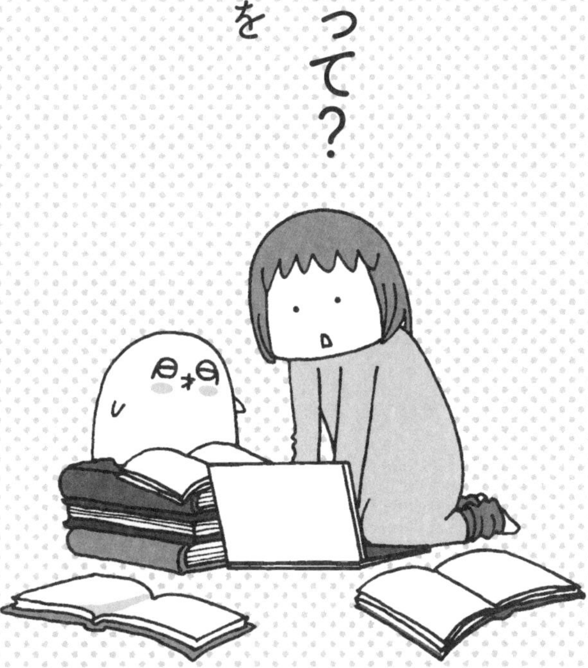

早発卵巣機能不全＝早発卵巣不全

(POI：Premature Ovarian Insufficiency）の通称が早発閉経

平均閉経年齢より早い40歳未満で卵巣内の卵子の数が急激に減り閉経してしまう疾患です。

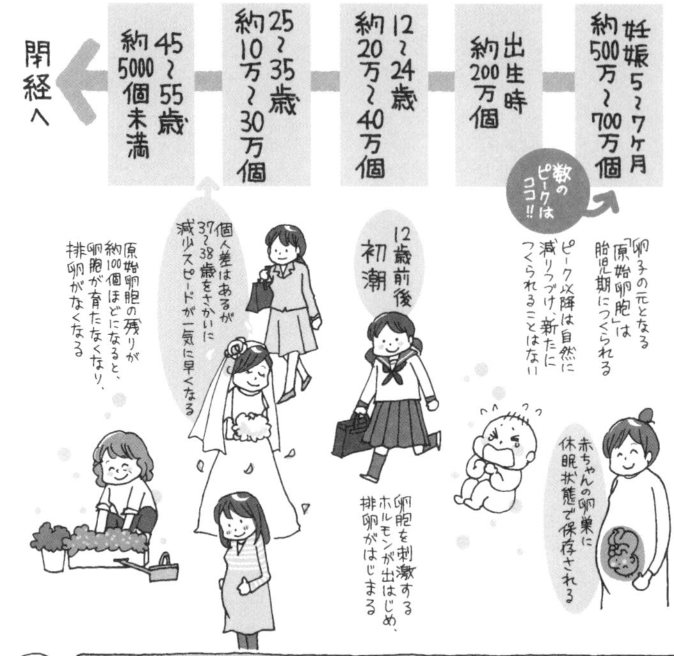

妊娠5〜7ヶ月
約500万〜700万個
出生時
約200万個
12〜24歳
約20万〜40万個
25〜35歳
約10万〜30万個
45〜55歳
約5000個未満
閉経へ
数のピークはココ!!
卵子の元となる「原始卵胞」は胎児期につくられる
ピーク以降は自然に減りつづけ、新たにつくられることはない
赤ちゃんの卵巣に休眠状態で保存される
12歳前後 初潮
卵胞を刺激するホルモンが出はじめ、排卵がはじまる
個人差はあるが37〜38歳をさかいに減少スピードが一気に早くなる
原始卵胞の残りが約100個ほどになると、卵胞が育たなくなり、排卵がなくなる

早発閉経の人は この原始卵胞が"生まれつき少ない"もしくは"生まれつき、または何らかの原因で減るスピードが早い"ので 卵巣機能が正常な人より数年、もしくは数十年も早く閉経してしまうんです

卵巣の中にある卵子の数がどう減っていくか、どう育っていくか具体的に知ってます？

ん〜と…そもそも卵巣にいくつ卵子があるかがわからない…

では卵巣のしくみをくわしく説明しますね。卵子の元となる細胞が集まった「原始卵胞」は その人がまだ産まれる前の胎児の時にすでに作られているんです。

え――！ 産まれる前から!?

男性の精子は精巣で日々新しく作られますが、卵巣では原始卵胞が一度作られたらそれ以降新たに作られることはありません。35歳の人の卵子は35年経った細胞ということになります。

「年齢とともに卵子は老化する」ってそういうことなのかー

そして卵子の元となる細胞の数もこの胎児の時がピークで、それ以降は自然にどんどん減っていき増えることはありません。

へぇえ…。卵巣は卵子を作るところじゃなく、いずれ成長する卵子を保存しているところなんだね。

うわ〜、図をみてみると妊娠・出産を意識する年齢の頃にはすでにかなりの数が減るんだね…。…とはいえ残り30万個って一瞬多く感じたけど…

だいたい月1回排卵される卵子は約1～2個ですから、たしかにそう感じますよね。一人の女性が生涯で排卵する卵子の数は400～500個といわれますし…。では、この卵子の元となる原始卵胞は1周期の排卵にいくつ使われると思いますか？

たしか10個くらいの卵胞が競争し合って成長して、一番発育のいいひとつが排卵されるんじゃなかったっけ？

いいえ。そのひとつの卵子の排卵までに数百個の原始卵胞が消費されているのです。

す、数百個!?

さらにいうと、1日あたり複数の原始卵胞が成長をはじめますが、そのほとんどが消えてしまいます。その中で生き残り、成長を続けた約10～20個が卵胞期にホルモンの指令を受けてさらに育ち、その中で選ばれたひとつが排卵する、これが卵巣内での卵胞が育つしくみです。

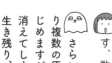

!!…てことは1周期に10個じゃなくて、1日に10～20個くらい原始卵胞が減っていってるってことなの!?

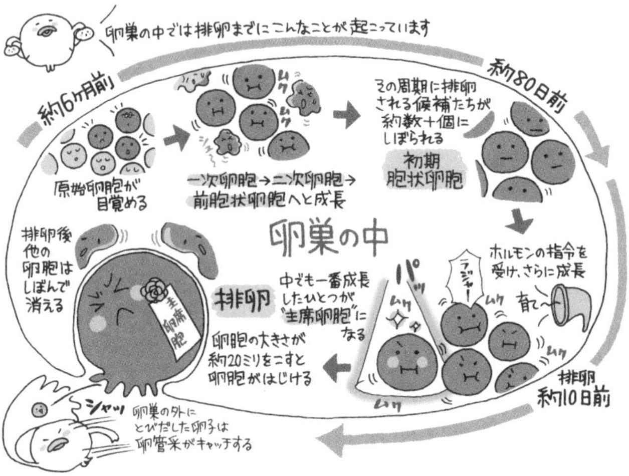

そうです。これは無排卵やピルなどで生理を止めていても原始卵胞は時間とともに消えていきます。ちなみに最後に選ばれる「主席卵胞」は、質の良さ等は関係なく偶然その時の大きさが月経周期に合っていたものなんですよ。

し、知らなかった…倍率数百倍の勝ち抜きオーディションみたい。しかも選ばれ方も実力じゃなくて運なんだ…。育ちはじめるのが半年前も前からってのも驚いたー。

一度の排卵のために用意される原始卵胞の数や、どの卵子が成長するかはあらかじめ卵巣内にプログラムされているといわれています。そして用意される原始卵胞の数は年齢とともに減少…例えば30代は300個だったのが40代には100個以下になっていきます。その数が少なければ成長を始める数も少なく、排卵までに育つ卵胞も減ってしまうわけです。

あ～だから高齢になると妊娠しづらかったり、無排卵や生理不順が起きてくるんだね。

原始卵胞がゼロになるから閉経するわけではなく、排卵するために必要な数百個がなくなると閉経になるのです。

原因不明が多い早発閉経。卵巣からの発症のサインは…？

早発閉経は、マンガにもあった通りほとんどの場合、原因不明で起こります。全国で初めて早発閉経外来を開設した聖マリアンナ医科大学 生殖医療センターの統計によると、原因として明らかなものは1～2割程度で、自然に発症した人のうち

自己抗体保有…50％
自己免疫疾患…20％
染色体異常…15％
遺伝子異常…3％

で医原性（卵巣の手術や化学療法、放射線治療を受けたことによる発症）を原因とする人がほぼ同数。甲状腺や副腎の病気がある人に多い傾向があるとのこと。

とはいえ8～9割の人は原因不明。

それまで順調に生理があっても数年後はわからない、というのがこの疾患の怖いところ。「卵巣の動きが鈍くなってるよー」「卵子が減ってきてるかもよー」という卵巣からの主なサインは「月経不順」です。これを放っておくとやがて無月経になり閉経へとつながるので、このサインを見逃さないようにすることが重要だそうです。

早発閉経になってしまうと約半年～2年ほどで一気に症状が進みやすく、しかも発症年齢が若ければ若いほど卵子の減るスピードが早い傾向にあるそうです。さらに、無月経の状態が1年間以上経過しているような場合は専門医ですら対処が困難になってしまうのです。

私が「早発閉経なりかけ」と診断されてから過去を振り返ってみると、じわじわ生理不順が始まったのが39歳前半。その約1年後にはホルモン値が悪化し、卵巣が反抗期に入ったかのように2・3ヶ月卵胞が育たない状態になったので、たしかにあっという間に卵巣機能が弱っていった実感があります。もちろん体質は人それぞれ違いますし、早発閉経も症状や状態は人によってさまざまです。しかし治療法がない疾患なだけに、弱ってきた卵巣にいかに早く気づいて専門的なフォローをするかがカギだと、早発閉経専門の医師は言っていました。

すぐにできることは、自分の生理について関心をもつこと。生理ってわずらわしいし、できればない方が楽だと思う人も多いと思いますが、「生理周期の長短」「おりものや経血の量」などを把握しておくことはちょっとした変化に気づくきっかけになるからです。

すでに生理不順が気になっている人は、年齢問わずクリニックを受診して、30歳以上なら血液検査でホルモン値やAMH検査を調べてみてください。また 今は生理不順はないけれどいつかは子どもを産みたいという希望がある人で、仕事や勉強、結婚や妊娠出産の優先順位に迷っている人もAMH検査をオススメしたいです。

私がAMHを初めて測った2014年当時は検査を実施しているクリニックは非常に少なかったのですが、現在は検査の有効性が浸透し多くのレディースクリニックで受けられるようになりました。卵巣を若返らせることはできないし、卵子の数をあとから増やすこともできません。リミットがあるものだからこそ手遅れになって後悔する前に、自分のおおよその卵巣年齢を把握しておくことはとてもとても大切だと思います。

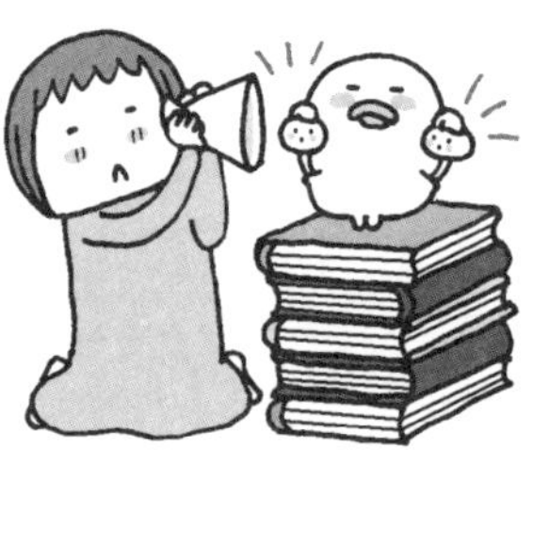

やってみた!!
特別編
2

早発閉経、早発閉経になりかけ…と診断された後の治療のことを調べてみた

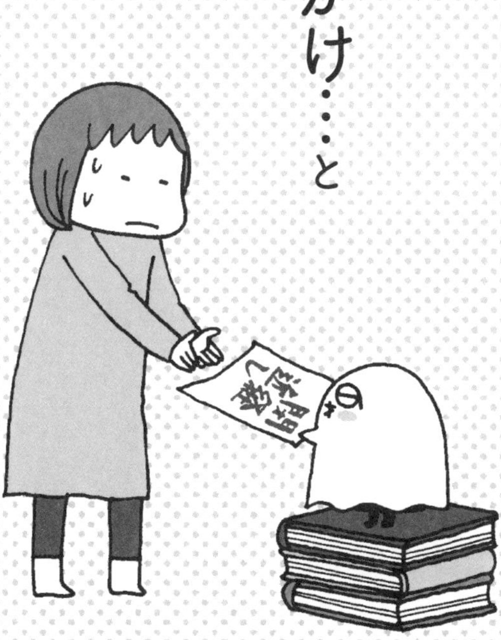

早発閉経、早発閉経になりかけ、と診断されたら…

妊娠を希望するのか希望しないのかによって治療方法が変わります。

◉妊娠を希望しない場合…
主な治療方法は「ホルモン補充療法（HRT）」です

体内で減ってきた女性ホルモン（エストロゲン）を投与し、体内の急激な変化をやわらげる治療法。更年期症状や更年期障害の治療法として もともと欧米や北欧では定着していた治療法ですが、最近では日本でも多く取り入れられています。

主にレディーズクリニックの血液検査でホルモン値を計測し、年齢や症状に合わせた飲み薬、貼り薬、塗り薬などが医師から処方されます。

※投与量や服用日数は、症状や副作用の有無などと合わせて医師と相談しながら調節する

※HRTができない人…
乳がん、子宮がん、
血栓症の治療薬を処方されている人、
脳卒中や心筋梗塞を起こしたことがある人

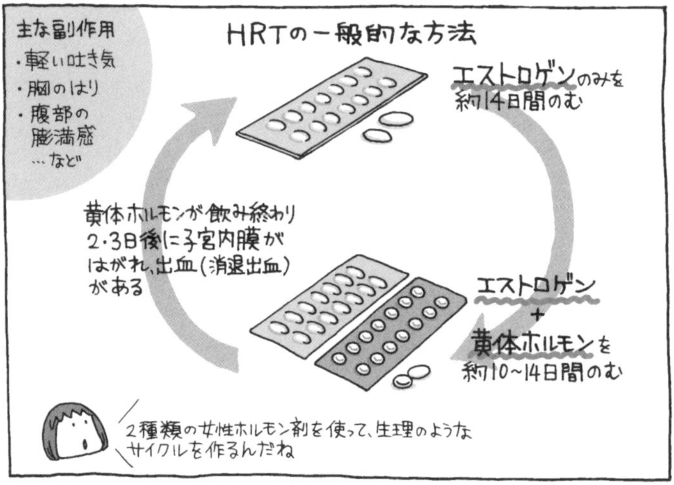
HRTの一般的な方法
主な副作用
・軽い吐き気
・胸のはり
・腹部の膨満感
…など
エストロゲンのみを約14日間のむ
エストロゲン＋黄体ホルモンを約10〜14日間のむ
黄体ホルモンが飲み終わり2・3日後に子宮内膜がはがれ、出血（消退出血）がある
2種類の女性ホルモン剤を使って、生理のようなサイクルを作るんだね

過去に、HRTを行うと子宮体がんになるリスクが上がるという情報もありました。

子宮体がんはホルモンとの関連があり、エストロゲン単独使用では子宮体がん発症率が高まりますが、黄体ホルモンを併用することにより発症率は上昇しないことがわかっています。また、乳がんについてはHRTを5年以上継続した人は治療しなかった人に比べて少し増えますが、乳がんによる死亡率は変わらないといわれています。

しかしHRTは子宮内膜がんの予防にもなるという報告もあるので、いずれにしても治療の有無にかかわらず年に一度のがん検診を受けておくことが重要だそうです。

更年期症状を緩和させるだけでなく、閉経後にリスクが上がる主な症状…骨粗鬆症や動脈硬化、アルツハイマーなどの発症を回避するため、専門医は50歳くらいまでHRTを行うことを推奨しています

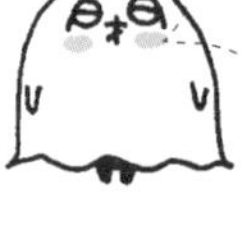

◉妊娠を希望する場合…

主な治療方法は
①早発閉経患者向けの排卵誘発方法での不妊治療
②原始卵胞体外活性化療法（IVA）
があります。

①早発閉経患者向けの排卵誘発方法での不妊治療とは…

早発閉経で卵巣機能は弱まっていても卵巣内の卵子の質は年齢相当で、年齢による妊娠率も卵巣機能が正常な人と同じという観点から、卵巣内に残る卵胞を発育・排卵させるために卵巣を刺激していく方法。うまく卵子が採れれば、年齢が若い人ほど妊娠が期待できます。

早発閉経専門の不妊治療を実施しているクリニックは非常に数が限られていますが、一般的な不妊治療を行っているクリニックでも医師によっては卵巣機能が弱ってきている患者向けの方法を提案してくれる例もあります。

②原始卵胞体外活性化療法（IVA：In Vitro Activation）とは…

早発閉経の研究を行ってきた聖マリアンナ医科大学病院と米国スタンフォード大学との共同研究グループが2013年に開発した最新の治療法。

①早発閉経患者向けの排卵誘発方法での不妊治療

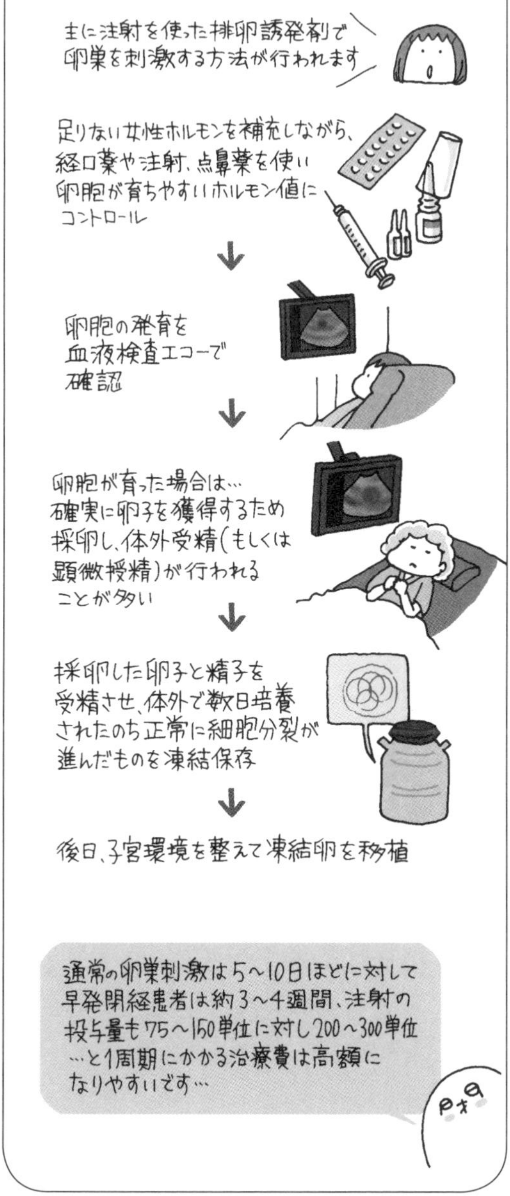
主に注射を使った排卵誘発剤で
卵巣を刺激する方法が行われます
足りない女性ホルモンを補充しながら、
経口薬や注射、点鼻薬を使い
卵胞が育ちやすいホルモン値に
コントロール
卵胞の発育を
血液検査エコーで
確認
卵胞が育った場合は…
確実に卵子を獲得するため
採卵し、体外受精（もしくは
顕微授精）が行われる
ことが多い
採卵した卵子と精子を
受精させ、体外で数日培養
されたのち正常に細胞分裂が
進んだものを凍結保存
後日、子宮環境を整えて凍結卵を移植
通常の卵巣刺激は5〜10日ほどに対して
早発閉経患者は約3〜4週間、注射の
投与量も75〜150単位に対し200〜300単位
…と1周期にかかる治療費は高額に
なりやすいです…

片方の卵巣を取り出し、卵巣内に残ったわずかな原始卵胞を特殊な薬液を使って活性化させ、それをふたたび卵巣があった付近に移植するという方法です。

※ＩＶＡ治療の対象者は、卵巣機能が低下している人、通常の排卵誘発が効かない人。逆にＩＶＡ治療の対象外となる人は原始卵胞が残っていない人、46歳以上の人です。

この治療を実施しているのは全国で3ヶ所
【神奈川】聖マリアンナ医科大学病院
生殖医療センター
【東京】ローズレディースクリニック
【富山】富山大学附属病院 産婦人科
（2018年5月現在）

ただしどちらの治療法も医療保険の適用外なので、治療費や手術代が高額です。（ＩＶＡの手術は卵巣摘出と移植を合わせると100万円程度）

さらに全ての早発閉経患者に効果が望める治療ではなく、あらゆる排卵誘発をしても卵巣が反応しなかったり、ＩＶＡを受けたけれど卵胞が発育しなかったという方も多いです。残っている卵胞があるのかないのか、卵胞が残っていたとしても育つのか育たないのか…ぶっちゃけ、大金をかけたいちかばちかの大きな賭けになってしまうことも事実。

それでも数年前までは早発閉経と診断されると不妊治療の道は閉ざされ、子どもを諦められない場合は卵子提供か養子縁組か…しか選択肢がありませんでした。現在は生殖医療の進歩と早発閉経の研究が進んだ結果、自分の卵子で妊娠できるかもしれない確率が上がり、希望すればそのチャレンジができる環境になってきています。

② 原始卵胞体外活性化療法（IVA）

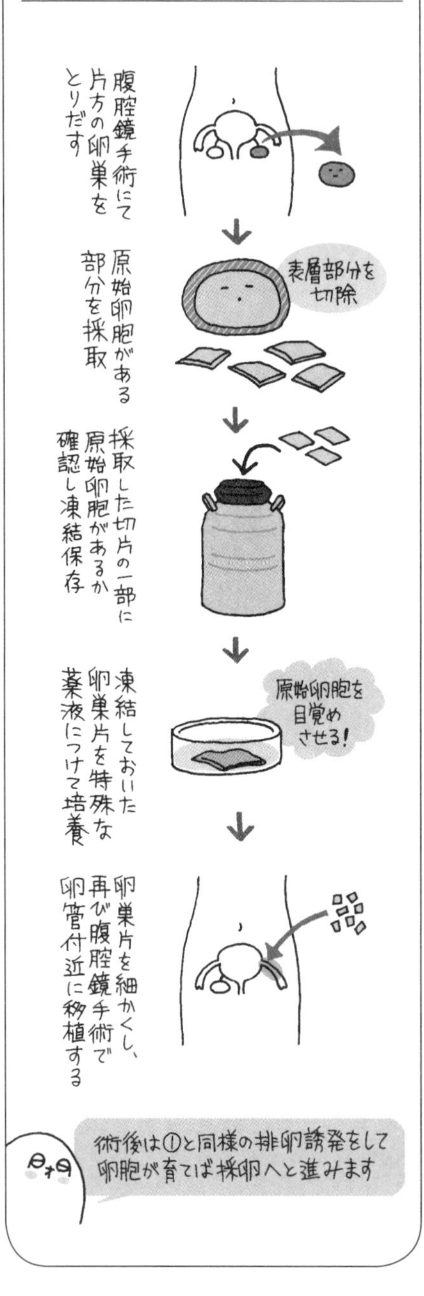
腹腔鏡手術にて片方の卵巣をとりだす
表層部分を切除
原始卵胞がある部分を採取
採取した切片の一部に原始卵胞があるか確認し凍結保存
原始卵胞を目覚めさせる!
凍結しておいた卵巣片を特殊な薬液につけて培養
卵巣片を細かくし、再び腹腔鏡手術で卵管付近に移植する
術後は①と同様の排卵誘発をして卵胞が育てば採卵へと進みます

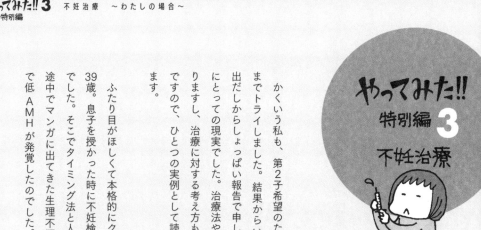

やってみた!! 特別編 3 不妊治療

かくいう私も、第2子希望のため不妊治療に39歳～41歳までトライしました。結果からいうと妊娠にはいたらず。出だしからしょっぱい報告で申し訳ないですが、これが私にとっての現実でした。治療法や効果は非常に個人差がありますし、治療に対する考え方もご夫婦によってさまざまですので、ひとつの実例として読んでいただければと思います。

ふたり目がほしくて本格的にクリニックを受診したのは39歳。息子を授かった時に不妊検査した近所のクリニックでした。そこでタイミング法と人工授精を数回やり、その途中でマンガに出てきた生理不順が始まり、AMH検査で低AMHが発覚したのでした。

慌てた私は、治療のステップアップをせねばと都内の高度不妊治療専門のクリニックへ転院。ここは体になるべく負担をかけず、最低限の排卵誘発剤のみで卵胞を育て、体外受精（や顕微授精）を行うところでした。

治療が始まってすぐの血液検査で高FSHが発覚。一度は卵子がとれて体外受精ができたものの妊娠にはいたらず…。このあたりから卵巣機能が一気に悪化したのか、その後は採卵するも変性卵や空胞の連続…。受精卵を作ることはおろか卵子を得ることすらできずに時間だけが過ぎていきました。

年齢も40歳になり、さすがに不安でいろいろ調べてようやく「自分は早発閉経かもしれない」と気がつきます。その一方で、同じような年齢やホルモン値でも妊娠している人をネットで見つけては「私も次はいい卵子が採卵できて妊娠できるかもしれない」と、早発閉経への疑念を必死に打ち消していました。

でも通院半年を過ぎた頃には高かったFSHがさらに高くなり、ついには卵胞が育たなくなり…ようやく自分の卵巣が弱っていることを痛感。通っていたクリニックは数人の医師がかわるがわる診察するシステムだったのですが、複数の医師から「ここではできる治療が限られているから転院したほうがいい」と言われたことが決め手となり、紹介された早発閉経専門のクリニックに再びの転院をしました。

そうして早発閉経専門のクリニックを受診。医師と相談しIVA手術は受けず、ホルモン補充をしながらの不妊治療を開始しました。前院では卵巣が弱っている人には薬は使わず自然に卵胞が育つのを待つというやり方でしたが、ここでは注射でガンガン卵巣に刺激を与える治療方法で、同じ不妊治療でもその方針の違いに驚きました。はじめは薬や飲むべきサプリメントの量の多さや、なんといっても自己注射（看護師から指導を受けて、自宅で自分で注射すること）にとまどいましたが、これで卵胞が育つかもしれないというワクワク感も少なからずありました。

治療しはじめは順調にいき、ホルモン補充薬を飲んだだけで3つもの卵胞が育ったり、注射による排卵誘発で卵巣も反応してくれて約4ケ月で3回の採卵ができました。しかし…変性卵や空胞、異常受精、培養中に成長が止まる…などでひとつも移植できる受精卵をつくれずという結果に終わりました。途中から、卵子の質がよくなるといわれるものは片っ端から試してみたもののうまくいかず。前院で卵胞が育たなくなっていた時よりは確かに前進はしたけれど、妊娠につながらなければ意味はなく、治療をやめる決断をする時期がすぐそこまで迫っている…そんな状況でした。

転院前に夫と「あと3回くらい体外受精をやって、それでだめなら治療はあきらめよう」とやめ時を話し合っていました。目標に向かって一直線になってしまう私の性格を考えて、夫から提案されたことです。案の定、私は不妊治療のスタートラインにすら立てないまま治療を終えることがくやしくて、夫に懇願しもう一度だけチャレンジをしました。

すると今まで注射の刺激で反応していた卵巣がうんともすんとも言わなくなり、次に卵胞が出現したのはなんと約半年後！　その間はお休みをはさみながらも、次こそは次こそはと注射を続け、育っている卵胞はないかチェックしに通院し、それを3、4週間続けてリセット…の繰り返し。初診で医師に言われた「あなたはまだ早発閉経の手前だけれど、この疾患は急激に悪くなるからね。治療は半年から1年が勝負だと思ってください」という言葉がなんども頭をよぎり、私の卵巣は本当にもう限界なんだと胸がつまりました。

卵巣機能の正常な人なら卵胞が10個も20個も育つような

単位数の3倍の注射を打っても、私はひとつも卵胞が育たない。何日も何日も注射を打っても卵巣が動かない。どんどんかさむ注射代と交通費。その半年間は、育つかわからない卵のために時間もお金も費やして何やってるんだろう…という虚しさと、ずっと願っていたことをあきらめなければならない苦しさで心が真っ黒になっていきました。

そうした中なんとか採卵できた卵でしたが、受精の翌日に成長が止まり培養中止…。なんとも不完全燃焼な結果でしたが、不思議と冷静に受け止められた自分に自分で驚きつつ、積極的な治療はやめると医師に告げました。

こうして幕を閉じた私の不妊治療。ここまで読んできて「そもそも妊娠を望む年齢が遅くない?」「39歳の時点ですぐ体外受精からスタートすべきでしょ?」とツッコんだ方も多いのでは。いやもう本当にそう、ごもっともでございます。

妊娠を望むならとにかく1歳でも若い方がいい。卵子は老化する。知識としてはありましたが、私がスタートをのんびりさせた大きな原因は〝自分はそれまで生理トラブルもなく妊娠出産を経験していること〟〝自分より年上の人たちが多く妊娠していること〟を自分に都合よくあてはめて危機感を持たなかったことに尽きると思います。さらに通院先の初診では必ず「おひとり産まれてますし」と言われ、軽い生理不順や低AMHの結果もさほど問題視されなかったこともあって自分に閉経が迫っていると自覚するのに時間がかかったことも大きかった。そして、体の機能には個人差があって特に生殖分野ではその差がとても大きいことになかなか気づけず、友人や芸能人の高齢出産情報を聞くたびに自分もできるんじゃないか、高度不妊治療さえやれば…そう甘く考えてしまっていました。

不妊治療にチャレンジしたこと、リタイヤしたことに後悔はありません。ですが早発閉経で妊娠できた方の多くはやはり20代、30代前半と年齢が若いこともあり、私も39歳の時に専門医へ飛び込んでいたら少しは結果がちがっていたのかもしれません。もっといえば、ひとり目の不妊検査に時にAMH検査をしていたら…早発閉経になる前に希望の人数の子どもを産み終えられたかもしれない、とも…。とはいえ、その頃にはまだ今のようにAMH検査の情報もなかった時代なので後悔しても仕方のないことなのですが。

「もうひとりほしかった」という思いは治療終了後すぐになくなるものではありませんでした。治療中ずっと夫は

「もうひとりいたらとは思うけれど、息子がうちに産まれてきてくれただけで僕は十分幸せだよ」と言い、息子はそれまで弟や妹をねだることのない子で、3歳の時に一度だけ「うちには赤ちゃんこないの?」と聞いたきり。私だけがあきらめきれず、くすぶりつづけていました。「ひとりいるだけいいじゃない」と思う方もいると思います。でも子育てをしていると、子どものお友だちに次々と弟や妹が産まれる光景や、自分の理想としていた兄弟構成を間近で目にしながら生活するわけで、それはそれでつらいものがありました。

そんなある日、6歳になった息子にふいに「どうしてうちは子どもが僕だけなの?」と聞かれました。不妊治療は息子に気づかれないように進めていたので、その突然の問いかけに驚きつつも私は「神さまが決めたことだから」と答えました。自分の口からとっさに出た言葉でしたが、それが自分の胸に気持ちいいくらいストンとおさまって鉛のように重たかった心が動いた瞬間でした。

4人家族になりたかったけど、なれなかった、でもそれは神さまが決めたこと。願いが足りなかったとか努力が足りなかったとかそういうことじゃなくて、ただただそういう運命だっただけなんだ、と。「あぁそっか。だからうちは3人家族なんだね」とにっこり笑う息子をみて、私の心の中に長いことどっかりと占領していた気持ちが静かにしぼんで軽くなっていくのを感じました。

あれから2年がすぎた今も「もうひとりほしかった」という気持ちはなくなりません。でも日々がすぎる中でずいぶんと形も大きさも心にある場所も変わりました。この気持ちは〝ひとつの願いを叶えたくて必死にもがいた数年間の思い〟として、きっと死ぬまで私の心のどこかにありつづけるものなんだろうなと思っています。

私のしくじり記録を通して、他の誰でもない自分自身の体のことをしっかり知ること、気になることがあれば、すぐ調べること、相談すること、「まさか自分が」のまさか側になる可能性を頭のどこかに入れておくこと、その大切さを感じてもらえたらと思います。

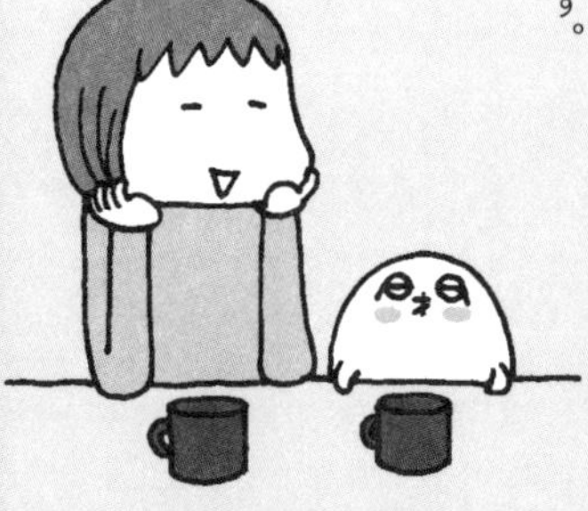

Chapter 9

ついにきた!?
これって更年期症状…?

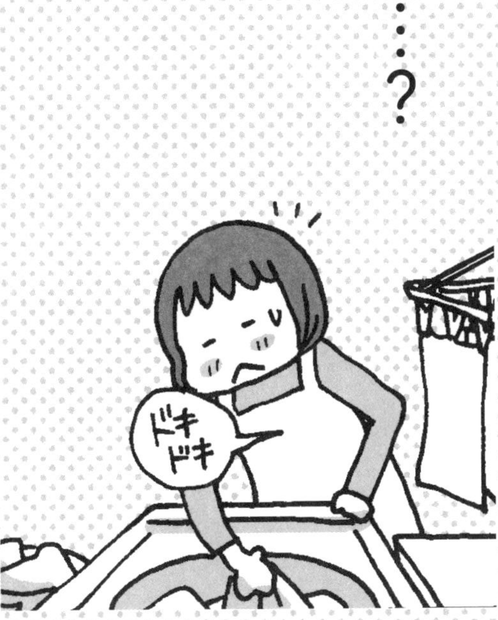

閉経の崖っぷち脱出のためにいろいろやってきたけれど、体に今までにない急激な変化が…

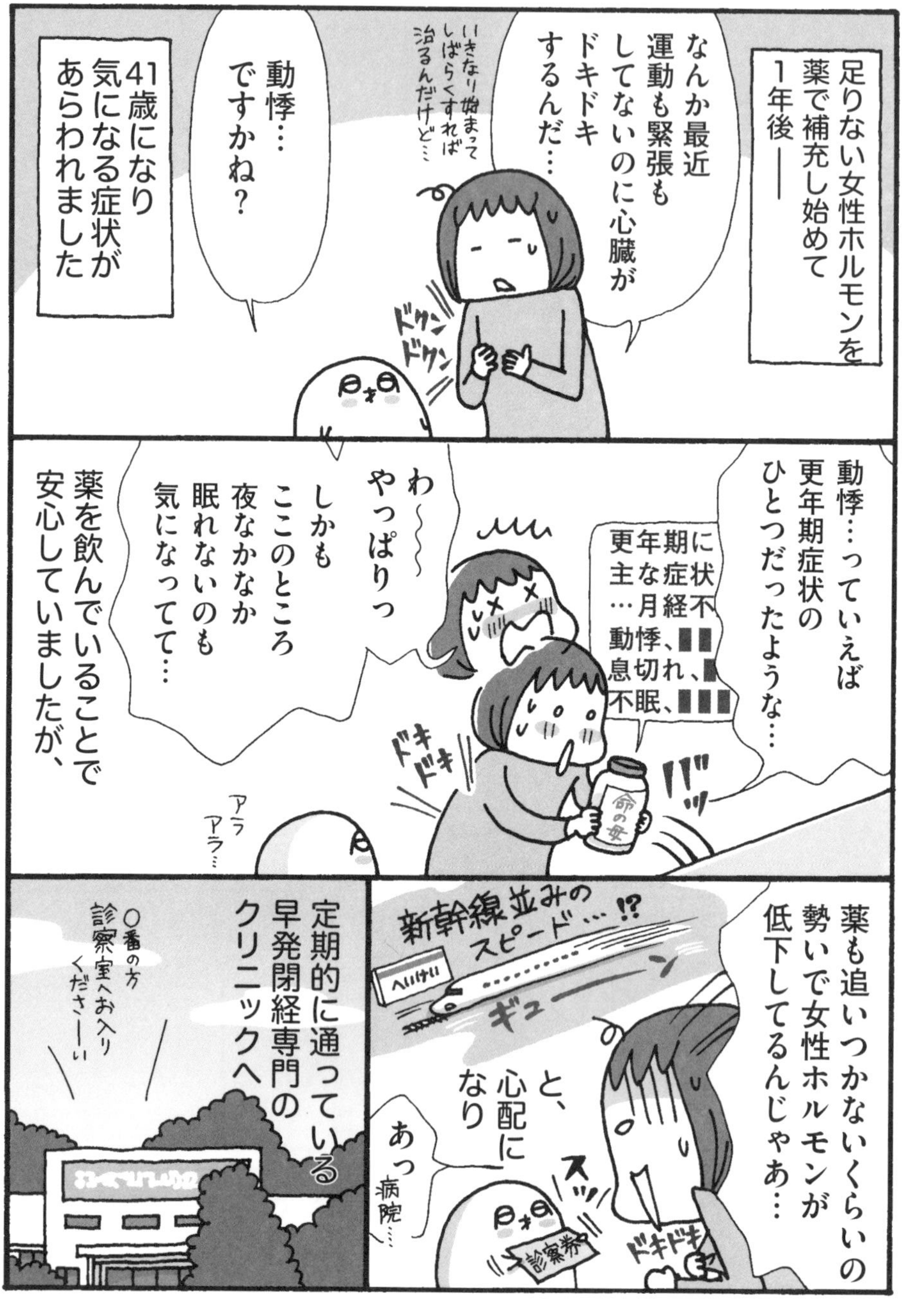
足りない女性ホルモンを薬で補充し始めて1年後——
なんか最近運動も緊張もしてないのに心臓がドキドキするんだ…
いきなり始まってしばらくすれば治るんだけど…
ドクン ドクン
動悸…ですかね？
41歳になり気になる症状があらわれました
動悸…っていえば更年期症状のひとつだったような…
更年期に主な症状…月経不 動悸、[redacted] 息切れ、[redacted] 不眠、[redacted]
バッ
命の母
ドキドキ
わ〜〜やっぱりっ
しかもここのところ夜なかなか眠れないのも気になってて…
アラ アラ…
薬を飲んでいることで安心していましたが、
薬も追いつかないくらいの勢いで女性ホルモンが低下してるんじゃあ…
新幹線並みのスピード…!?
へいけい
ギュ――ン
と、心配になり
あっ病院…
スッ
診察券
ドキドキ
定期的に通っている早発閉経専門のクリニックへ
○番の方診察室へお入りくださーい

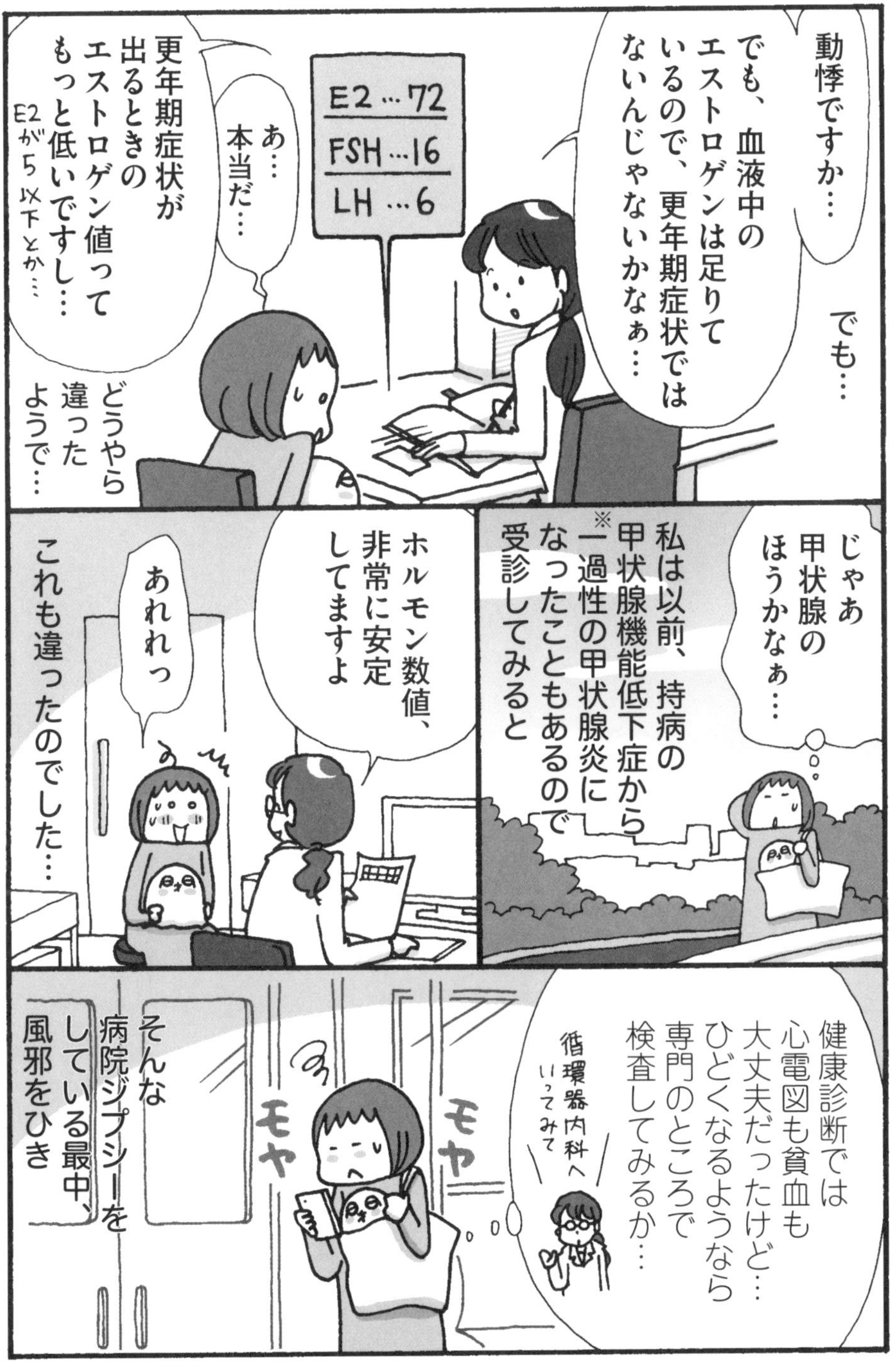
動悸ですか…
でも、血液中のエストロゲンは足りているので、更年期症状ではないんじゃないかなぁ…
でも…
E2…72
FSH…16
LH…6
あ…本当だ…
更年期症状が出るときのエストロゲン値ってもっと低いですし…
E2が5以下とか…
どうやら違ったようで…
じゃあ甲状腺のほうかなぁ…
私は以前、持病の甲状腺機能低下症から※一過性の甲状腺炎になったこともあるので受診してみると
ホルモン数値、非常に安定してますよ
あれれっ
これも違ったのでした…
健康診断では心電図も貧血も大丈夫だったけど…ひどくなるようなら専門のところで検査してみるか…
循環器内科へいってみて
モヤ
モヤ
そんな病院ジプシーをしている最中、風邪をひき

※一過性の甲状腺炎＝無痛性甲状腺炎
一時的に甲状腺ホルモンが過剰になり、その後自然に軽快する病気

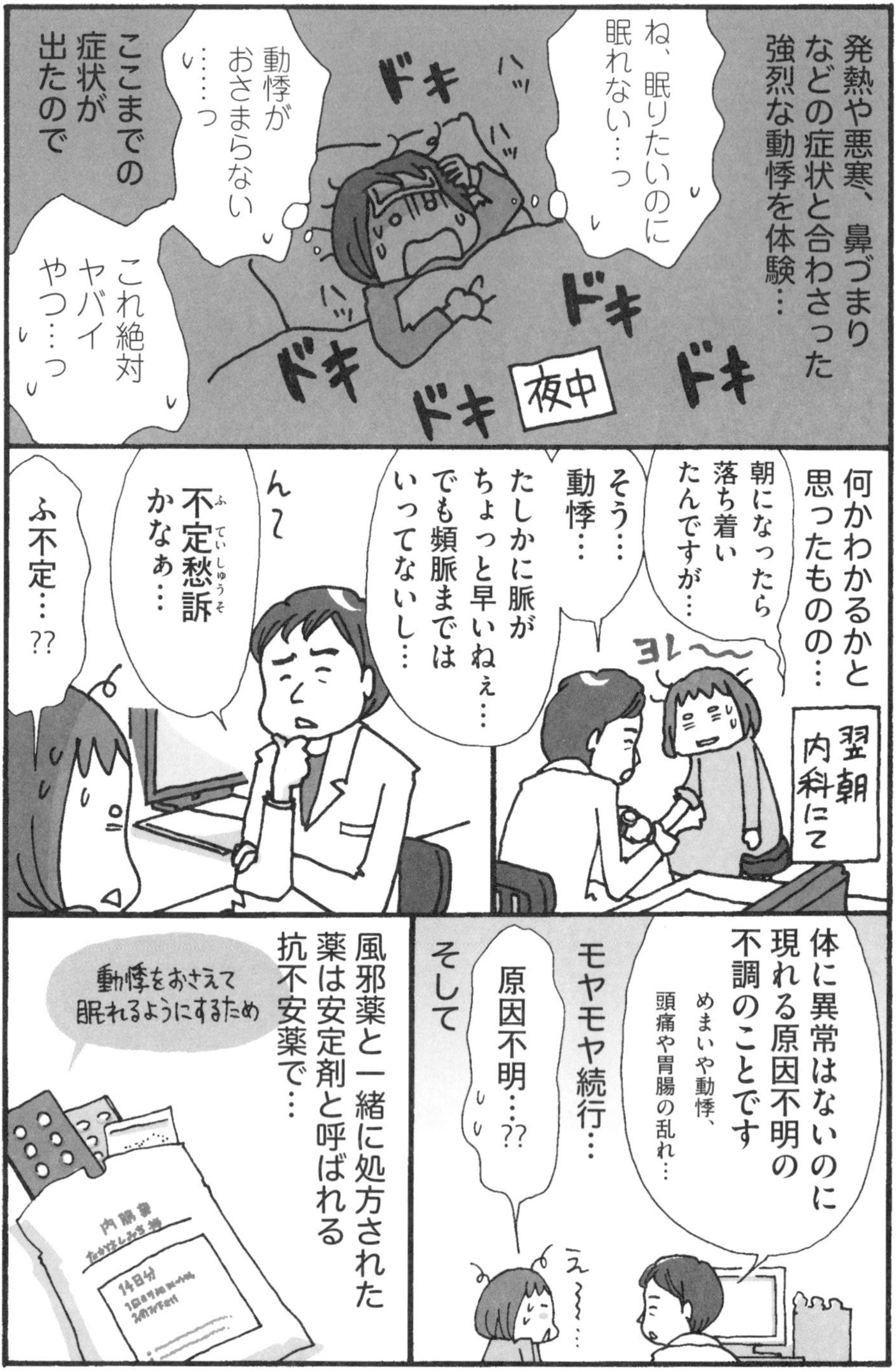
発熱や悪寒、鼻づまり
などの症状と合わさった
強烈な動悸を体験…
ね、眠りたいのに
眠れない…っ
ハッ
ハッ
ハッ
ドキ
ドキ
ドキ
ドキ
ドキ
夜中
動悸が
おさまらない
……っ
ここまでの
症状が
出たので
これ絶対
ヤバイ
やつ…っ
何かわかるかと
思ったものの…
翌朝
内科にて
朝になったら
落ち着い
たんですが…
ヨレ〜〜
そう…
動悸…
たしかに脈が
ちょっと早いねぇ…
でも頻脈までは
いってないし…
ん〜
不定愁訴《ふていしゅうそ》
かなぁ…
ふ不定…??
体に異常はないのに
現れる原因不明の
不調のことです
めまいや動悸、
頭痛や胃腸の乱れ…
モヤモヤ続行…
原因不明…??
え〜…
そして
風邪薬と一緒に処方された
薬は安定剤と呼ばれる
抗不安薬で…
動悸をおさえて
眠れるようにするため
内服薬
14日分

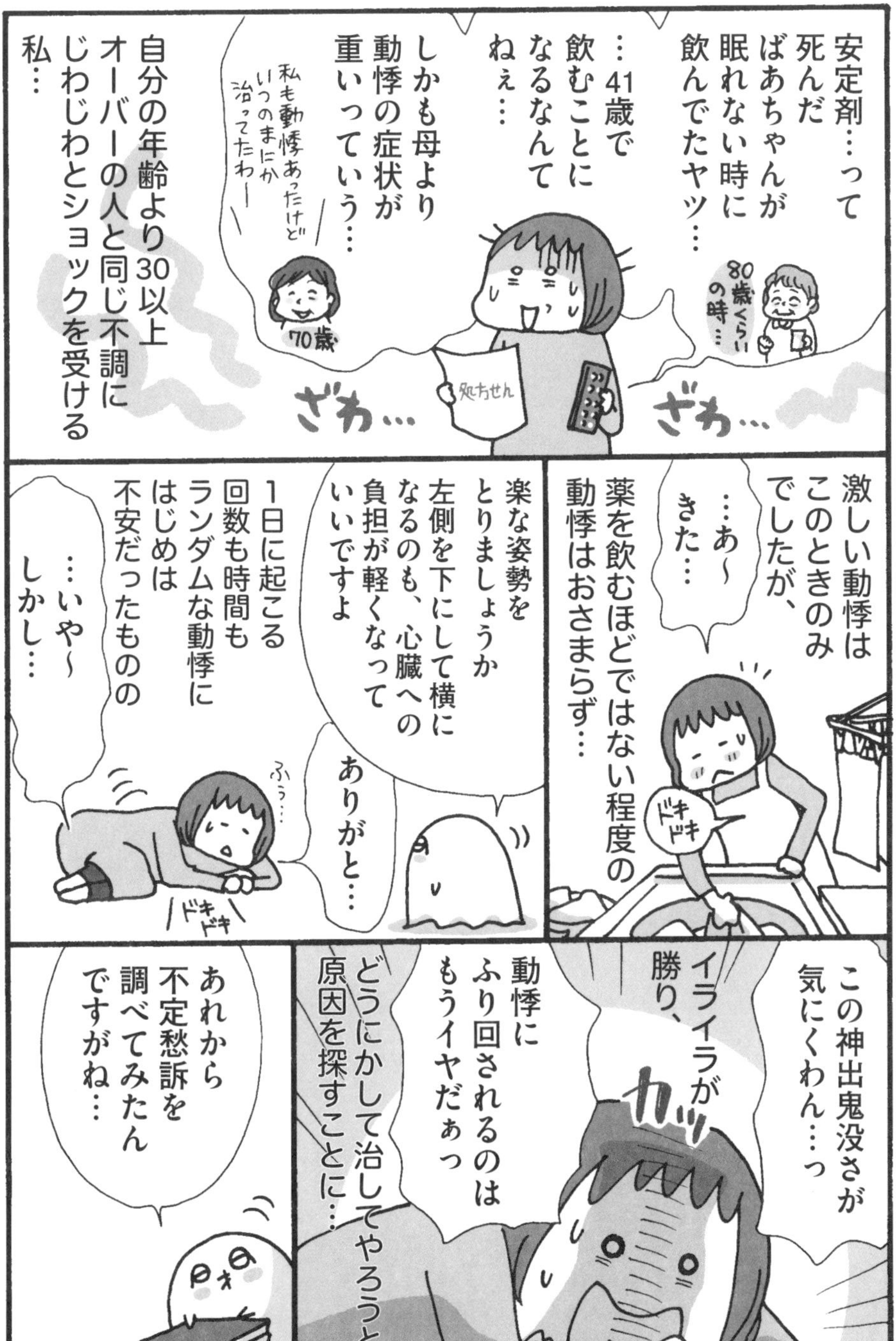
安定剤…って死んだばあちゃんが眠れない時に飲んでたヤツ…
80歳くらいの時…
…41歳で飲むことになるなんてねぇ…
しかも母より動悸の症状が重いっていう…
私も動悸あったけどいつのまにか治ってたわ〜
70歳
処方せん
ざわ…
ざわ…
自分の年齢より30以上オーバーの人と同じ不調にじわじわとショックを受ける私…
激しい動悸はこのときのみでしたが、
…あ〜きた…
薬を飲むほどではない程度の動悸はおさまらず…
ドキドキ
楽な姿勢をとりましょうか左側を下にして横になるのも、心臓への負担が軽くなっていいですよ
ありがと…
ふぅ…
ドキドキ
1日に起こる回数も時間もランダムな動悸にはじめは不安だったものの
…いや〜しかし…
この神出鬼没さが気にくわん…っ
イライラが勝り、
カッ
動悸にふり回されるのはもうイヤだぁっ
どうにかして治してやろうと原因を探すことに…
あれから不定愁訴を調べてみたんですがね…

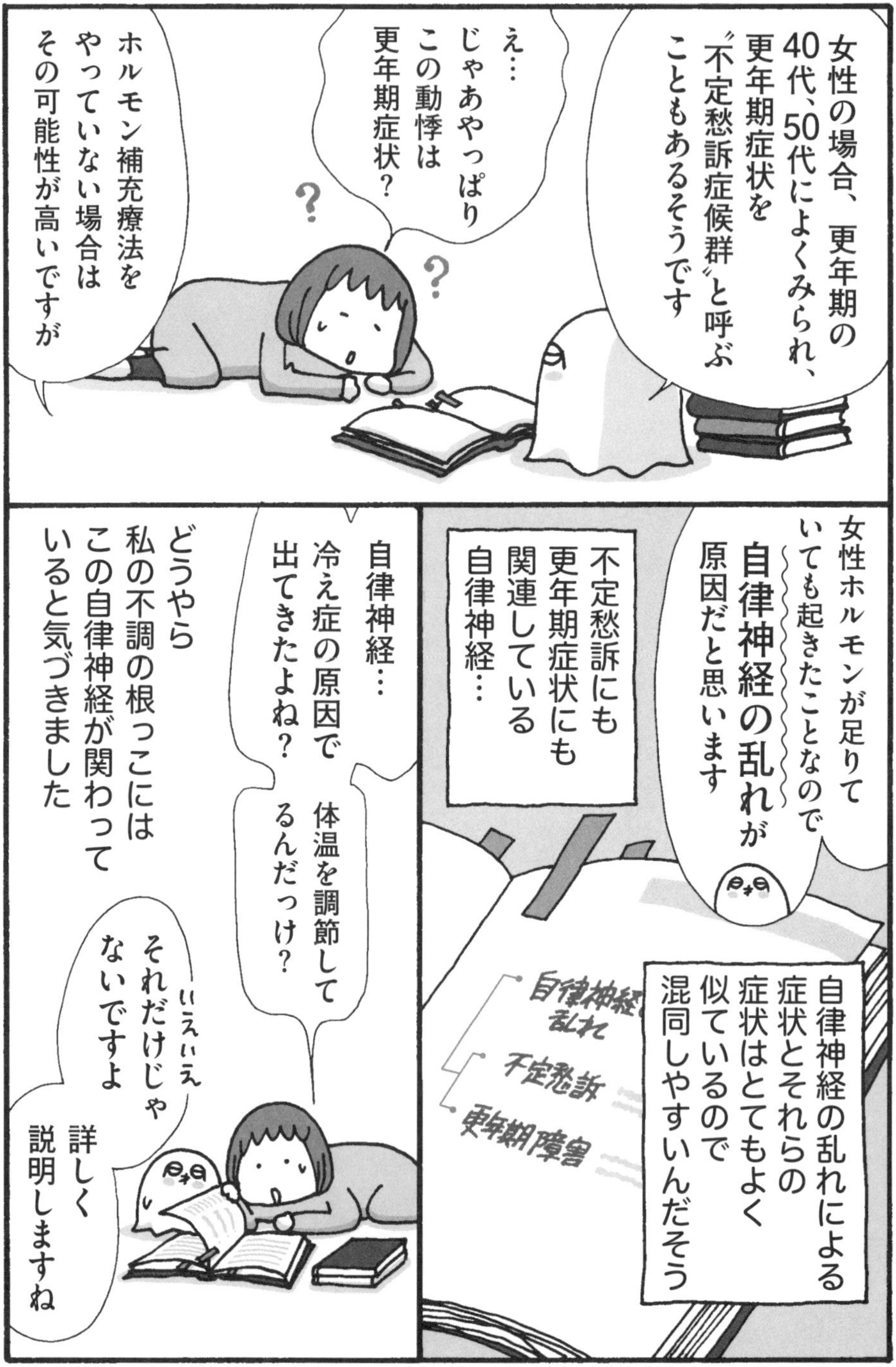
女性の場合、更年期の40代、50代によくみられ、更年期症状を〝不定愁訴症候群〟と呼ぶこともあるそうです
え…じゃあやっぱりこの動悸は更年期症状？
ホルモン補充療法をやっていない場合はその可能性が高いですが
女性ホルモンが足りていても起きたことなので自律神経の乱れが原因だと思います
不定愁訴にも更年期症状にも関連している自律神経…
自律神経の乱れ
不定愁訴
更年期障害
自律神経の乱れによる症状とそれらの症状はとてもよく似ているので混同しやすいんだそう
自律神経…冷え症の原因で出てきたよね？
体温を調節してるんだっけ？
どうやら私の不調の根っこにはこの自律神経が関わっていると気づきました
いえいえ
それだけじゃないですよ
詳しく説明しますね

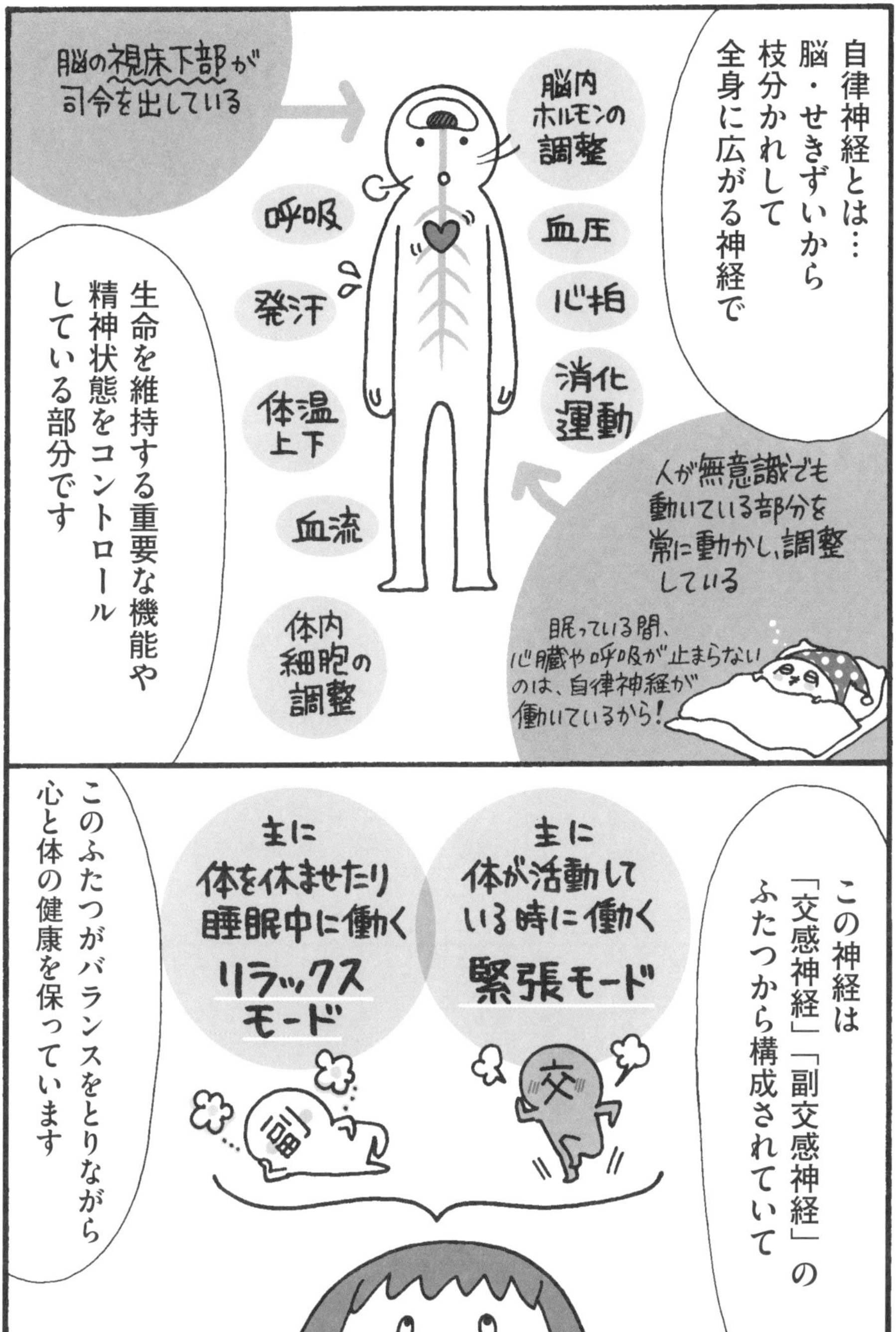
自律神経とは…
脳・せきずいから
枝分かれして
全身に広がる神経で
脳の視床下部が
司令を出している
脳内
ホルモンの
調整
呼吸
血圧
発汗
心拍
体温
上下
消化
運動
血流
体内
細胞の
調整
生命を維持する重要な機能や
精神状態をコントロール
している部分です
人が無意識でも
動いている部分を
常に動かし、調整
している
眠っている間、
心臓や呼吸が止まらない
のは、自律神経が
働いているから！
この神経は
「交感神経」「副交感神経」の
ふたつから構成されていて
主に
体が活動して
いる時に働く
緊張モード
主に
体を休ませたり
睡眠中に働く
リラックス
モード
交
副
このふたつがバランスをとりながら
心と体の健康を保っています

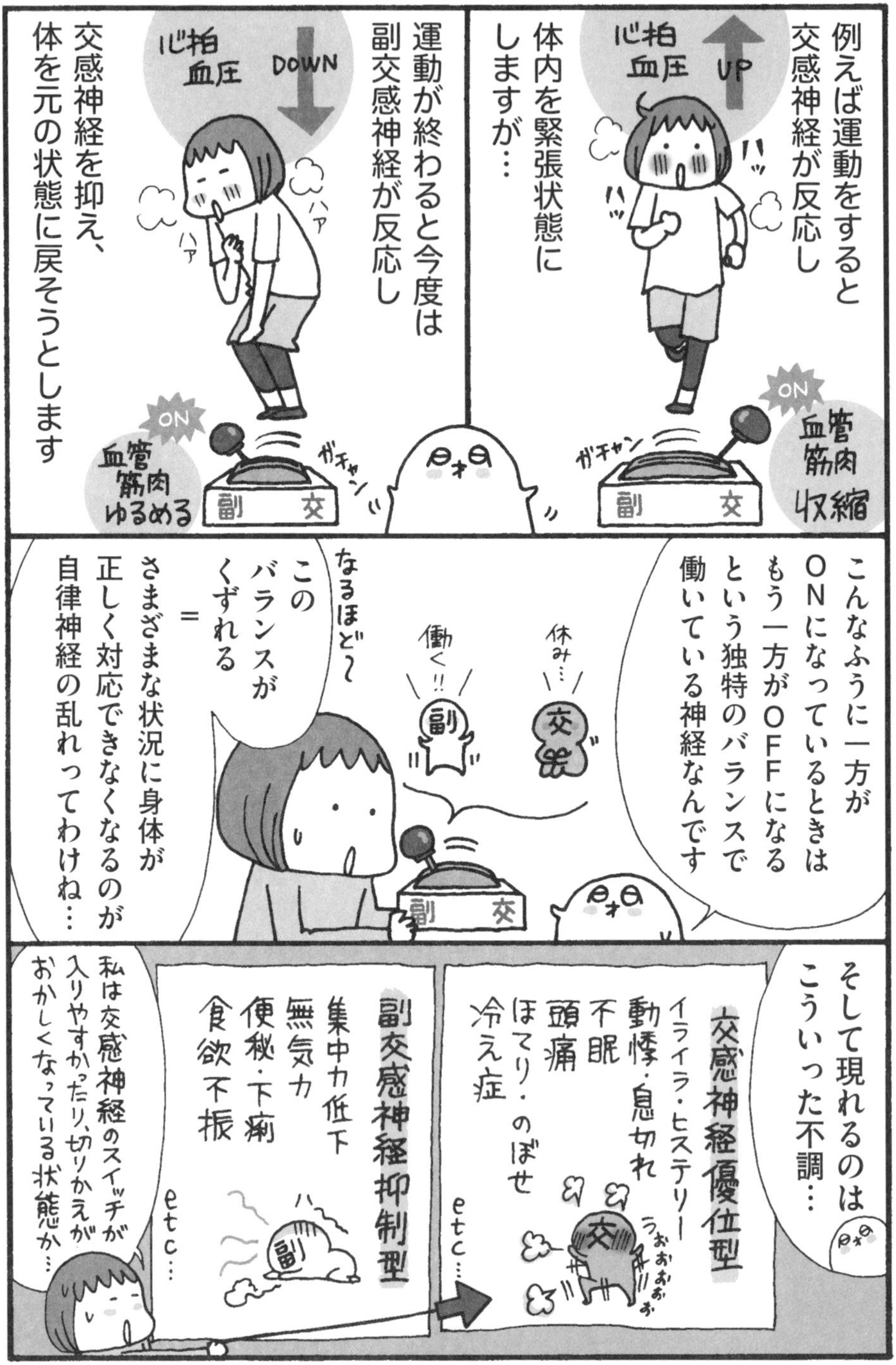
例えば運動をすると
交感神経が反応し
心拍
血圧 UP
ハッ
ハッ
体内を緊張状態に
しますが…
ON
血管
筋肉
収縮
ガチャン
副 交
運動が終わると今度は
副交感神経が反応し
心拍
血圧 DOWN
ハァ
ハァ
交感神経を抑え、
体を元の状態に戻そうとします
ON
血管
筋肉
ゆるめる
ガチャン
副 交
こんなふうに一方が
ONになっているときは
もう一方がOFFになる
という独特のバランスで
働いている神経なんです
休み…
働く!!
交
副
なるほど〜
この
バランスが
くずれる
=
さまざまな状況に身体が
正しく対応できなくなるのが
自律神経の乱れってわけね…
副 交
そして現れるのは
こういった不調…
交感神経優位型
イライラ・ヒステリー
動悸・息切れ
不眠
頭痛
ほてり・のぼせ
冷え症
etc…
うおおおおお
交
副交感神経抑制型
集中力低下
無気力
便秘・下痢
食欲不振
etc…
ハ〜
副
私は交感神経のスイッチが
入りやすかったり、切りかえが
おかしくなっている状態か…

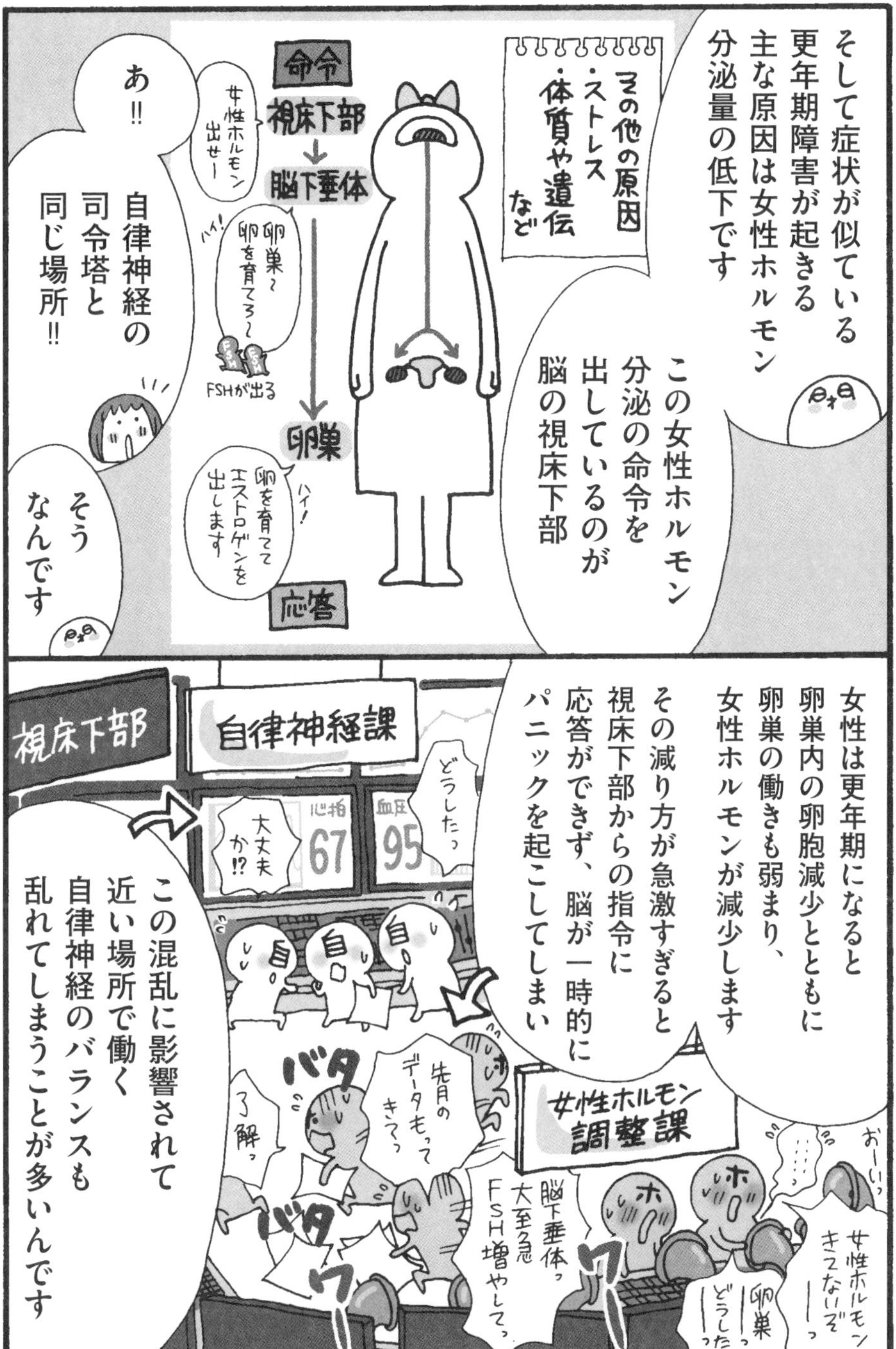
そして症状が似ている
更年期障害が起きる
主な原因は女性ホルモン
分泌量の低下です
その他の原因
・ストレス
・体質や遺伝
など
この女性ホルモン
分泌の命令を
出しているのが
脳の視床下部
命令
視床下部
脳下垂体
卵巣
応答
女性ホルモン出せー
ハイ!
卵巣〜卵を育てろ〜
FSHが出る
ハイ!
卵を育ててエストロゲンを出します
あ!!
自律神経の
司令塔と
同じ場所!!
そう
なんです
女性は更年期になると
卵巣内の卵胞減少とともに
卵巣の働きも弱まり、
女性ホルモンが減少します
その減り方が急激すぎると
視床下部からの指令に
応答ができず、脳が一時的に
パニックを起こしてしまい
視床下部
自律神経課
心拍 67
血圧 95
どうしたっ
大丈夫か⁉
女性ホルモン調整課
おーいっ
……
女性ホルモンきてないぞーっ
卵巣どうしたーっ
脳下垂体っ大至急FSH増やしてっ
ワ
先月のデータもってきてっ
了解っ
バタ
バタ
ワ
この混乱に影響されて
近い場所で働く
自律神経のバランスも
乱れてしまうことが多いんです

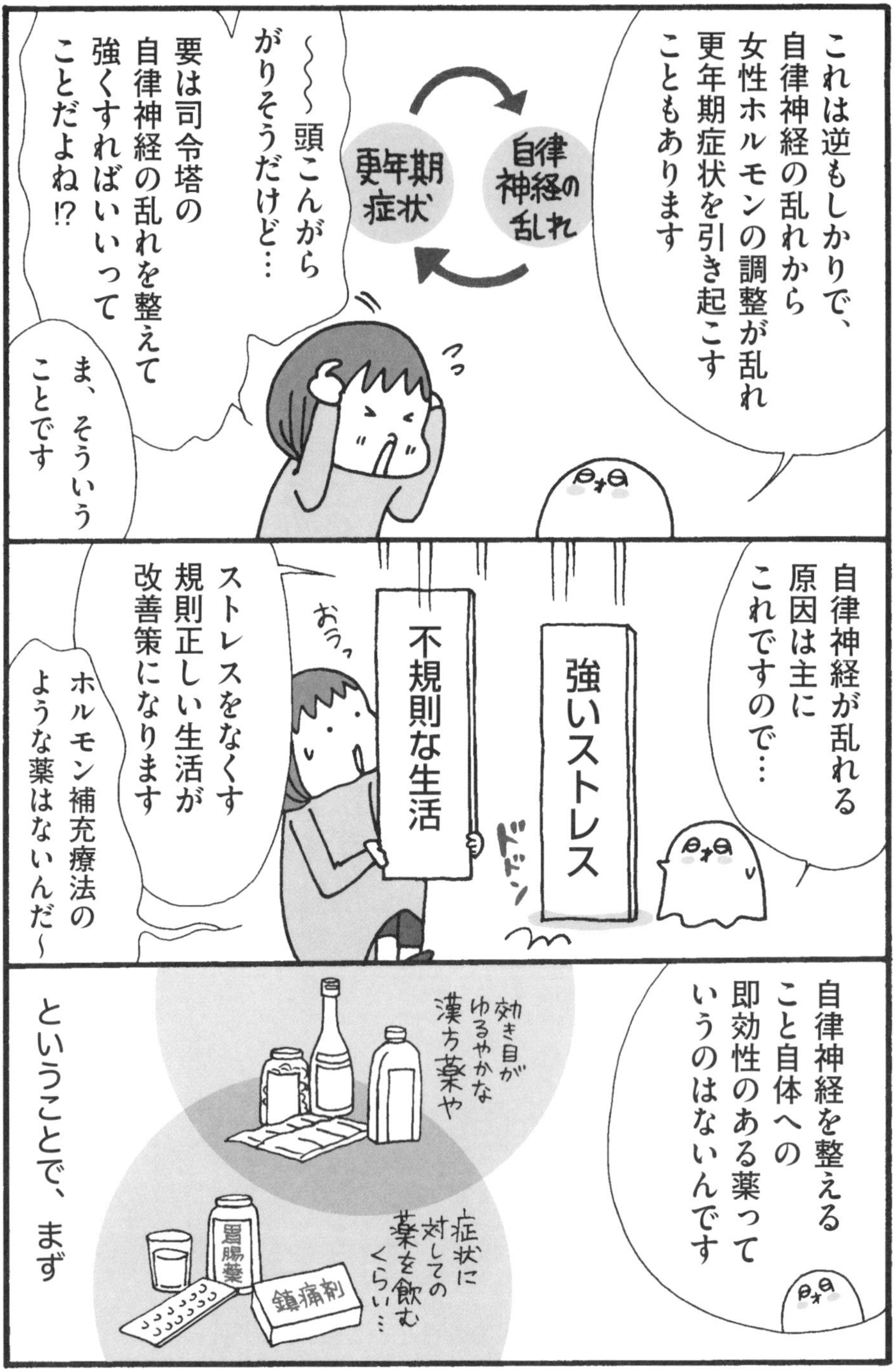

これは逆もしかりで、自律神経の乱れから女性ホルモンの調整が乱れ更年期症状を引き起こすこともあります
自律神経の乱れ
更年期症状
〜〜〜頭こんがらがりそうだけど…
要は司令塔の自律神経の乱れを整えて強くすればいいってことだよね!?
ま、そういうことです
自律神経が乱れる原因は主にこれですので…
強いストレス
ドドン
不規則な生活
おうっ
ストレスをなくす規則正しい生活が改善策になります
ホルモン補充療法のような薬はないんだ〜
自律神経を整えること自体への即効性のある薬っていうのはないんです
効き目がゆるやかな漢方薬や
症状に対しての薬を飲むくらい…
胃腸薬
鎮痛剤
ということで、まず

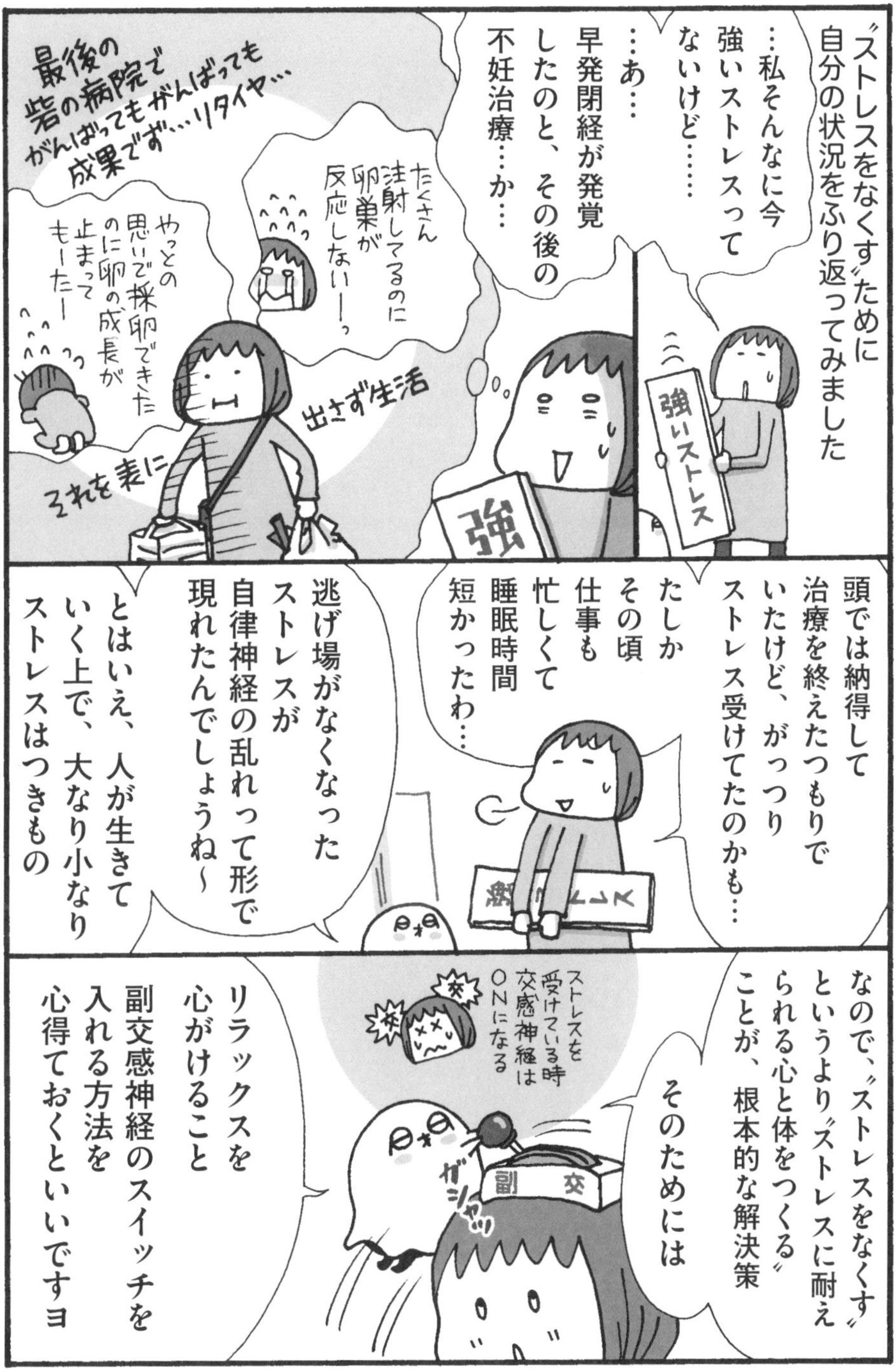
〝ストレスをなくす〟ために自分の状況をふり返ってみました
…私そんなに今強いストレスってないけど……
強いストレス
…あ…早発閉経が発覚したのと、その後の不妊治療…か…
強
最後の砦の病院でがんばってもがんばっても成果でず…リタイヤ…
たくさん注射してるのに卵巣が反応しないーっ
やっとの思いで採卵できたのに卵の成長が止まってもーたー
それを表に出さず生活
頭では納得して治療を終えたつもりでいたけど、がっつりストレス受けてたのかも…
たしかその頃仕事も忙しくて睡眠時間短かったわ…
逃げ場がなくなったストレスが自律神経の乱れって形で現れたんでしょうね～
とはいえ、人が生きていく上で、大なり小なりストレスはつきもの
なので、〝ストレスをなくす〟というより〝ストレスに耐えられる心と体をつくる〟ことが、根本的な解決策
そのためには
ストレスを受けている時交感神経はONになる
リラックスを心がけること
副交感神経のスイッチを入れる方法を心得ておくといいですヨ
副　交
ガシャッ

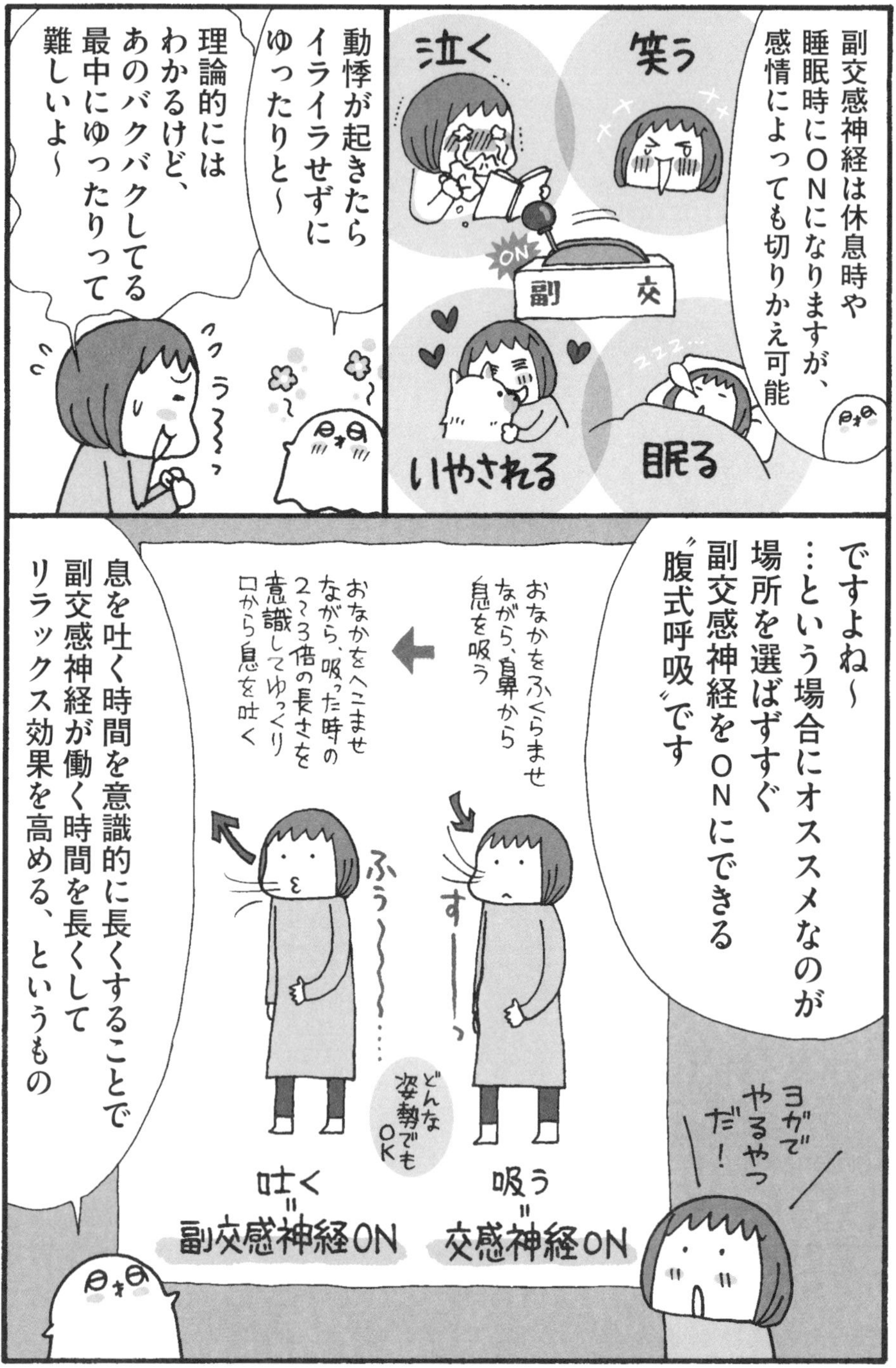
副交感神経は休息時や睡眠時にONになりますが、感情によっても切りかえ可能
笑う
泣く
ON
副
交
いやされる
眠る
ZZZ…
動悸が起きたらイライラせずにゆったりと～
理論的にはわかるけど、あのバクバクしてる最中にゆったりって難しいよ～
うう～～っ
ですよね～…という場合にオススメなのが場所を選ばずすぐ副交感神経をONにできる〝腹式呼吸〟です
おなかをふくらませながら、鼻から息を吸う
おなかをへこませながら、吸った時の2～3倍の長さを意識してゆっくり口から息を吐く
すー…っ
ふう～～～……
どんな姿勢でもOK
吸う＝交感神経ON
吐く＝副交感神経ON
息を吐く時間を意識的に長くすることで副交感神経が働く時間を長くしてリラックス効果を高める、というもの
ヨガでやるやつだ！

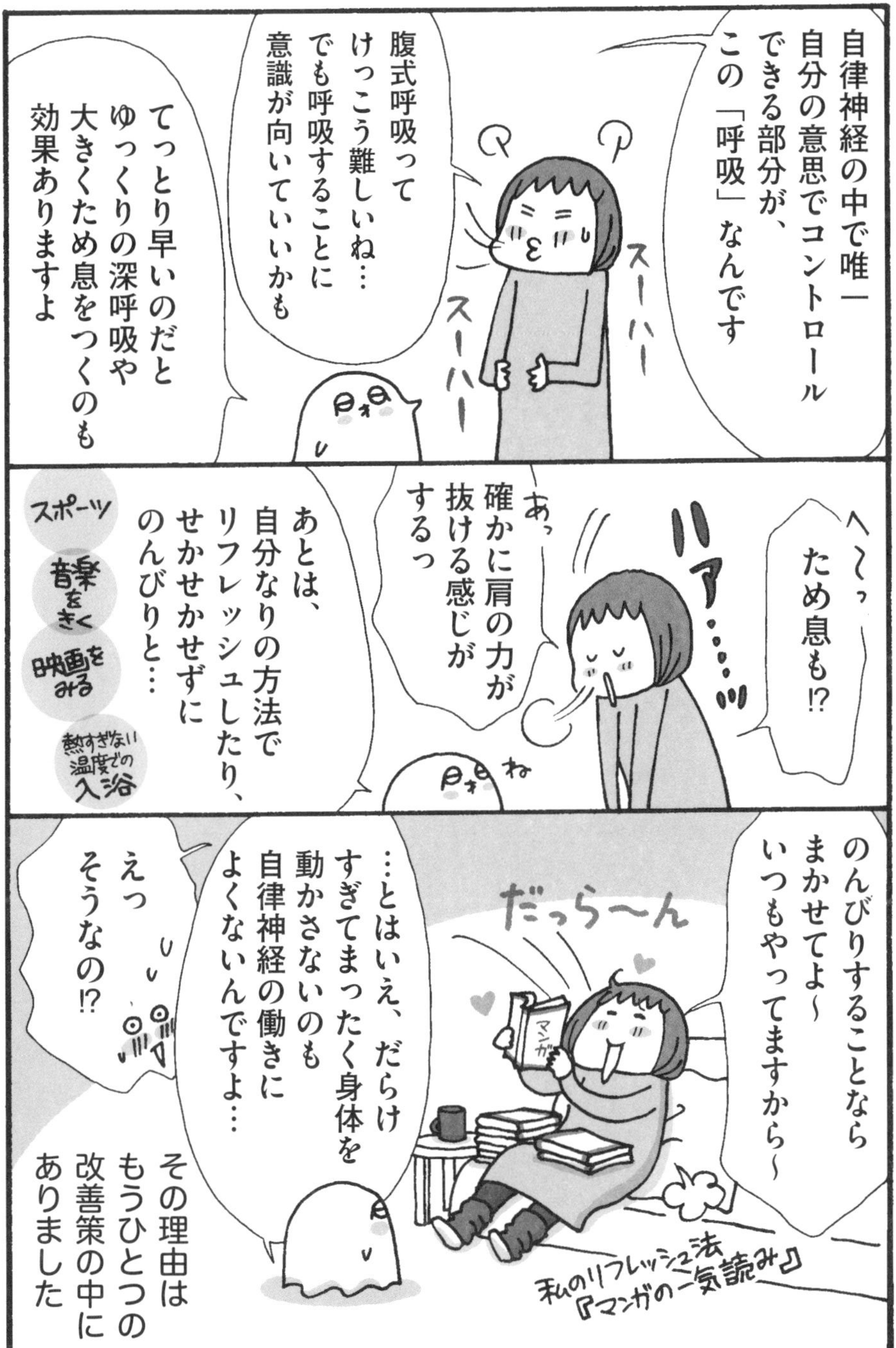
自律神経の中で唯一自分の意思でコントロールできる部分が、この「呼吸」なんです
スーハー
スーハー
腹式呼吸ってけっこう難しいね…でも呼吸することに意識が向いていいかも
てっとり早いのだとゆっくりの深呼吸や大きくため息をつくのも効果ありますよ
へ〜っため息も⁉
ハア……
あっ確かに肩の力が抜ける感じがするっ
あとは、自分なりの方法でリフレッシュしたり、せかせかせずにのんびりと…
スポーツ
音楽をきく
映画をみる
熱すぎない温度での入浴
のんびりすることならまかせてよ〜いつもやってますから〜
だっら〜ん
マンガ
私のリフレッシュ法『マンガの一気読み』
…とはいえ、だらけすぎてまったく身体を動かさないのも自律神経の働きによくないんですよ…
えっそうなの⁉
その理由はもうひとつの改善策の中にありました

やってみた!! NO.8 ドローイング

腹式呼吸をしながらインナーマッスルもきたえられる一石二鳥の呼吸方法をご紹介します！

① 背すじをのばしてまっすぐ立つ

② おなかをふくらませながら鼻から息を吸う

③ おなかをへこませながらゆっくり口から息を吐き、おなかをへこませた状態を30秒間キープする（その間、自然に呼吸してOK）

①〜③を1セットとし、一日に何回行ってもOK

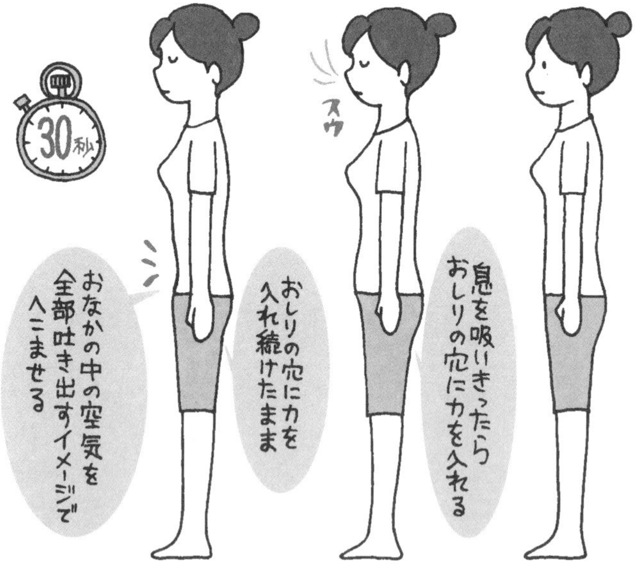

インナーマッスルをきたえると内臓が正しい位置に戻る効果もあるので、胃腸機能の改善、便秘解消、下腹やせにも期待できますよ！

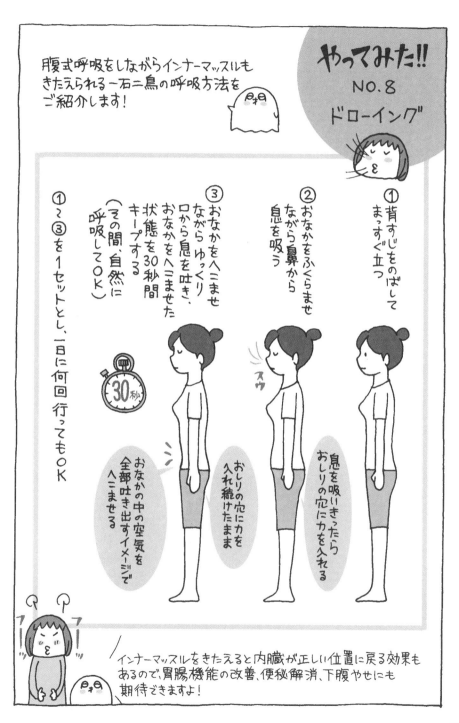

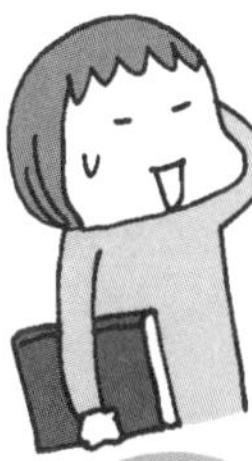

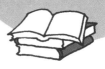

結局、私は違ったけれど…
女性なら知っておきたい
更年期症状のことを
まとめてみました

やってみた!!
NO.9
更年期症状のコト調べてみた

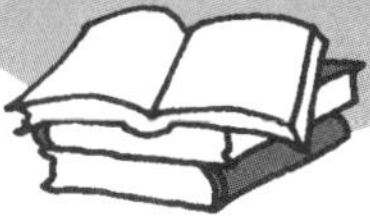

更年期とは…

月経がなくなる"閉経"をはさんだ前後5年の約10年間の通称。日本人女性の平均年齢は45〜55歳。

更年期に起こる「卵巣機能の低下」「女性ホルモンの急激な減少」によってあらわれる不調が…

更年期症状
一般的には閉経前後2〜3年にあらわれる

悪化すると…→ **更年期障害**

※卵巣機能は人それぞれなので、症状に個人差が大きいのも特徴です

"更年期"は誰にでも訪れますが、"更年期症状・障害"はまったくならない人もいます

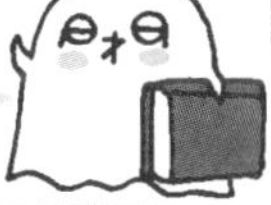

卵巣機能が正常、もしくは女性ホルモンが足りているのに更年期症状と同じ症状があらわれる場合は…

自律神経の乱れ
自律神経の乱れによって起こる不調を
不定愁訴という
更年期前の年齢の場合
プレ更年期障害
と呼ぶことも…

悪化すると…→ **自律神経失調症**

更年期症状・障害の症状

その数なんと
200種類
以上!!

● 生殖器系の症状

生理不順や無月経、性交障害、膣の乾燥

● 血管の機能不調による

ホットフラッシュ、のぼせ、ほてり、多汗、冷え

● 代謝異常による症状

肌の乾燥、シミ・シワが増える、抜けも、顔のうぶ毛や体毛が濃くなる

● 自律神経の不調による症状

ゆううつ感、イライラ、ヒステリー、不安、めまい、吐き気、手足のしびれ、不眠、肩こり、腰痛、むくみ、頻尿、息切れ、動悸

etc…

主な治療法
- 漢方薬 ・ホルモン補充療法（HRT）
- プラセンタ療法 など

FSHがものすごく高かった時、私もホットフラッシュを数回経験しました…

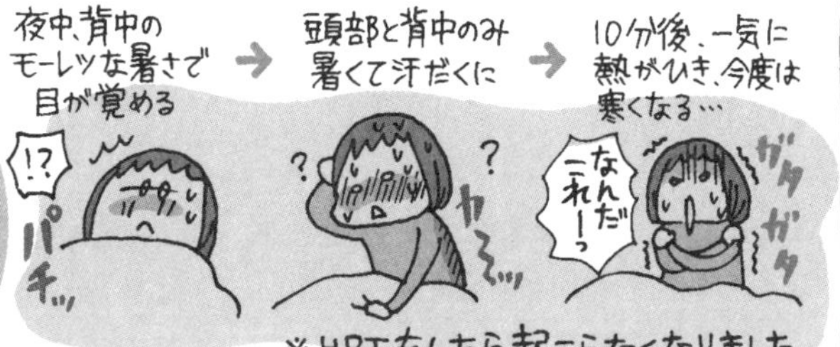

夜中、背中のモーレツな暑さで目が覚める
!?
パチッ
頭部と背中のみ暑くて汗だくに
?
?
カ
ろ
10分後、一気に熱がひき、今度は寒くなる…
なんだこれ—!っ
ガタ
ガタ

※HRTをしたら起こらなくなりました

閉経すると…
- 月経がなくなる
- エコー検査で…
  卵巣が縮んでいる、もしくは見えない。子宮内膜が薄い
- 血液検査で…
  血中ホルモン値 E2 0〜5以下・FSH 100以上・LH 50以上

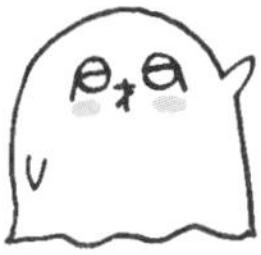

気になる場合は、近所のレディースクリニックや更年期障害専門外来のある病院やクリニックで血液検査を!!

Chapter

10

自律神経を整えたい!

睡眠の質を上げるには?

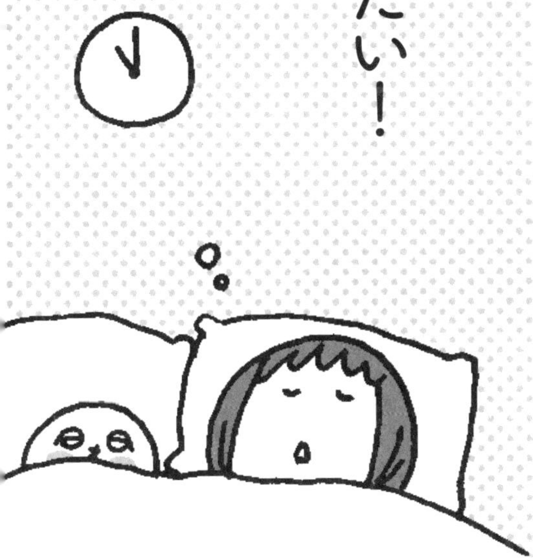

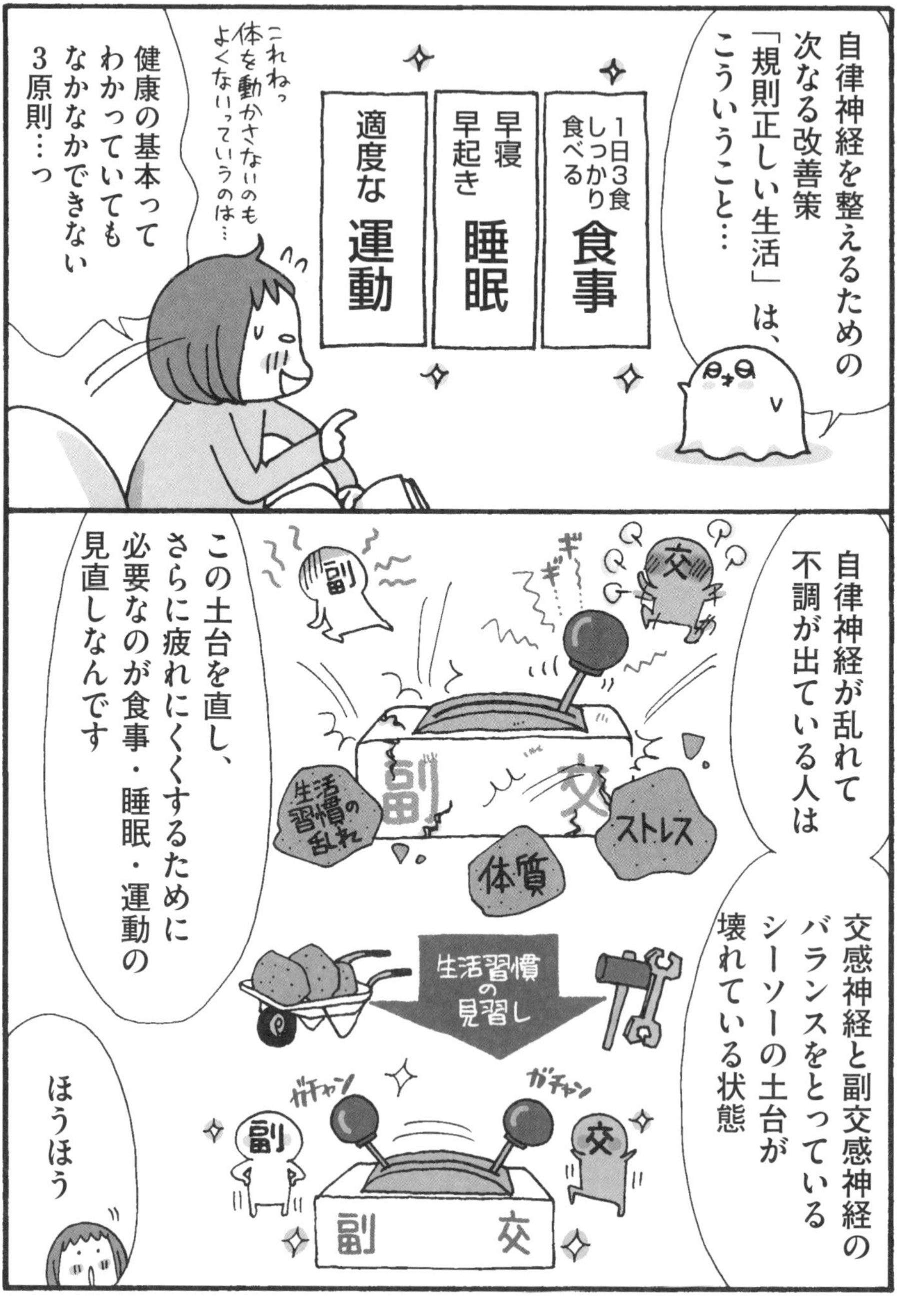
自律神経を整えるための次なる改善策「規則正しい生活」は、こういうこと…
1日3食しっかり食べる
食事
早寝早起き
睡眠
適度な
運動
これねっ体を動かさないのもよくないっていうのは…
健康の基本ってわかっていてもなかなかできない3原則…っ
自律神経が乱れて不調が出ている人は
交感神経と副交感神経のバランスをとっているシーソーの土台が壊れている状態
ギ～ギ…
副
交
生活習慣の乱れ
体質
ストレス
生活習慣の見習し
ガチャン
ガチャン
この土台を直し、さらに疲れにくくするために必要なのが食事・睡眠・運動の見直しなんです
ほうほう

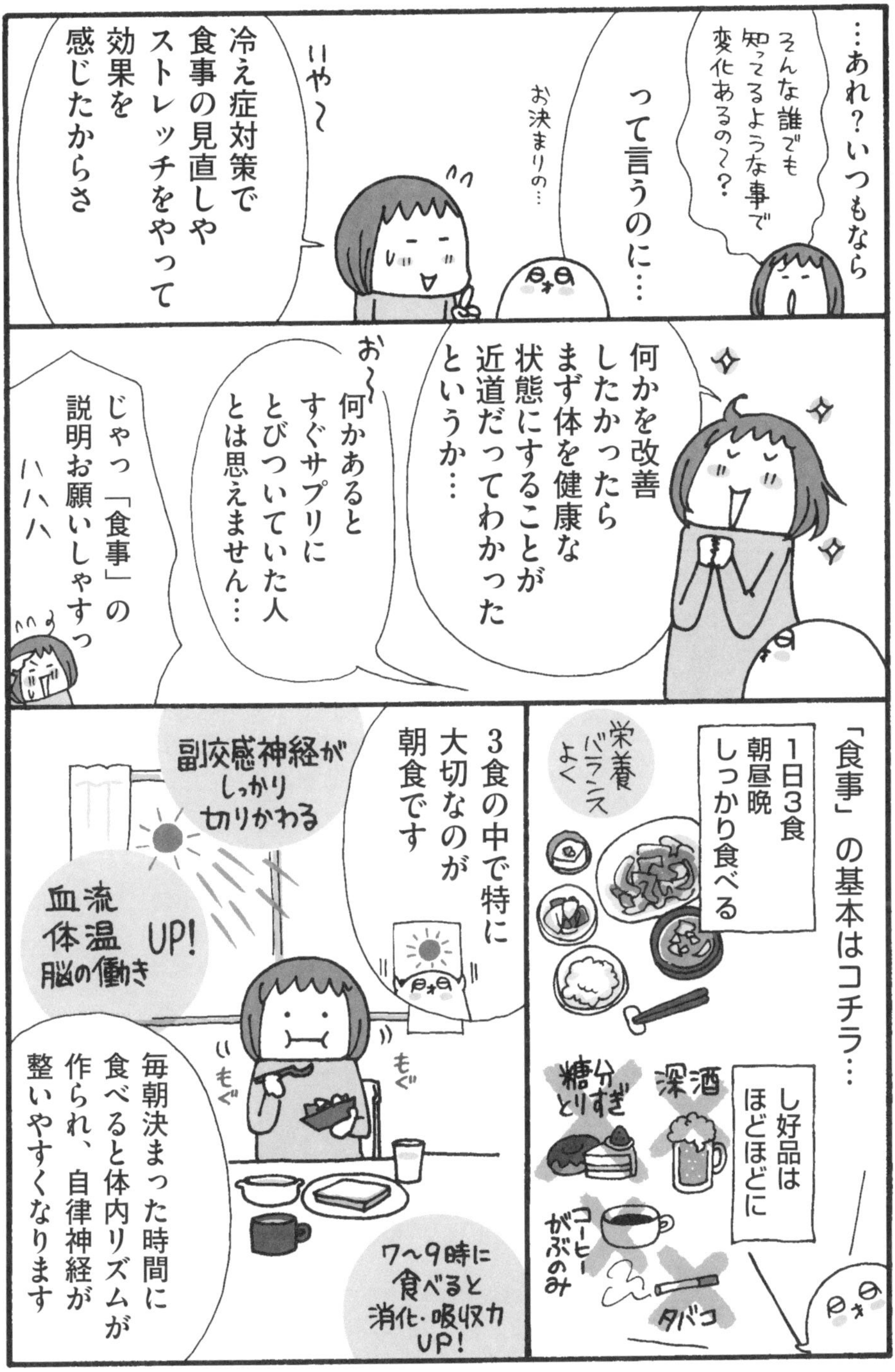
…あれ？いつもなら
そんな誰でも知ってるような事で変化あるの〜？
って言うのに…
お決まりの…
いや〜
冷え症対策で食事の見直しやストレッチをやって効果を感じたからさ
何かを改善したかったらまず体を健康な状態にすることが近道だってわかったというか…
お〜 何かあるとすぐサプリにとびついていた人とは思えません…
ハハハ
じゃっ「食事」の説明お願いしゃすっ
「食事」の基本はコチラ…
1日3食 朝昼晩しっかり食べる
栄養バランスよく
し好品はほどほどに
糖分とりすぎ
深酒
コーヒーがぶのみ
タバコ
3食の中で特に大切なのが朝食です
副交感神経がしっかり切りかわる
血流 体温 UP! 脳の働き
もぐ
もぐ
毎朝決まった時間に食べると体内リズムが作られ、自律神経が整いやすくなります
7〜9時に食べると消化・吸収力UP!

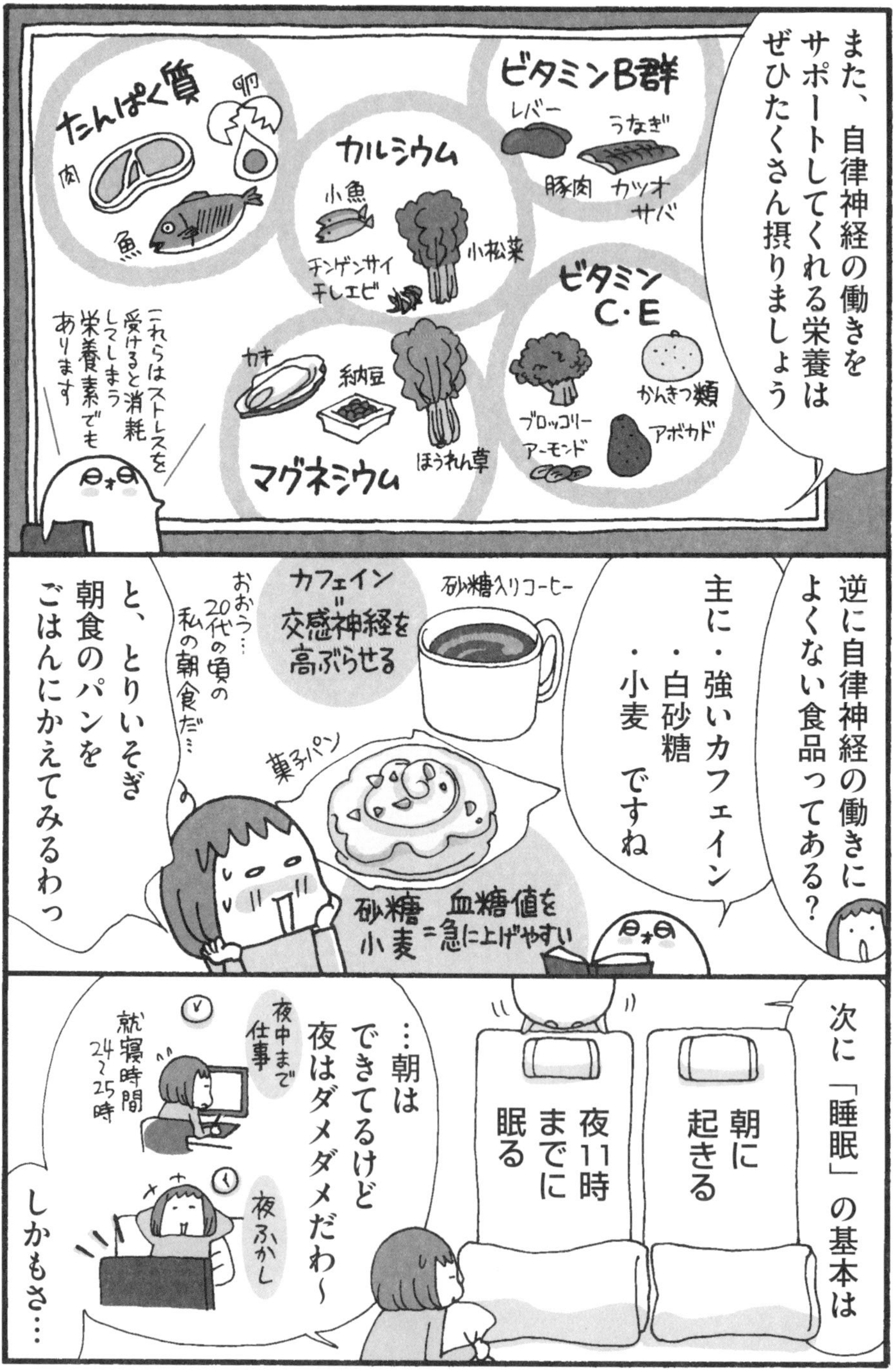

また、自律神経の働きをサポートしてくれる栄養はぜひたくさん摂りましょう
たんぱく質
卵
肉
魚
カルシウム
小魚
小松菜
チンゲンサイ
干しエビ
ビタミンB群
レバー
うなぎ
豚肉
カツオ
サバ
ビタミンC・E
かんきつ類
ブロッコリー
アボカド
アーモンド
マグネシウム
カキ
納豆
ほうれん草
これらはストレスを受けると消耗してしまう栄養素でもあります
逆に自律神経の働きによくない食品ってある？
主に・強いカフェイン
・白砂糖
・小麦 ですね
砂糖入りコーヒー
カフェイン＝交感神経を高ぶらせる
菓子パン
砂糖 小麦＝血糖値を急に上げやすい
おおう…20代の頃の私の朝食だ…
と、とりいそぎ朝食のパンをごはんにかえてみるわっ
次に「睡眠」の基本は
朝に起きる
夜11時までに眠る
…朝はできてるけど夜はダメダメだわ～
夜中まで仕事
就寝時間24～25時
夜ふかし
しかもさ…

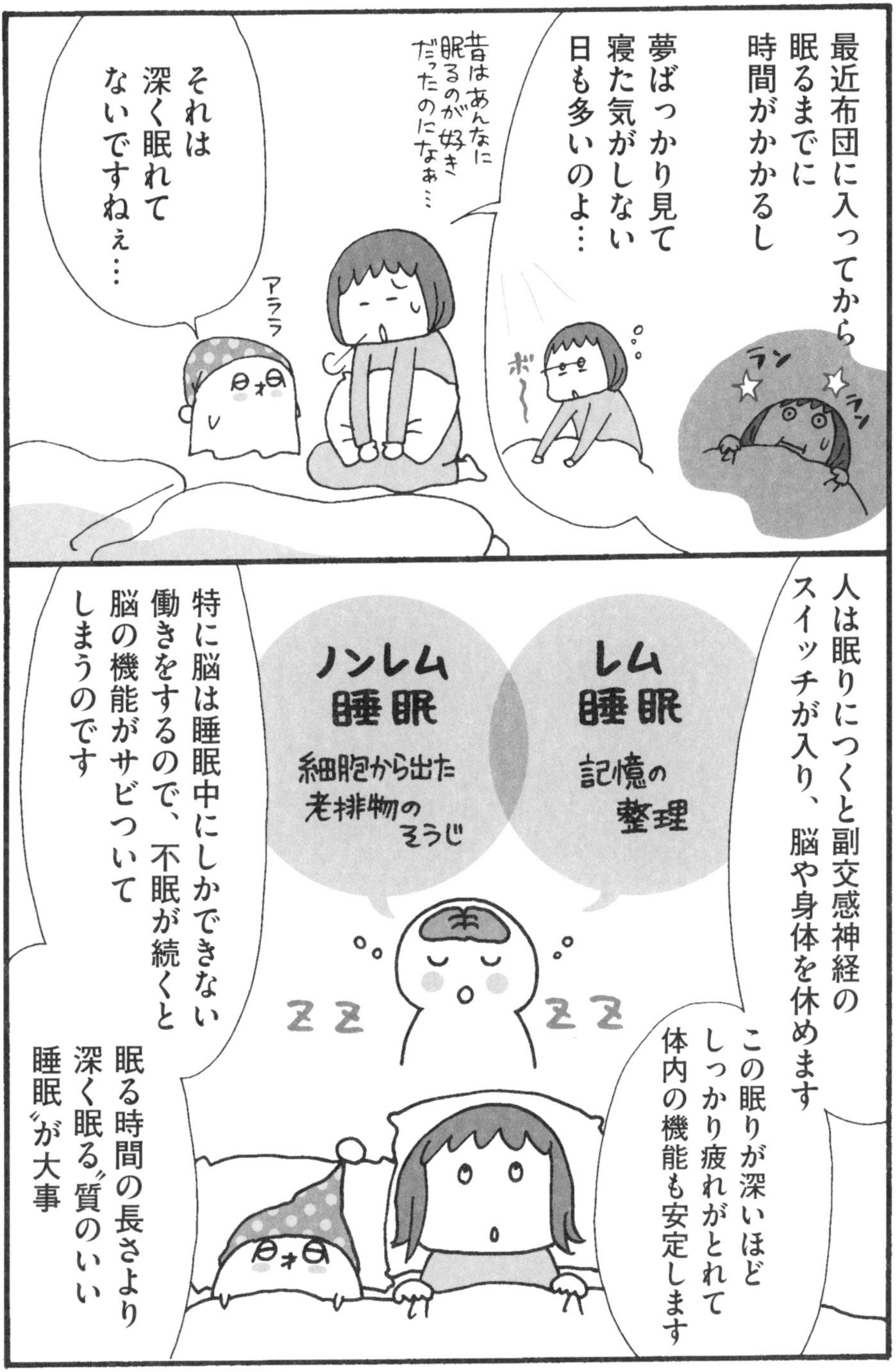
最近布団に入ってから眠るまでに時間がかかるし
夢ばっかり見て寝た気がしない日も多いのよ…
ラン ラン
ボ〜
昔はあんなに眠るのが好きだったのになぁ…
アララ
それは深く眠れてないですねぇ…
人は眠りにつくと副交感神経のスイッチが入り、脳や身体を休めます
レム睡眠
記憶の整理
ノンレム睡眠
細胞から出た老排物のそうじ
Z Z Z Z
特に脳は睡眠中にしかできない働きをするので、不眠が続くと脳の機能がサビついてしまうのです
この眠りが深いほどしっかり疲れがとれて体内の機能も安定します
眠る時間の長さより深く眠る〝質のいい睡眠〟が大事

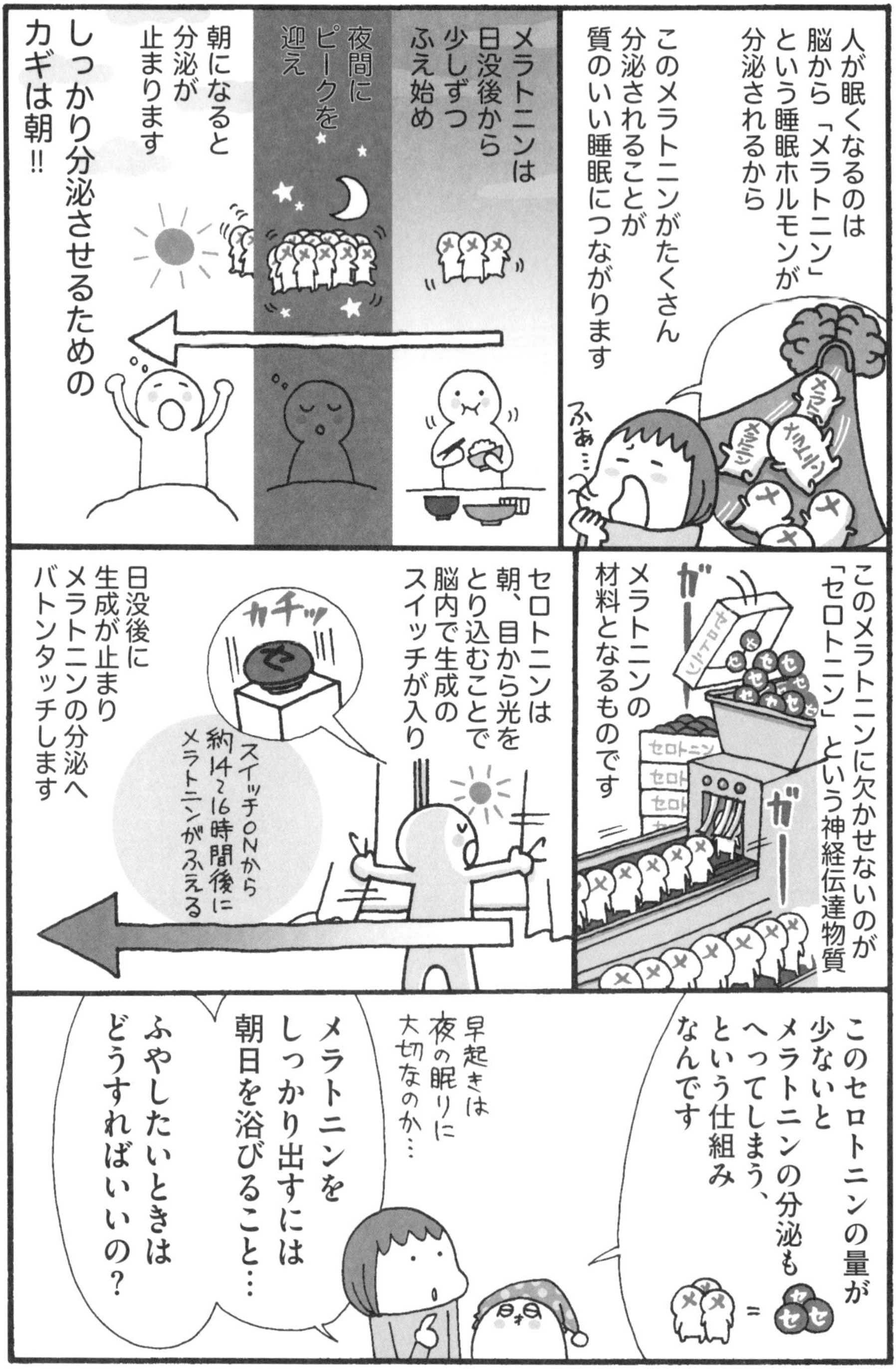
人が眠くなるのは
脳から「メラトニン」
という睡眠ホルモンが
分泌されるから
このメラトニンがたくさん
分泌されることが
質のいい睡眠につながります
ふあ…
メラトニンは
日没後から
少しずつ
ふえ始め
夜間に
ピークを
迎え
朝になると
分泌が
止まります
しっかり分泌させるための
カギは朝!!
このメラトニンに欠かせないのが
「セロトニン」という神経伝達物質
メラトニンの
材料となるものです
ガー
ガー
セロトニン
セロトニンは
朝、目から光を
とり込むことで
脳内で生成の
スイッチが入り
カチッ
スイッチONから
約14〜16時間後に
メラトニンがふえる
日没後に
生成が止まり
メラトニンの分泌へ
バトンタッチします
このセロトニンの量が
少ないと
メラトニンの分泌も
へってしまう、
という仕組み
なんです
早起きは
夜の眠りに
大切なのか…
メラトニンを
しっかり出すには
朝日を浴びること…
ふやしたいときは
どうすればいいの?

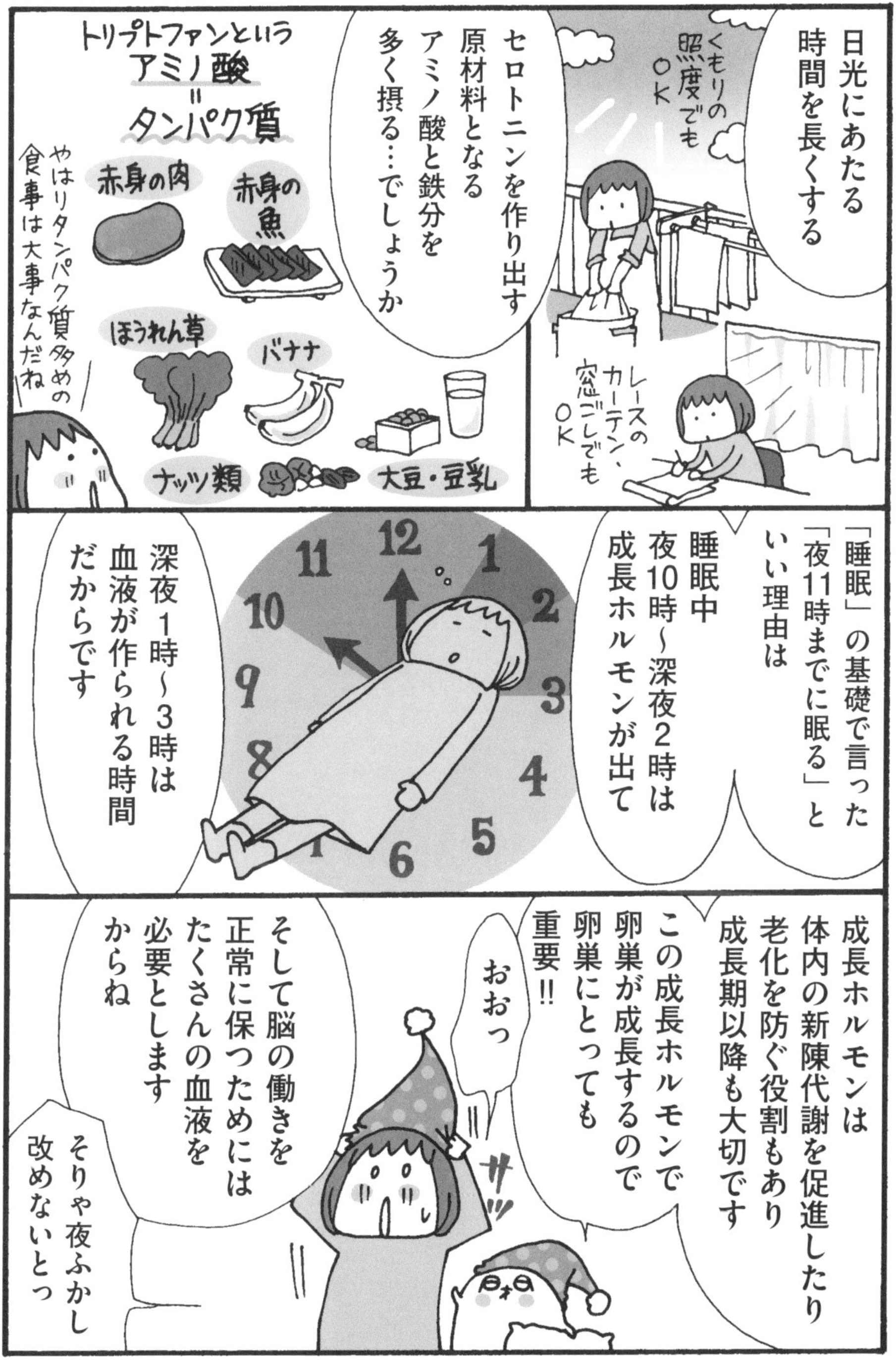
日光にあたる時間を長くする
くもりの照度でもOK
レースのカーテン、窓ごしでもOK
セロトニンを作り出す原材料となるアミノ酸と鉄分を多く摂る…でしょうか
トリプトファンというアミノ酸＝タンパク質
赤身の肉
赤身の魚
ほうれん草
バナナ
ナッツ類
大豆・豆乳
やはりタンパク質多めの食事は大事なんだね
「睡眠」の基礎で言った「夜11時までに眠る」といい理由は
睡眠中夜10時～深夜2時は成長ホルモンが出て
深夜1時～3時は血液が作られる時間だからです
成長ホルモンは体内の新陳代謝を促進したり老化を防ぐ役割もあり成長期以降も大切です
この成長ホルモンで卵巣が成長するので卵巣にとっても重要!!
おおっ
そして脳の働きを正常に保つためにはたくさんの血液を必要としますからね
そりゃ夜ふかし改めないとっ

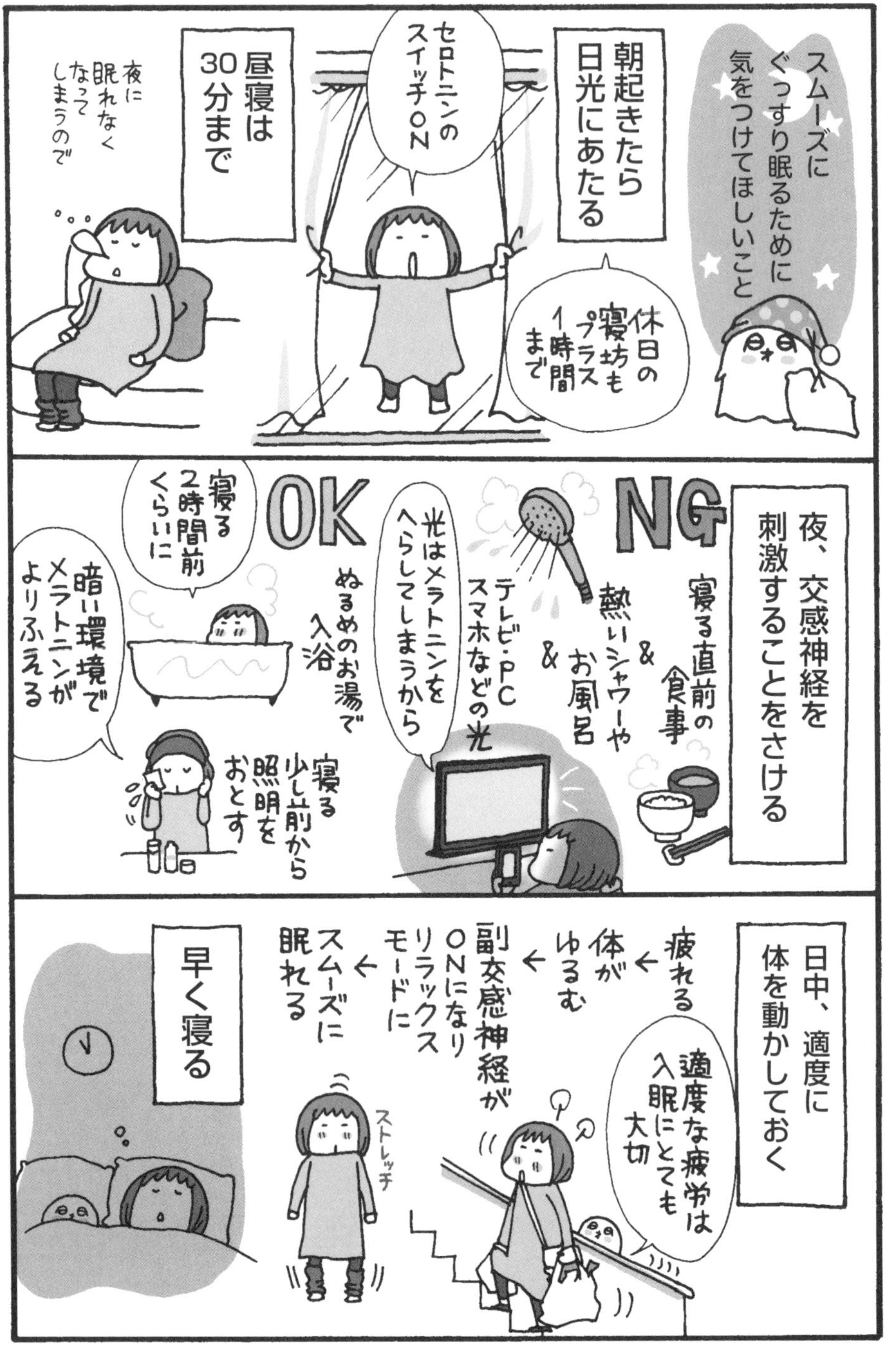
スムーズにぐっすり眠るために気をつけてほしいこと
朝起きたら日光にあたる
休日の寝坊もプラス1時間まで
セロトニンのスイッチON
昼寝は30分まで
夜に眠れなくなってしまうので
夜、交感神経を刺激することをさける
NG
寝る直前の食事
&
熱いシャワーやお風呂
&
テレビ・PC スマホなどの光
光はメラトニンをへらしてしまうから
OK
ぬるめのお湯で入浴
寝る2時間前くらいに
寝る少し前から照明をおとす
暗い環境でメラトニンがよりふえる
日中、適度に体を動かしておく
疲れる ← 体がゆるむ ← 副交感神経がONになりリラックスモードに ← スムーズに眠れる
適度な疲労は入眠にとても大切
ストレッチ
早く寝る

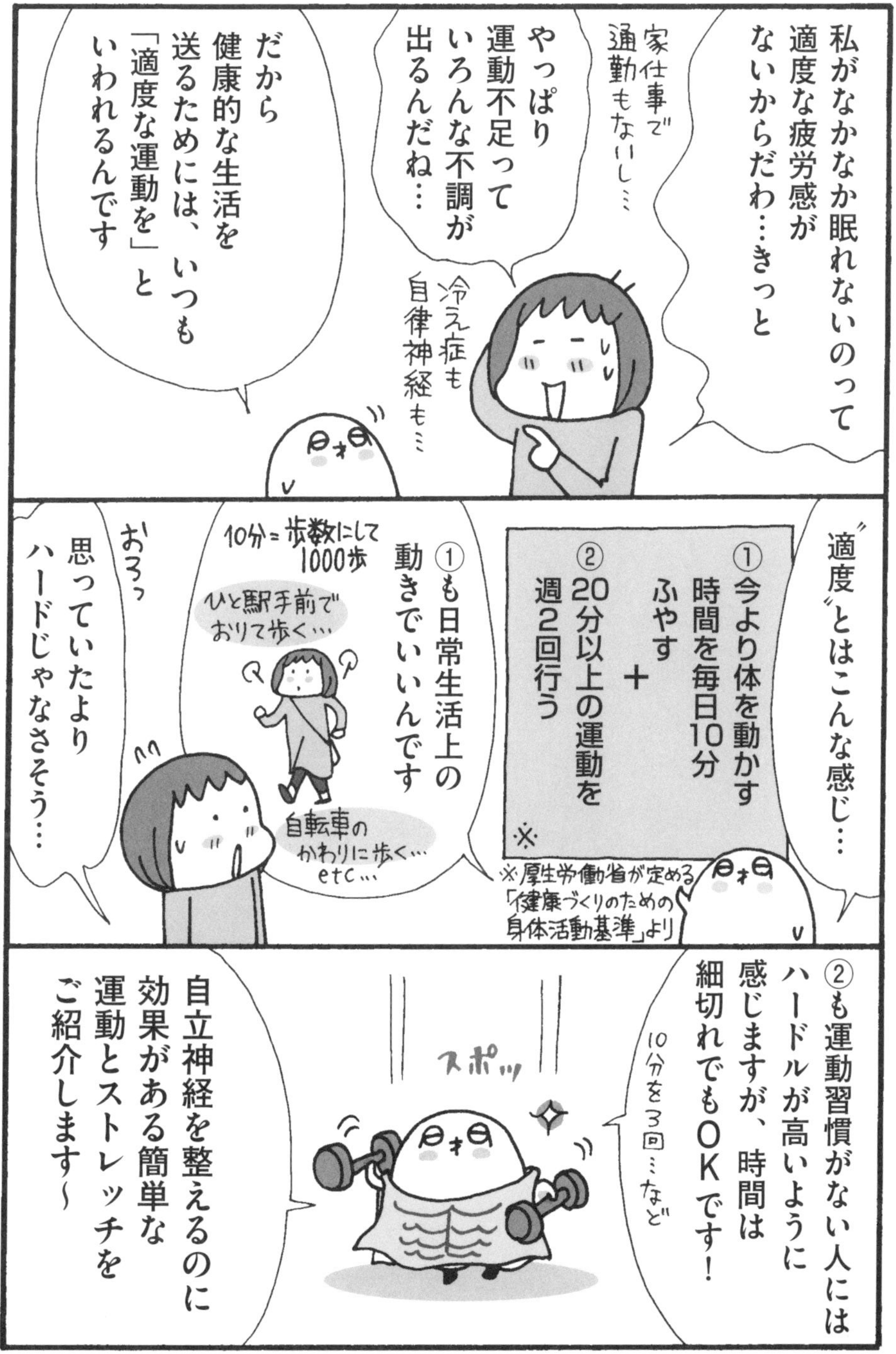
私がなかなか眠れないのって適度な疲労感がないからだわ…きっと
家仕事で通勤もないし…
やっぱり運動不足っていろんな不調が出るんだね…
冷え症も自律神経も…
だから健康的な生活を送るためには、いつも「適度な運動を」といわれるんです
〝適度〟とはこんな感じ…
①今より体を動かす時間を毎日10分ふやす
＋
②20分以上の運動を週2回行う
※
※厚生労働省が定める「健康づくりのための身体活動基準」より
①も日常生活上の動きでいいんです
10分＝歩数にして1000歩
ひと駅手前でおりて歩く…
自転車のかわりに歩く… etc…
おろっ
思っていたよりハードじゃなさそう…
②も運動習慣がない人にはハードルが高いように感じますが、時間は細切れでもOKです！
10分を3回…など
スポッ
自立神経を整えるのに効果がある簡単な運動とストレッチをご紹介します～

運動1 その場スキップ

人の血管の約99%をしめ、体内の臓器をおおっているのが"毛細血管"。この毛細血管を活性化させて血液・酸素・栄養を体のすみずみまで運ぶ力を高める運動

両太ももを交互に上げ、その場でスキップをする

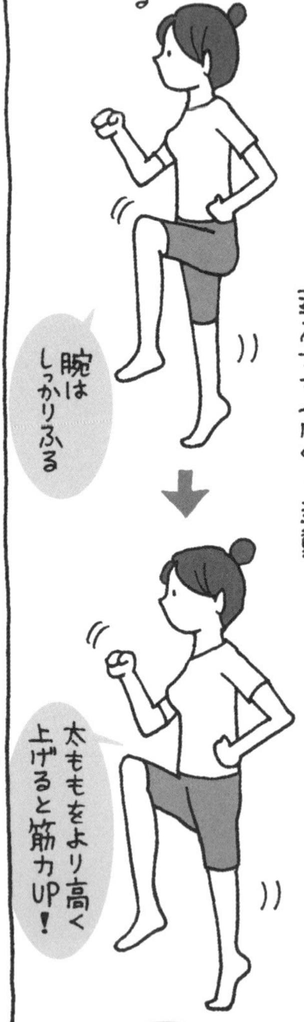

目安
1セット20～30回を
1日3セット

運動2 ふみ台昇降

自律神経を整える効果が高い運動は"リズミカルな有酸素運動"。代表的なものはウォーキングですが、天気や外へ出る支度がネック…
そういった心配いらずの室内運動です

リズム運動はメラトニンをふやす効果も!

用意するもの…
ふみ台

専用の台もありますが
家にあるもので代用可能

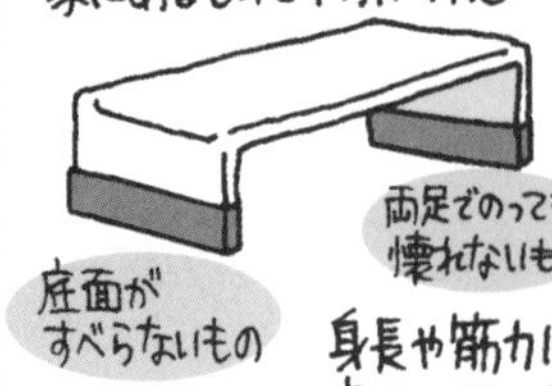

身長や筋力に応じて
高さを5～30cm
くらいの間で調節

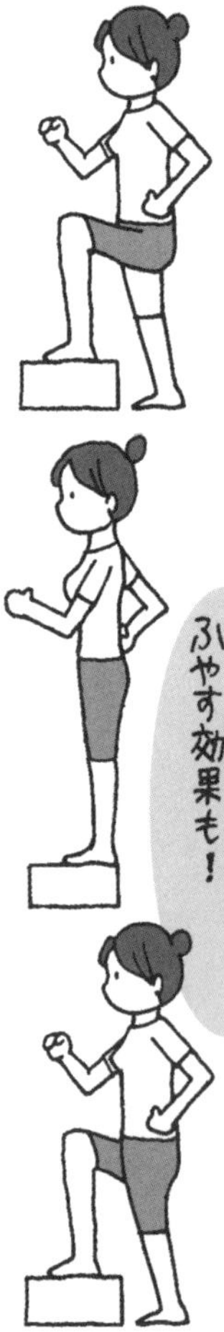

① どちらか一方の足を台にのせる

② 両足を台にのせる

③ はじめにのせた方の足からおろす
①～③を左右交互にくり返す

目安 慣れるまでは10分～
1セット20～30分

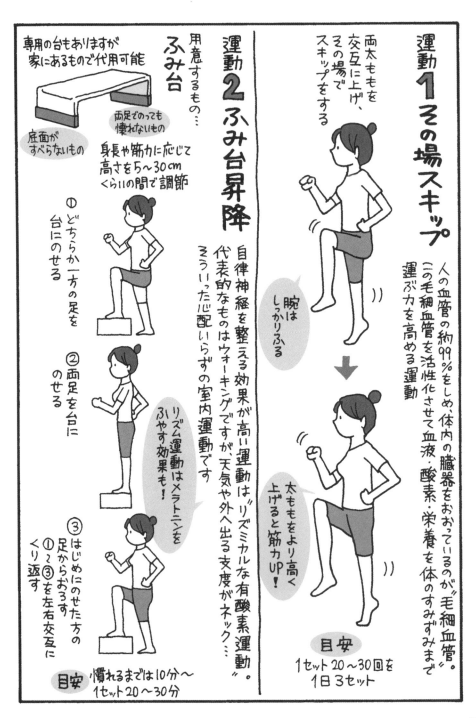

ストレッチ1 仙骨ゆらし

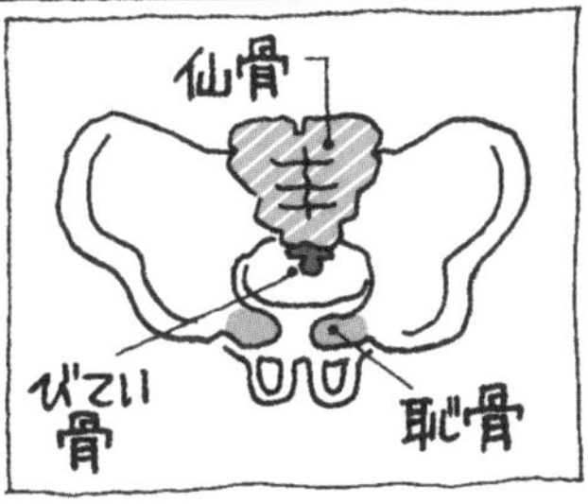
仙骨
びてい骨
恥骨

骨盤の一部"仙骨"には副交感神経が通っていて、この骨の動きがよくなると自律神経が整いやすくなります。また、造血機能もあるので、骨盤内の血流がよくなり卵巣の動きもアップ!!

① 背すじをのばしてイスに座り、恥骨を座面につけるようなイメージで骨盤を前へ傾ける

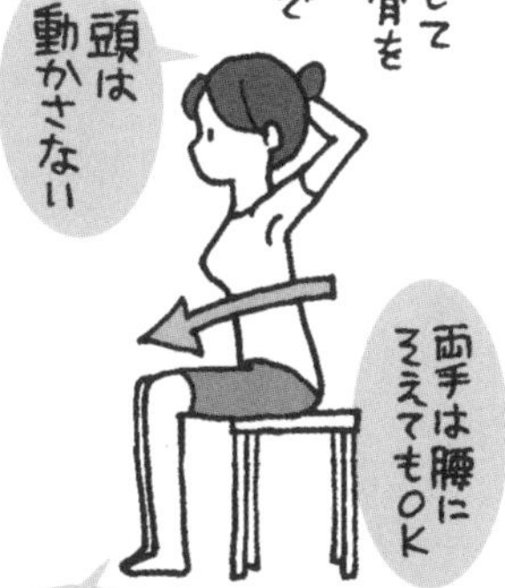
頭は動かさない
両手は腰にそえてもOK

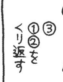

② 次はびてい骨を座面につけるイメージで骨盤を後ろへ傾ける

③ ①②をくり返す

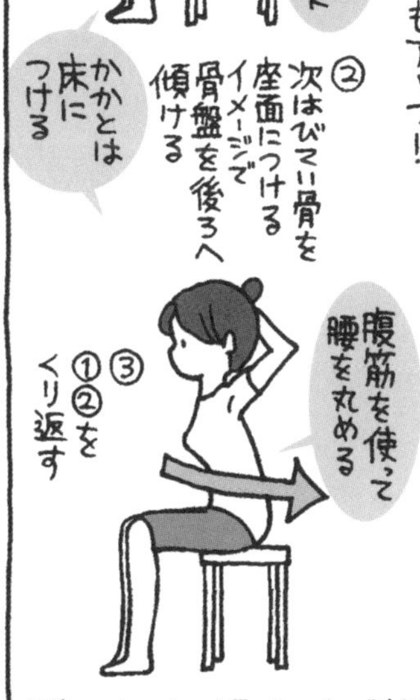
かかとは床につける
腹筋を使って腰を丸める

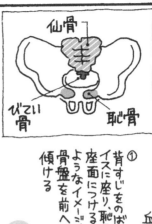

目安 1秒に1回傾けるリズムで1分間

ストレッチ2 寝ながらストレッチ

自律神経が通っている背骨をゆるめるストレッチ。骨盤内の血流にも効果的。寝ながらできるので寝る前布団の上や中でもできます

① あおむけに寝て両ひざを立てる

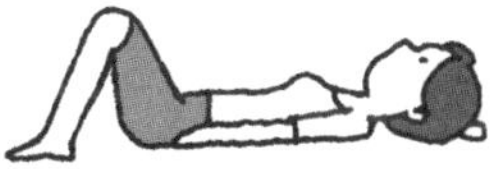

② 両手を真横に広げ腰をゆっくり上げる

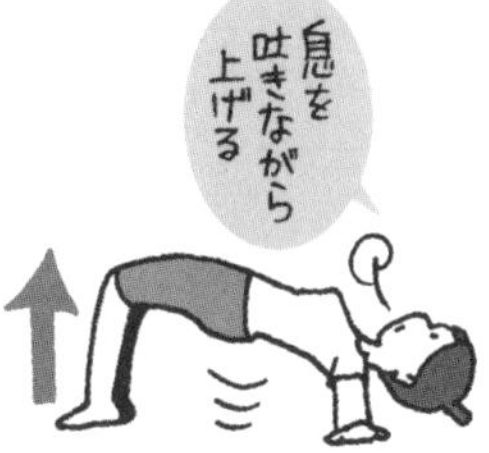
息を吐きながら上げる

③ ②の姿勢を10秒キープ(呼吸は自然に)して、ゆっくり①にもどす

①と②を5~10回くり返す

④ ①の姿勢から両ヒザを真横にたおし10秒キープ

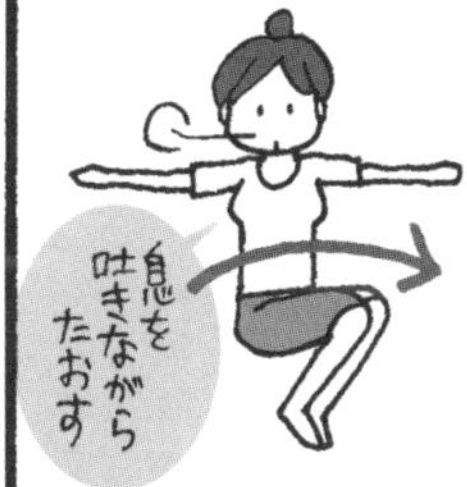
息を吐きながらたおす

⑤ 反対側の両ヒザも同様に行う

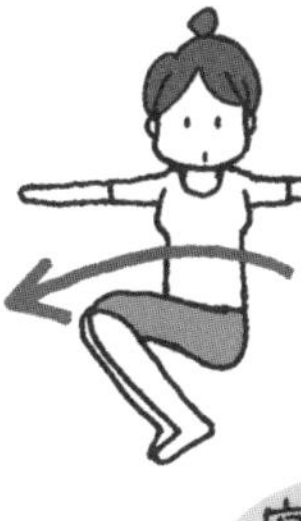

④⑤を5~10回くり返す

寝る前にやると安眠効果も!

目安 1日1セット

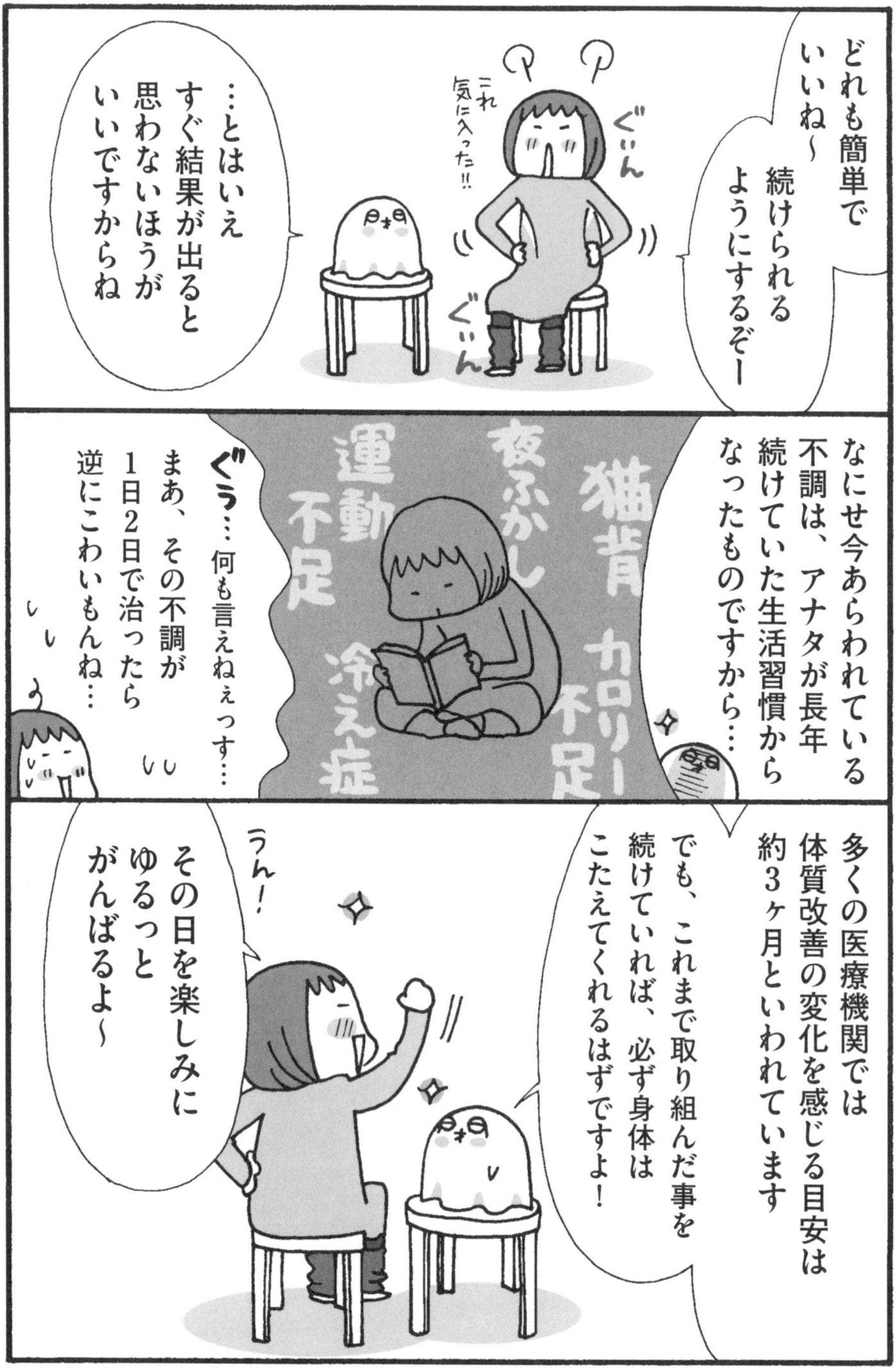
どれも簡単で いいね〜 続けられる ようにするぞー
これ気に入った!!
ぐいん
ぐいん
…とはいえ すぐ結果が出ると 思わないほうが いいですからね
なにせ今あらわれている 不調は、アナタが長年 続けていた生活習慣から なったものですから…
猫背
カロリー不足
夜ふかし
冷え症
運動不足
ぐぅ… 何も言えねぇっす…
まあ、その不調が 1日2日で治ったら 逆にこわいもんね…
多くの医療機関では 体質改善の変化を感じる目安は 約3ヶ月といわれています
でも、これまで取り組んだ事を 続けていれば、必ず身体は こたえてくれるはずですよ!
うん!
その日を楽しみに ゆるっと がんばるよ〜

epilogue

おわりに

~ジタバタのその後~

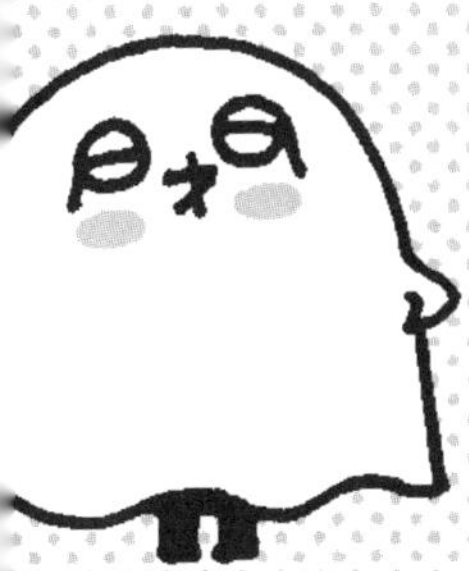

☞ 突然の「閉経のお知らせ」から数年。その後のジタバタをふりかえって、今思うこと…

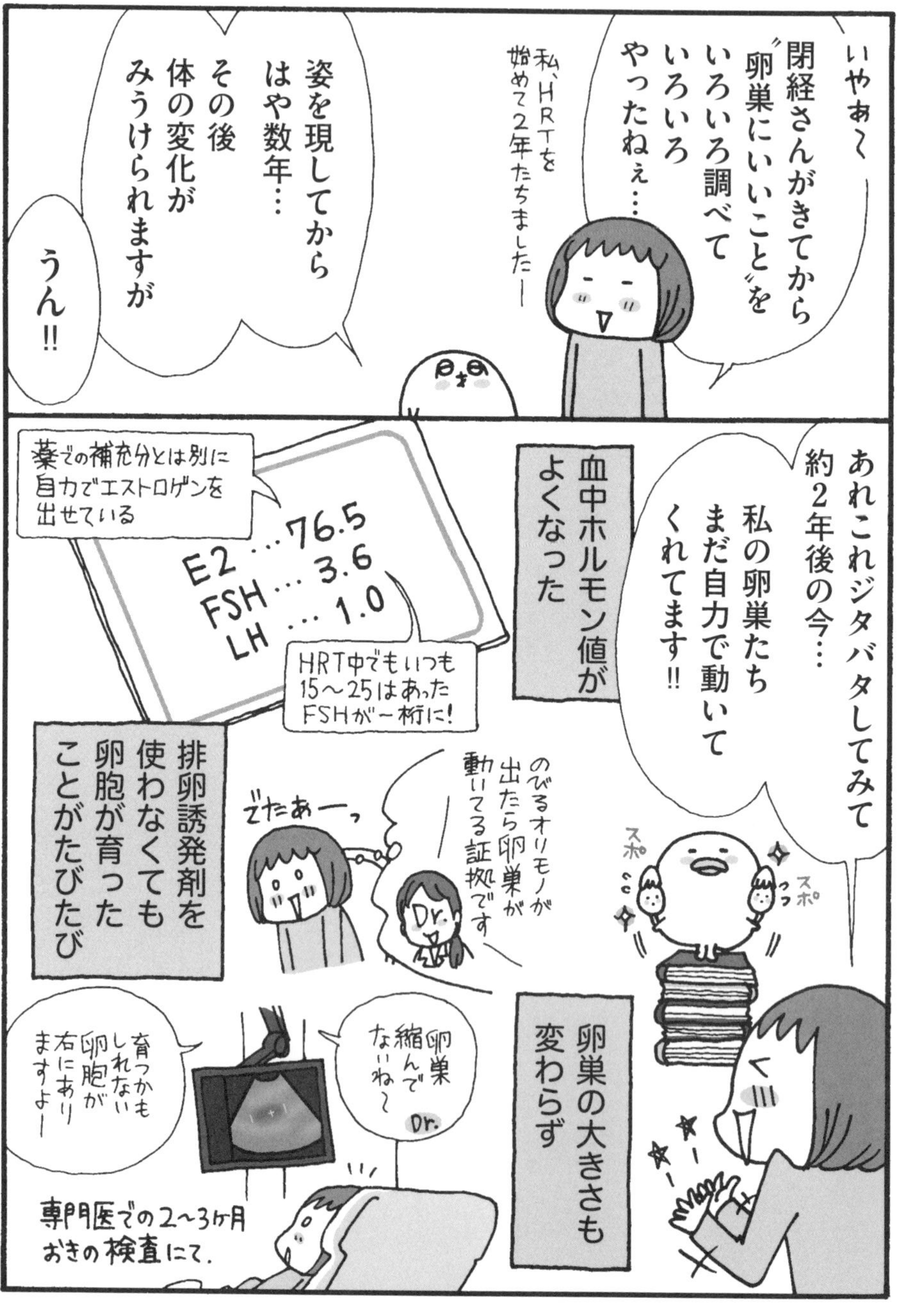

いやあ〜
閉経さんがきてから
〝卵巣にいいこと〟を
いろいろ調べて
いろいろ
やったねぇ…
私、HRTを始めて2年たちました―
姿を現してから
はや数年…
その後
体の変化が
みうけられますが
うん!!
あれこれジタバタしてみて
約2年後の今…
私の卵巣たち
まだ自力で動いて
くれてます!!
血中ホルモン値がよくなった
薬での補充分とは別に自力でエストロゲンを出せている
E2…76.5
FSH…3.6
LH…1.0
HRT中でもいつも15〜25はあったFSHが一桁に!
スポ
スポ
排卵誘発剤を使わなくても卵胞が育ったことがたびたび
のびるオリモノが出たら卵巣が動いてる証拠です
でたあ――っ
Dr.
卵巣の大きさも変わらず
卵巣縮んでないね〜
Dr.
育つかもしれない卵胞が右にありますよ―
専門医での2〜3ケ月おきの検査にて。

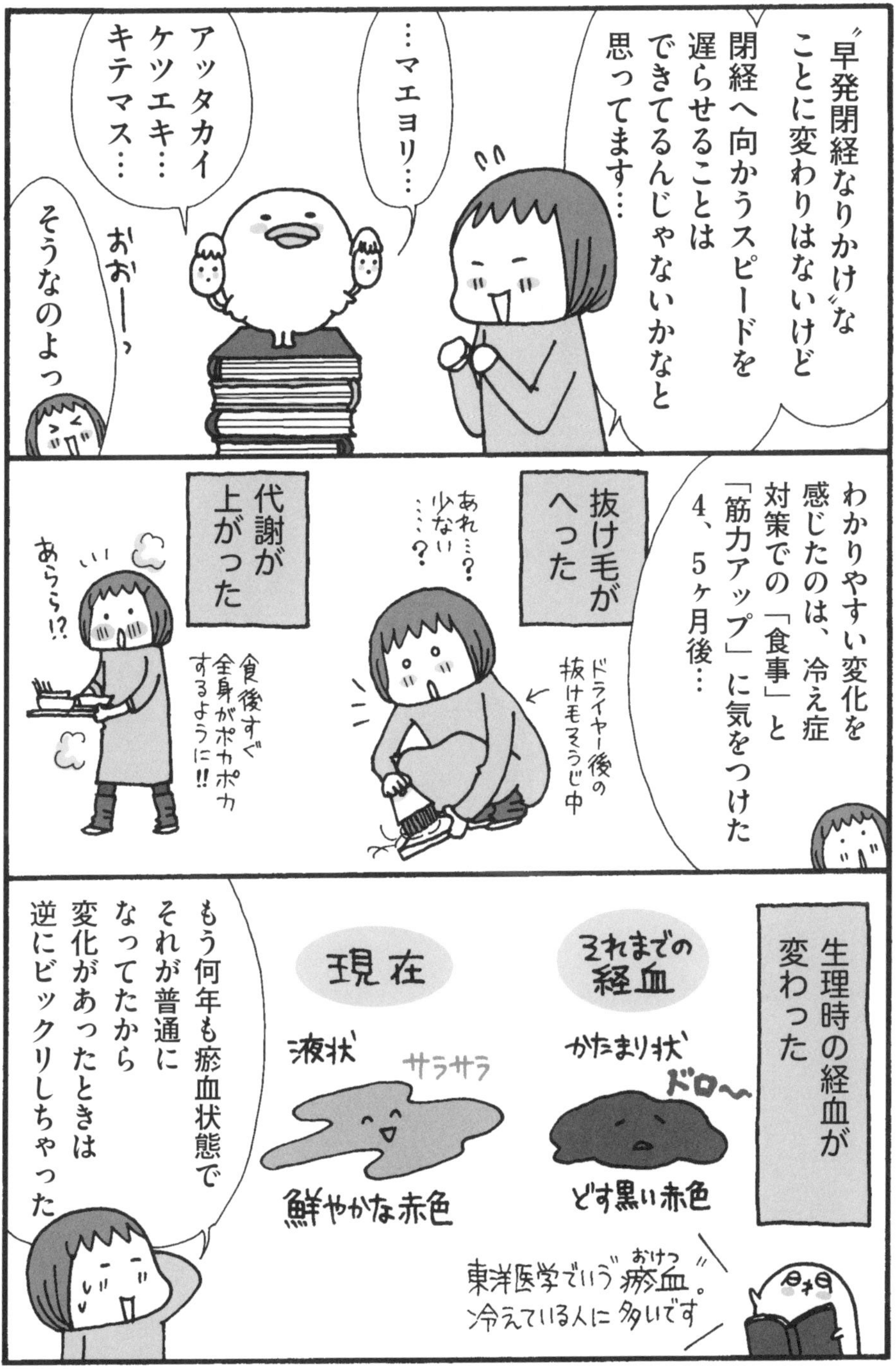
〝早発閉経なりかけ〟なことに変わりはないけど閉経へ向かうスピードを遅らせることはできてるんじゃないかなと思ってます…
…マエヨリ…
アッタカイケツエキ…キテマス…
おおーーっ
そうなのよっ
わかりやすい変化を感じたのは、冷え症対策での「食事」と「筋力アップ」に気をつけた4、5ヶ月後…
抜け毛がへった
あれ…？少ない…？
ドライヤー後の抜け毛そうじ中
代謝が上がった
あらら!?
食後すぐ全身がポカポカするように!!
生理時の経血が変わった
それまでの経血
かたまり状
ドロ〜
どす黒い赤色
現在
液状
サラサラ
鮮やかな赤色
東洋医学でいう〝瘀血《おけつ》〟。冷えている人に多いです
もう何年も瘀血状態でそれが普通になってたから変化があったときは逆にビックリしちゃった

さらに…
生理前の不調がへった
以前
おなかの張り、膨満感がヒドイ
腰が重だるい
ゴロゴロ
これが2～3日続いて生理がきていた
現在
WC
スッと生理が始まった!!
おなかの膨満感
腰が重だるい
気づいたら足先の冷えもずいぶんよくなって、いつのまにか便秘知らずになって…
長年の悩みがいい方に進んだ感がすごくある!!
なにより自分がしてきたことに、体がしっかり応えて変化してくれるってうれしくないですか？
うれしいね～
なんたって自律神経を整える生活習慣に取り組んだら…
食事
タンパク質多め
早寝
夜10時には就寝…
子どもと一緒に寝て家事・たまっている仕事は朝早く起きてやる生活に…
運動

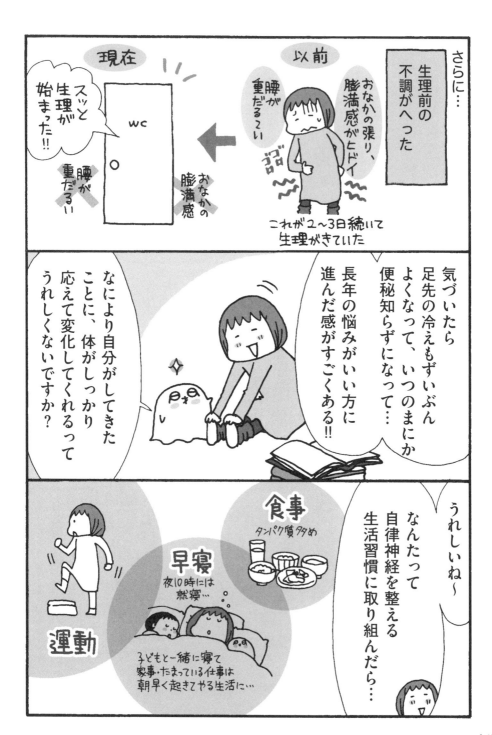

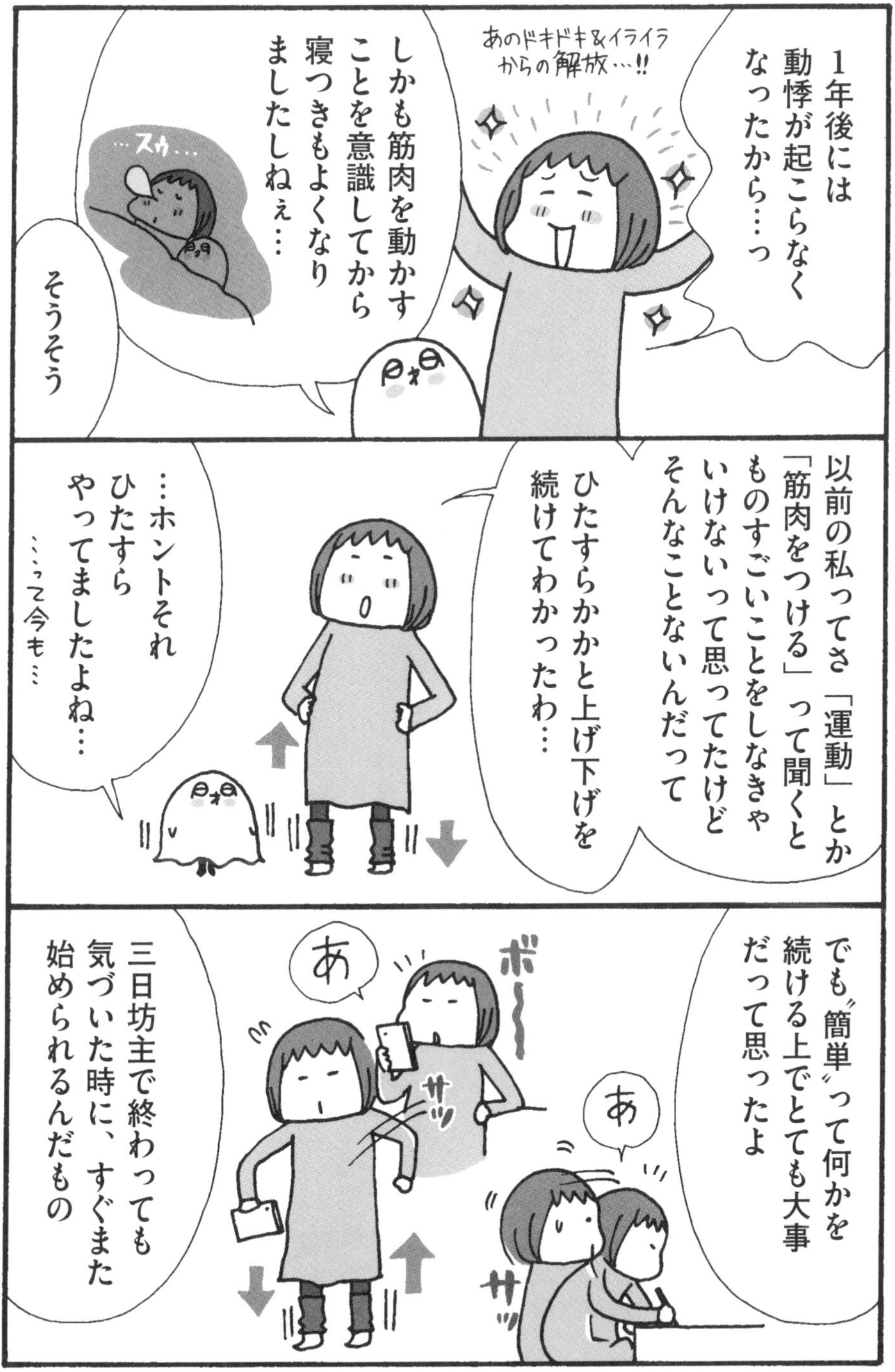
1年後には動悸が起こらなくなったから…っ
あのドキドキ&イライラからの解放…!!
しかも筋肉を動かすことを意識してから寝つきもよくなりましたしねぇ…
…スゥ…
そうそう
以前の私ってさ「運動」とか「筋肉をつける」って聞くとものすごいことをしなきゃいけないって思ってたけどそんなことないんだって
ひたすらかかと上げ下げを続けてわかったわ…
…ホントそれひたすらやってましたよね…
…って今も…
でも〝簡単〟って何かを続ける上でとても大事だって思ったよ
ボ～～
あ
サッ
あ
サッ
三日坊主で終わっても気づいた時に、すぐまた始められるんだもの

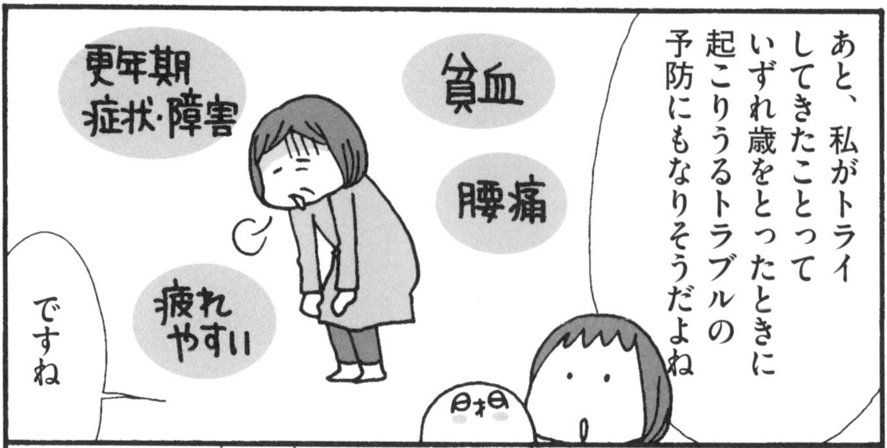
あと、私がトライしてきたことっていずれ歳をとったときに起こりうるトラブルの予防にもなりそうだよね
貧血
腰痛
更年期症状・障害
疲れやすい
ですね

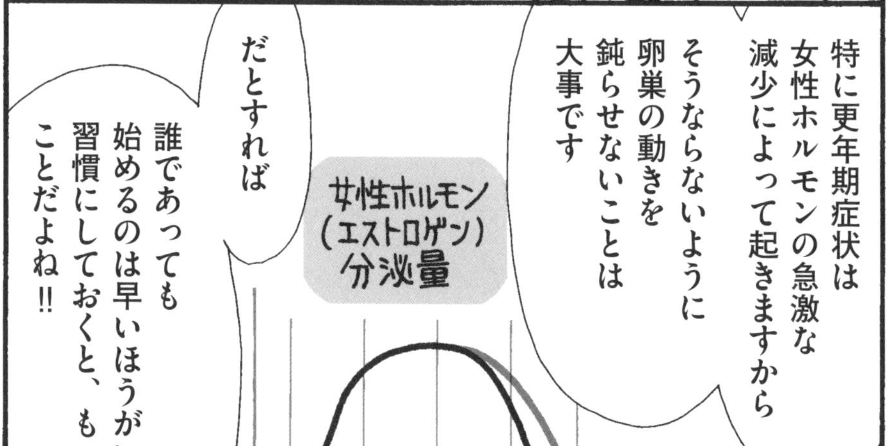
特に更年期症状は女性ホルモンの急激な減少によって起きますから
そうならないように卵巣の動きを鈍らせないことは大事です
女性ホルモン(エストロゲン)分泌量
10才
20才
30才
40才
50才
このカーブをゆるやかにするんです
だとすれば
誰であっても始めるのは早いほうがいいし習慣にしておくと、もっといいってことだよね!!

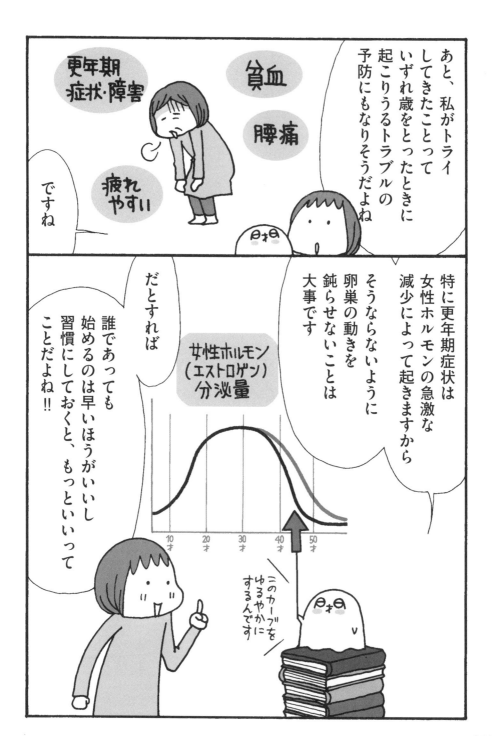

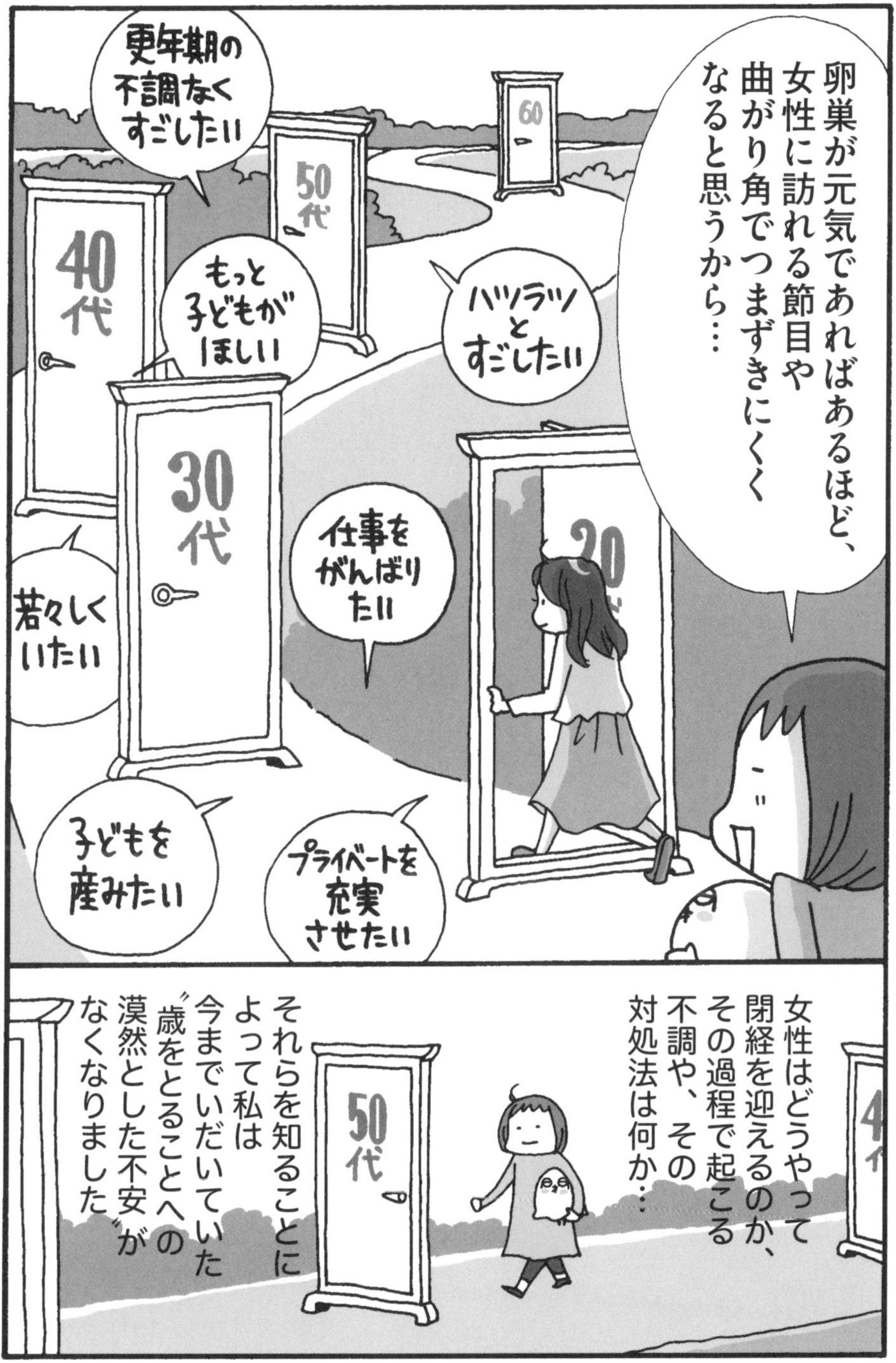

卵巣が元気であればあるほど、女性に訪れる節目や曲がり角でつまずきにくくなると思うから…
更年期の不調なくすごしたい!!
ハツラツとすごしたい!!
もっと子どもがほしい
仕事をがんばりたい!!
若々しくいたい
プライベートを充実させたい
子どもを産みたい
60
50代
40代
30代
20代
女性はどうやって閉経を迎えるのか、その過程で起こる不調や、その対処法は何か…
それらを知ることによって私は今までいだいていた〝歳をとることへの漠然とした不安〟がなくなりました
50代

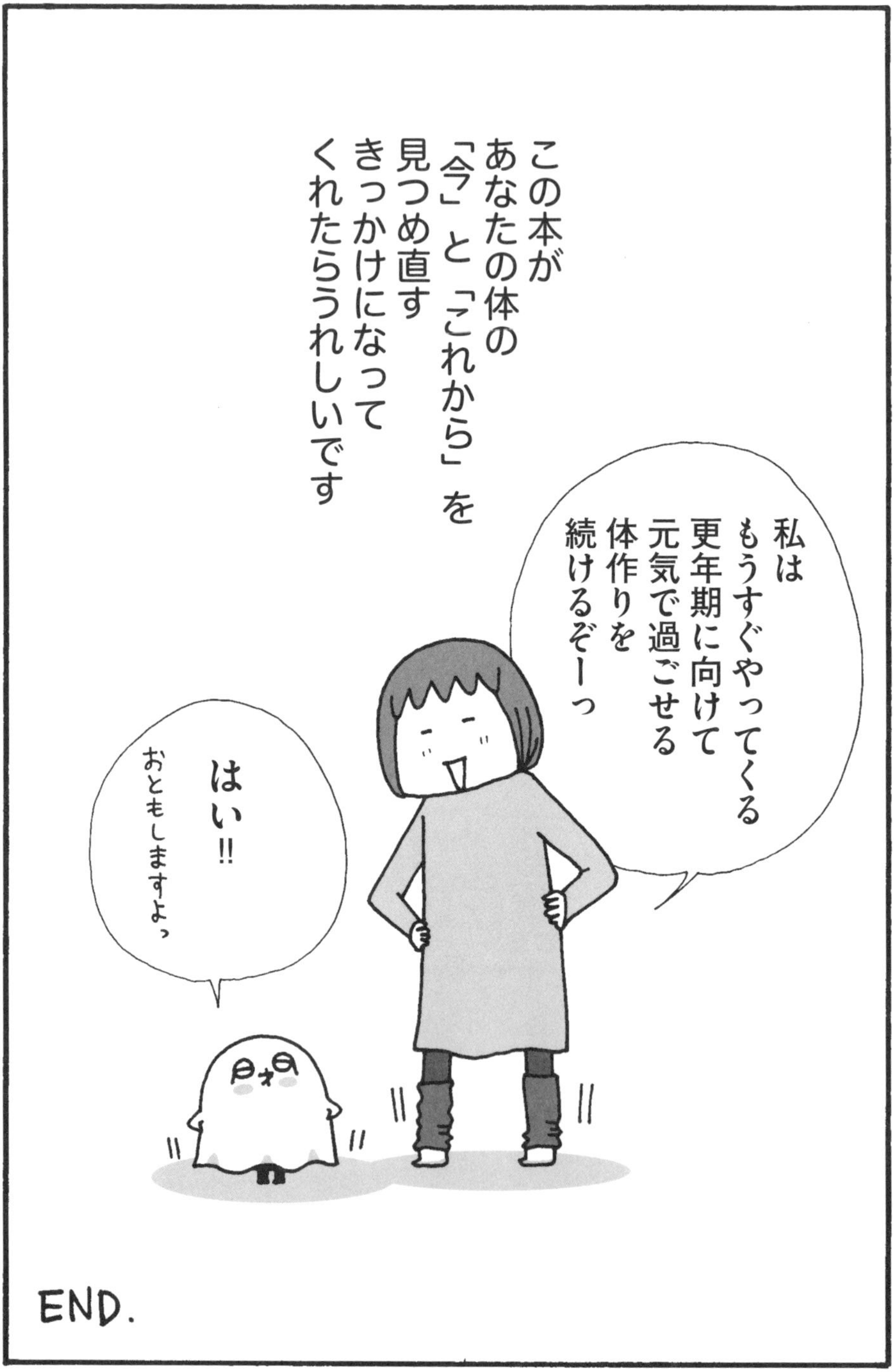
この本が
あなたの体の
「今」と「これから」を
見つめ直す
きっかけになって
くれたらうれしいです
私は
もうすぐやってくる
更年期に向けて
元気で過ごせる
体作りを
続けるぞーっ
はい!!
おともしますよっ
END.

あとがき

自分が早発閉経かも?と気づいた時、信じたくない気持ち以上に「もしそうだった場合」のその後がわからず、ものすごく不安だったのを覚えています。当時、早発閉経になった人がどこに相談し、どういう経過をたどったのかといった具体的な情報はごくわずかしかなかったからです。そのわずかな情報をたよりに、いろいろもがいてみた私の記録がそのまた誰かの参考になるかもしれない、そう思ったのがこの本を描こうと思ったきっかけです。

早発閉経は命にかかわる疾患ではないけれど、女性にとって人生の歩む方向を大きく変えてしまう可能性のあるもの。

当事者になって強く感じたことです。

この疾患もきっと一昔前だったら「十年早い閉経です」と告げられて終わっていた話でしょう。でも今は晩婚化が進み高齢出産が増えいろんな生き方がある時代。そんな今だからこそ、この疾患やそもそものところの卵巣の働きや役割りを多くの人に知ってもらうことは意味のあることなんじゃないかとも思ったのです。

そんなこんなで同じ症状で悩む方はもちろん、幅広い年齢の方たちにも、読んで知って活用してもらえるような本にできたら…と本書をつくりました。

紹介している改善方法は少々地味なものが多いですが〝読んだ後にすぐできる〟〝続けやすい〟を基準にチョイスした、どれもやって損はないものばかりですので、ぜひ!

最後に、細かいところで悩む私にいつも寄り添って熱心に考えてくださった編集の堺さん。方向性に迷いがちな私と堺さんをしっかり道案内してくれた殿塚編集長。かわいく心温まる本にしてくれたデザイナーの石松さん。医学監修をしてくださった大山先生。本書にたずさわってくださった全てのみなさま、通院先の先生や看護師さんたち、そして家族に感謝します。

そしてなによりこの本を手にしてくださった読者のみなさま、本当にありがとうございました。

ほんの少しでも誰かの何かのお役に立つことを願って。

2018年6月吉日 たかはしみき

<参考文献>

・奥谷まゆみ（2015）『女 40 代 不調を感じたら始める「卵巣活」』KADOKAWA.
・堀江昭桂（2016）『血流がすべて解決する』サンマーク出版．
・堂園涼子（2014）「更年期って遺伝しますか?」，『からだにいいこと』2014 年 10 月号 ,p50~53, 祥伝社．

<参考サイト>

・聖マリアンナ医科大学病院　生殖医療センター　「早発卵巣不全（POI）」
https://www.marianna-u.ac.jp/hospital/reproduction/feature/case/case01.html
・富山大学付属病院「2017 年 2 月より、IVA 治療を行う『P.O.I 外来 (卵巣機能不全外来)』を開設しました」
http://www.hosp.u-toyama.ac.jp/guide/news/news170131.html
・公益財団法人　山口内分泌疾患研究振興財団
「早発閉経に対する新たな不妊治療 卵胞活性化治療 の開発と臨床応用」
http://www.yamaguchi-endocrine.org/pdf/kawamura_201708.pdf
・医療法人 浅田レディースクリニック　「卵子の数、ご存じですか?」
http://ivf-asada.jp/ranshi/
・公益社団法人　日本産科婦人科学会「更年期障害」
http://www.jsog.or.jp/public/knowledge/kounenki.html
・伊藤病院　甲状腺を病む方々のために
http://www.ito-hospital.jp
・ローズレディースクリニック
https://roseladiesclinic.jp
・松林秀彦（生殖医療専門医）のブログ
https://ameblo.jp/matsubooon/

わたし、39歳で「閉経」っていわれました

著　者　たかはしみき
編集人　殿塚郁夫
発行人　永田智之
発　行　株式会社　主婦と生活社
〒104-8357　東京都中央区京橋 3-5-7
編集　☎03-3563-5133
販売　☎03-3563-5121
生産　☎03-3563-5125
ホームページ：http://www.shufu.co.jp/
印刷所　太陽印刷工業株式会社
製本所　株式会社　若林製本工場

デザイン　石松あや（しまりすデザインセンター）
医学監修　大山香（対馬ルリ子 女性ライフクリニック）
校　正　文字工房燦光
編　集　堺香織

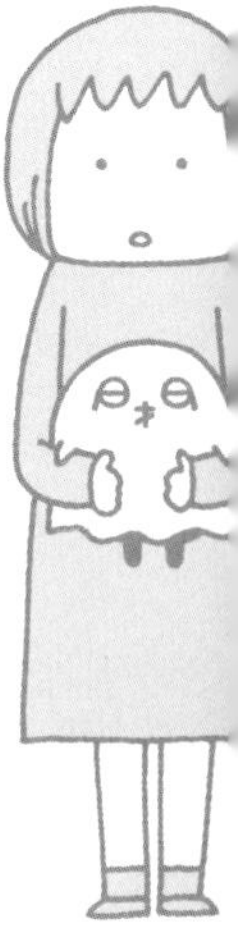

Printed in Japan ISBN978-4-391-15201-2